MAKE-UP

Haut- und Schönheitspflege

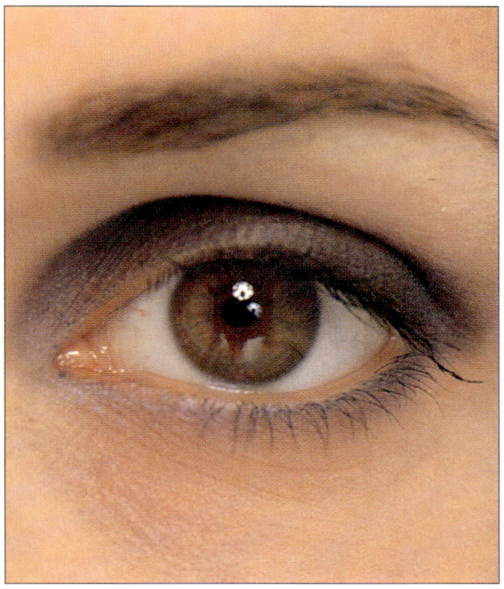

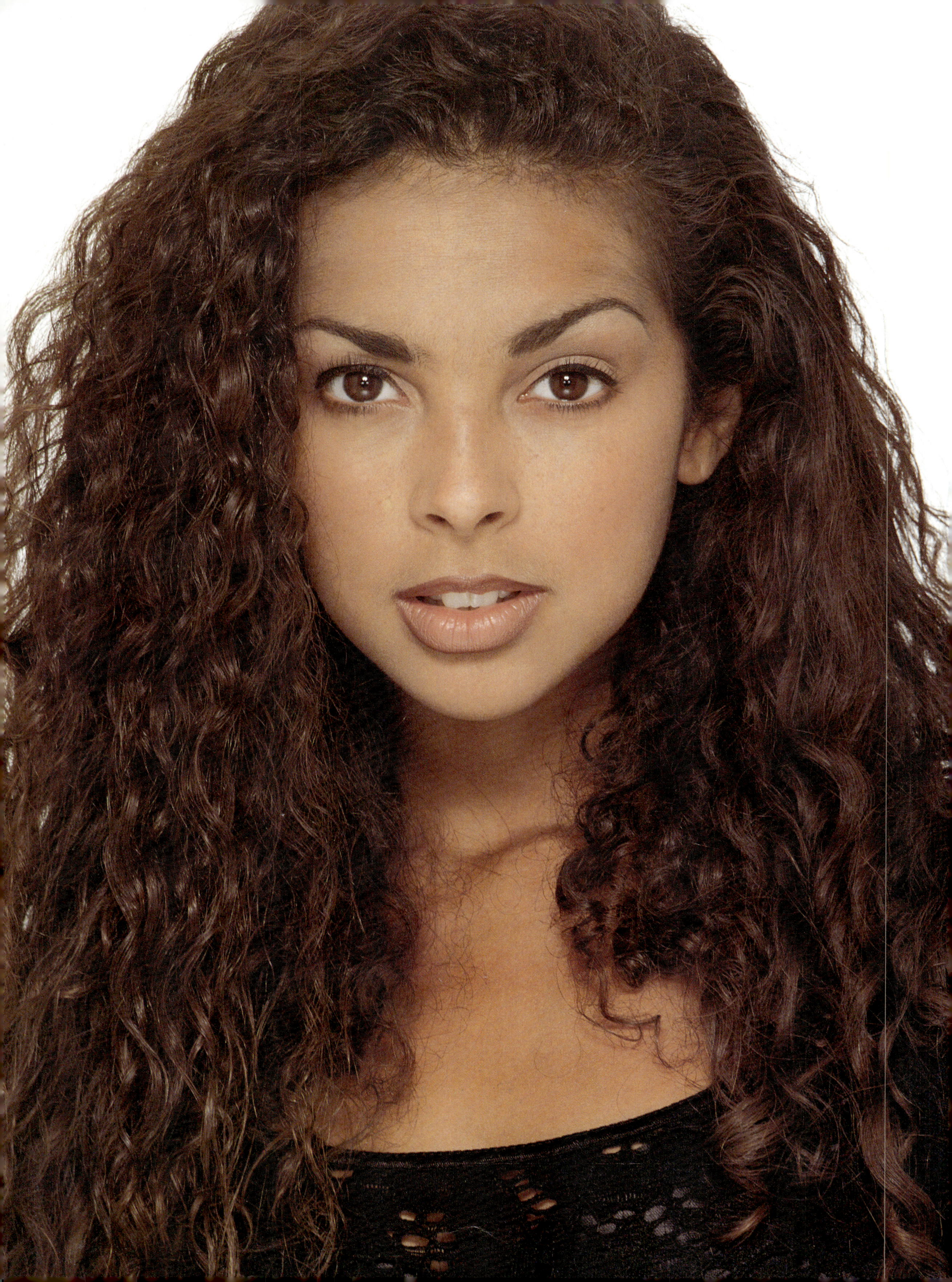

SALLY NORTON

MAKE-UP

Haut- und Schönheitspflege

Natürliche Wege zu einem gepflegten Aussehen
Professionelles Make-up – leicht gemacht
Das ultimative Schönheitsbuch für die Frau

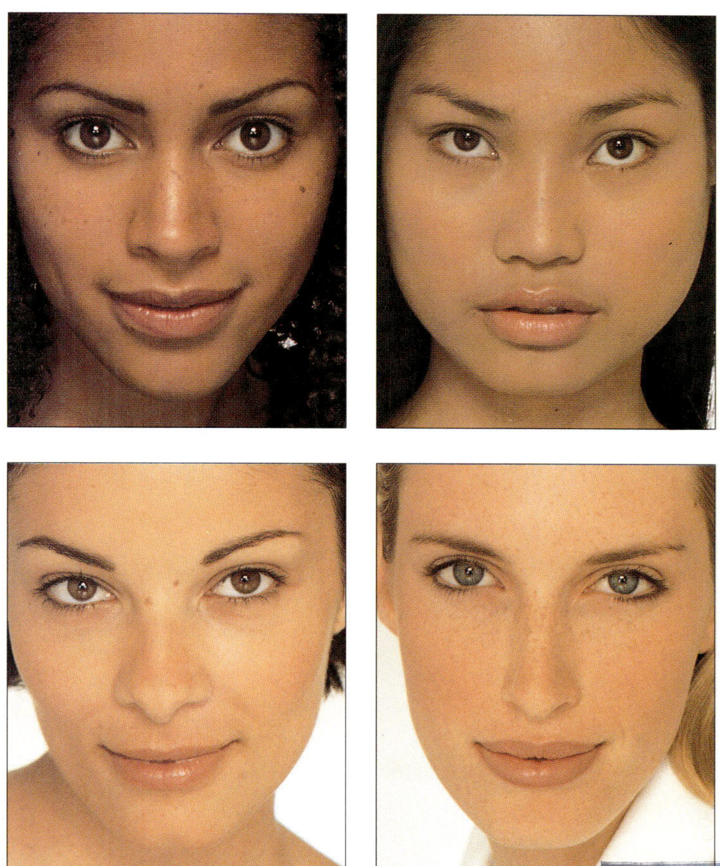

Bechtermünz Verlag

Die englische Originalausgabe erschien 1996
unter dem Titel „Make-up & Skin-care“

Deutsche Ausgabe:
Bechtermünz Verlag im
Weltbild Verlag GmbH, Augsburg 1996

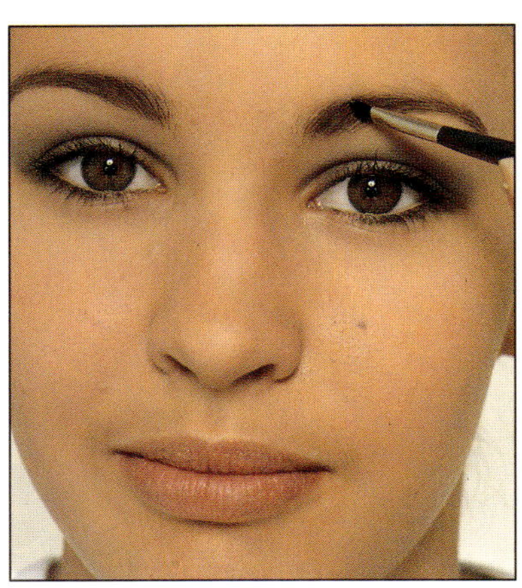

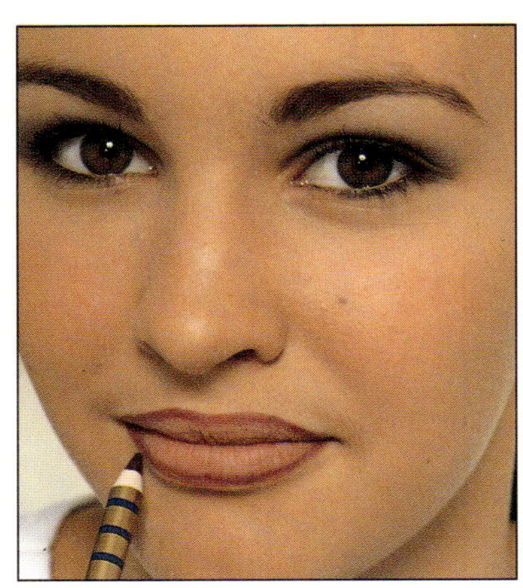

Fotos von Nick Cole
Make-up und Hairstyling von Debbi Finlow
Produktionsbetreuung:
Print Company
Verlagsgesellschaft m.b.H, Wien

Printed in Singapore by Star Standard Industries Pte. Ltd.

ISBN 3-86047-630-0

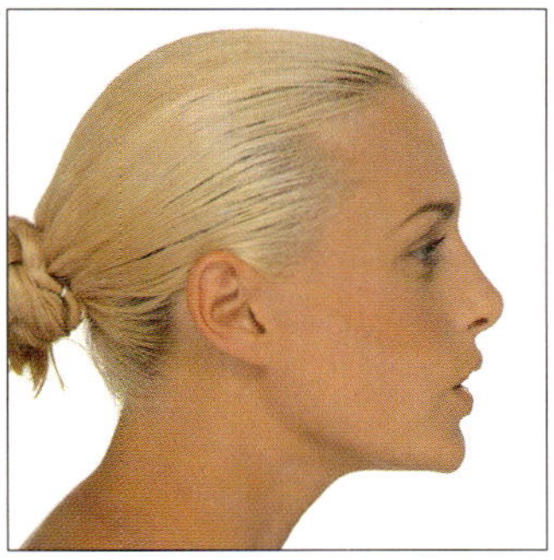

Inhalt

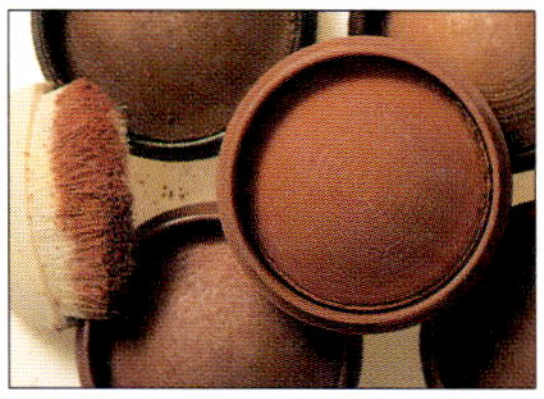

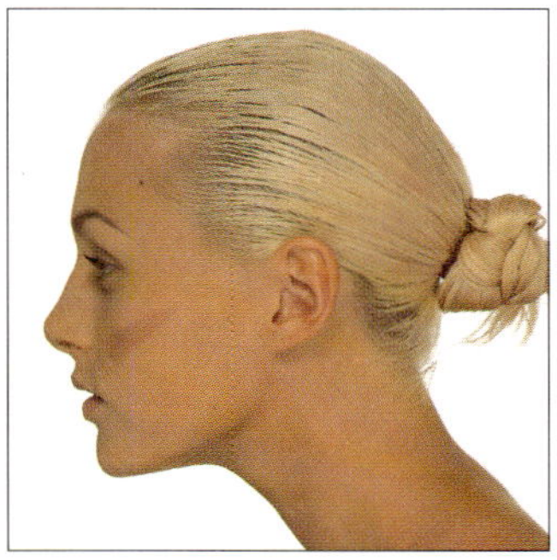

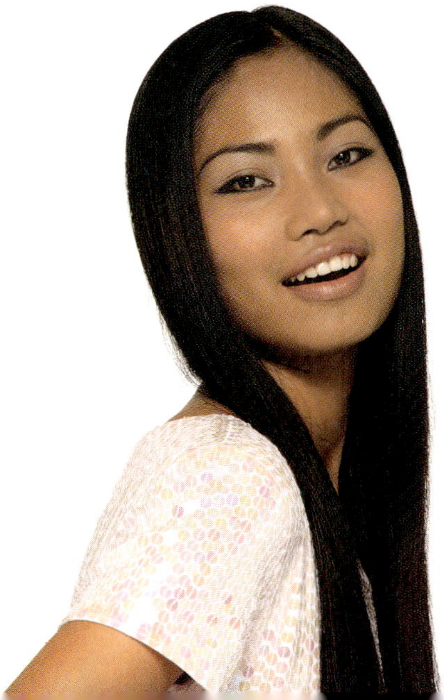

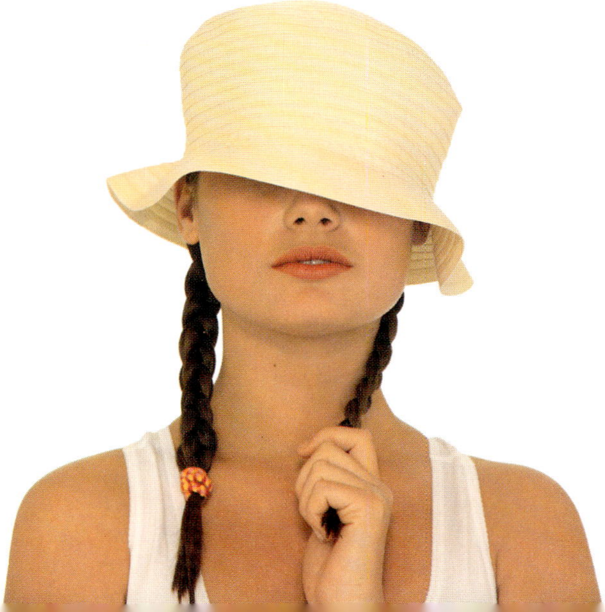

EINLEITUNG

Dieses Buch richtet sich an alle Frauen, die an Schönheit, Hautpflege und Make-up interessiert sind. Ich möchte Ihnen beweisen, daß nicht nur Supermodels und Hollywood-Schauspielerinnen toll aussehen können. Jede Frau kann das Beste aus sich machen, wenn sie einige Tricks beherrscht, um Schönheitsfehler zu kaschieren, und ihren Typ kennt. Ich habe versucht, den Schleier des Rätselhaften zu lüften, der die Welt des Make-ups, der Schönheitspflege und -produkten umgibt. Der Schlüssel zum Erfolg ist die Zusammenstellung einer eigenen Pflegeserie und ein typgerechtes Make-up. Jede Frau ist anders, daher werden Sie Zeit, Geld und Mühe sparen, wenn Sie wissen, was Ihnen steht, und Sie werden besser aussehen als je zuvor. Meist können wir nicht stundenlang vor dem Spiegel sitzen. Deshalb glaube ich, daß es wichtig ist, die Grundlagen der Schönheitspflege zu beherrschen und die verwendeten Produkte zu kennen. Das wird Ihnen ermöglichen, natürlich und gut auszusehen, da Sie genau wissen, was Sie erreichen möchten.

Ich habe auch verschiedene Tips, Tricks und spezielle Techniken zusammengestellt, die Ihnen helfen werden, Haut und Körper zu pflegen und sich professionell zu schminken. All das ist in diesem vollständigen Führer für Make-up, Körper- und Hautpflege gesammelt. Ich hoffe, das Buch gibt Ihnen Anregungen, etwas Neues auszuprobieren.

Viel Spaß wünscht Ihnen

Sally Norton

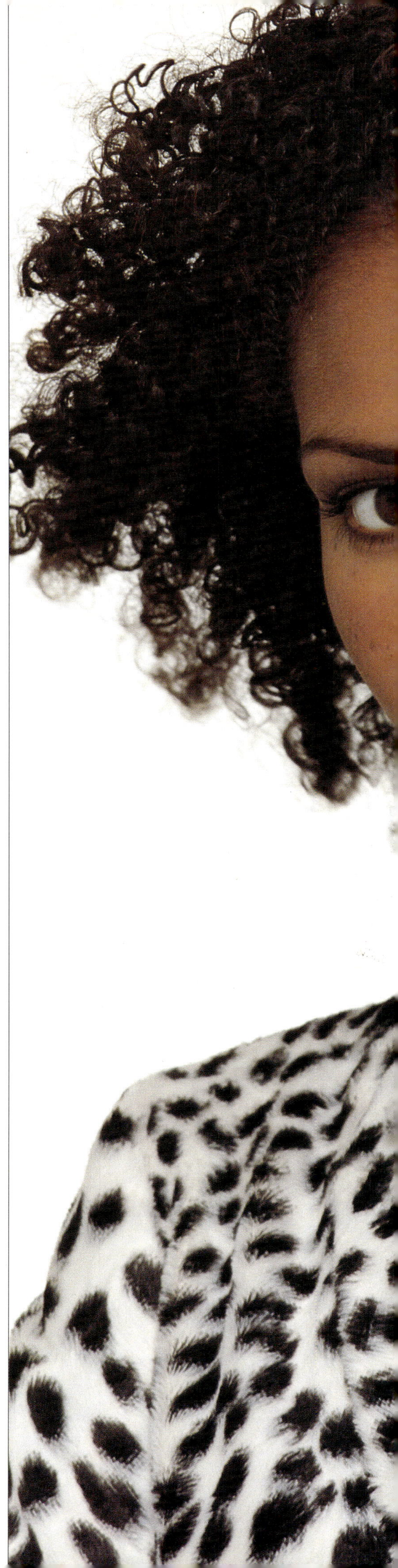

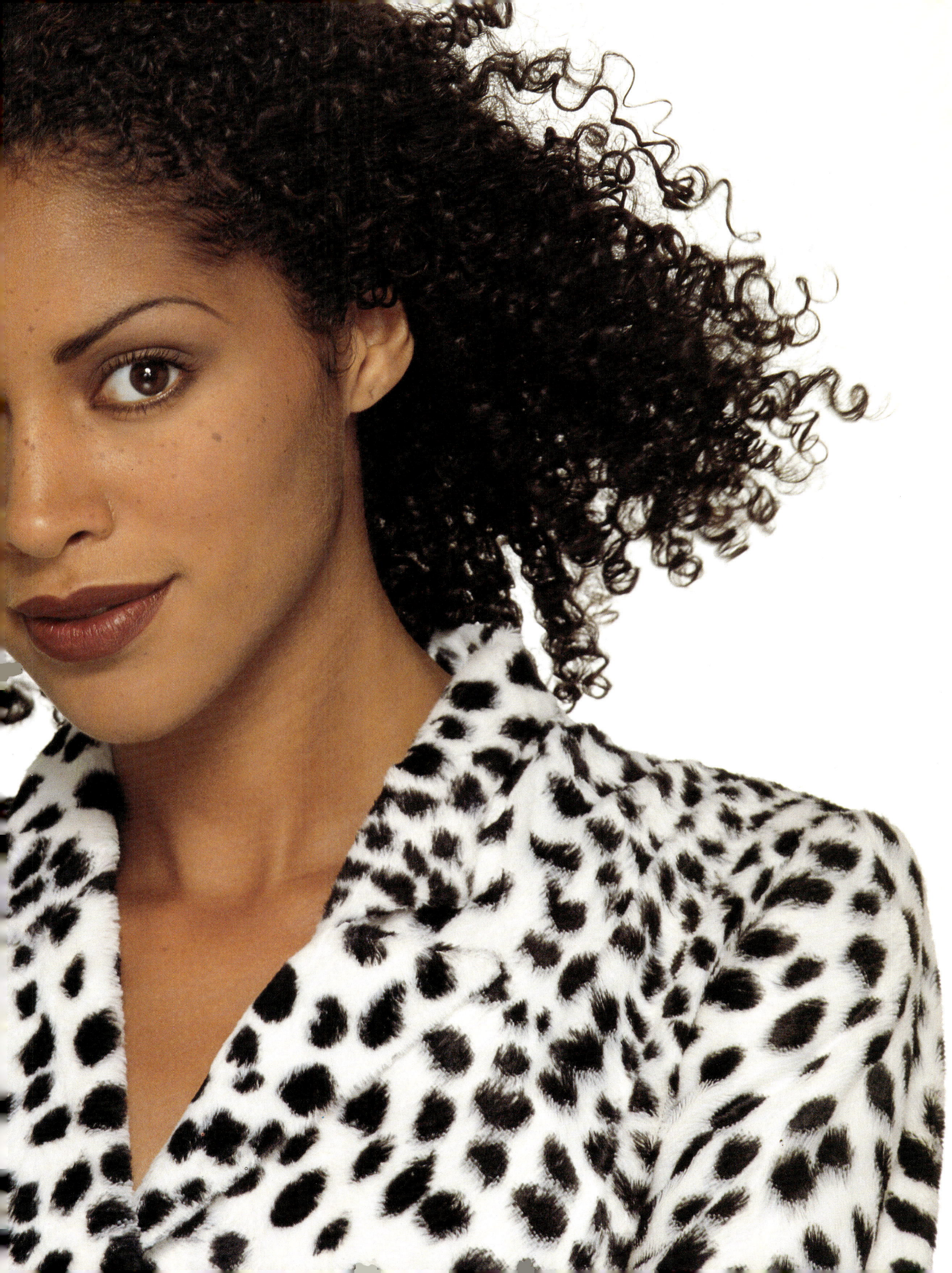

SCHÖNE HAUT

Nur reine, glatte und geschmeidige Haut ist wirklich schön. Der tatsächliche Hauttyp ist genetisch festgelegt, doch können Sie mit täglicher Pflege sehr viel dazu beitragen, die Schönheit Ihrer Haut zu bewahren. Wenn Sie verstehen, wie die Haut aufgebaut ist, werden Sie deren spezielle Bedürfnisse entdecken. In diesem Kapitel stellen wir die besten Produkte und Techniken für Ihren Hauttyp vor. Einfache und gezielte, tägliche Pflege wird rasch Wirkung zeigen. Wenn Sie Ihre Haut über Monate oder Jahre vernachlässigen, werden Sie auch mit teuren Pflegeprodukten den Schaden nicht innerhalb kurzer Zeit beheben können. Die Früchte der Pflege werden Sie nur ernten, wenn Sie sich regelmäßig Zeit für Ihre Haut nehmen. Es ist nie zu früh oder zu spät, mit der Pflege zu beginnen – die Wirkung hält ein Leben lang.

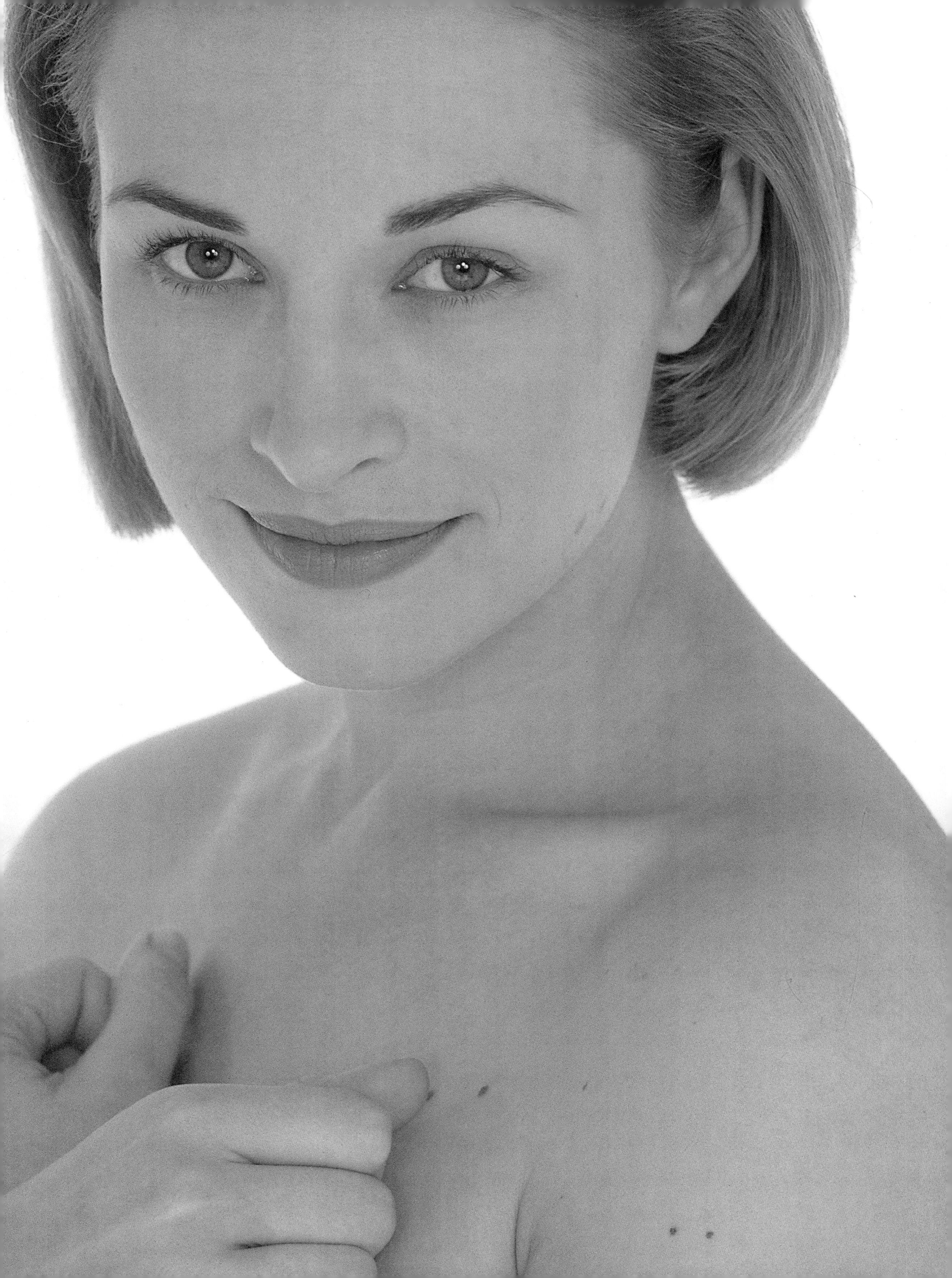

WAS IST DIE HAUT?

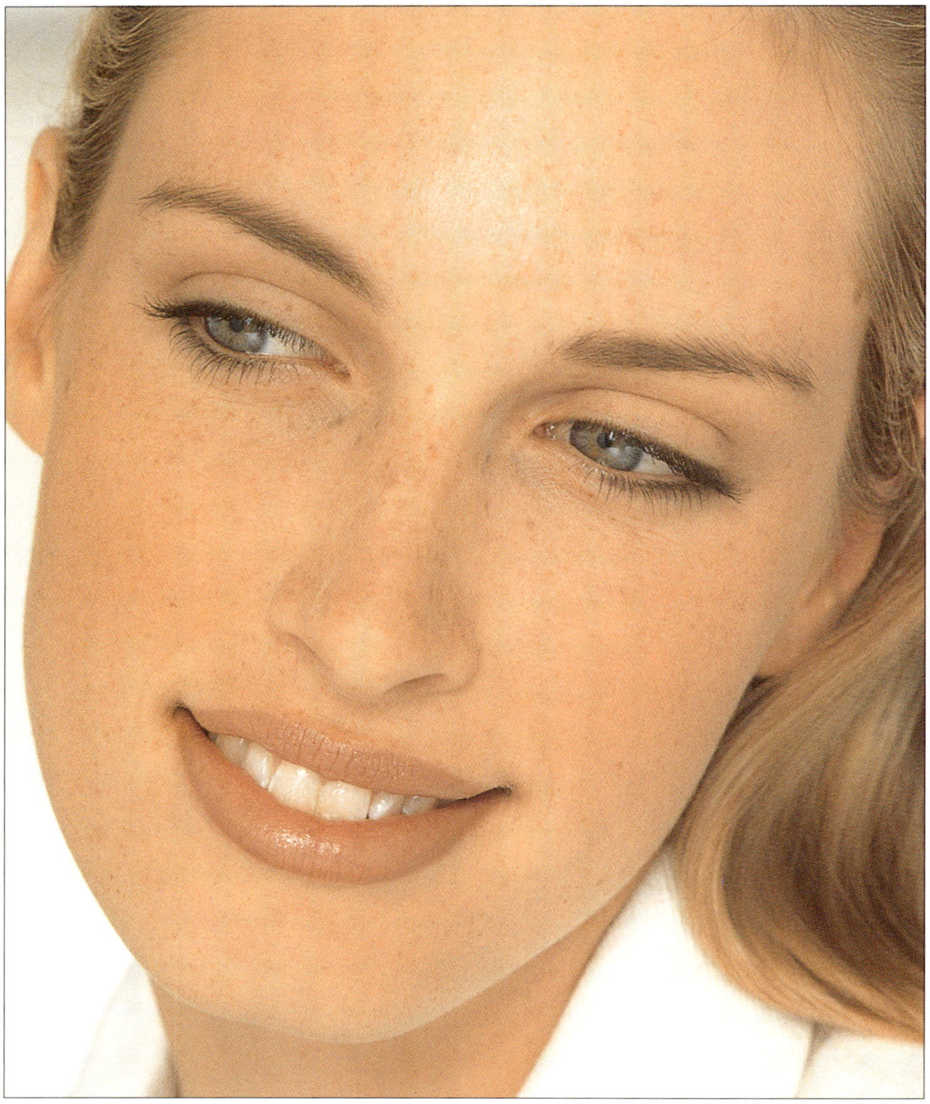

Die Haut ist das größte Körperorgan. Sie bedeckt die gesamte Körperoberfläche. Jede Frau kann unabhängig von ihrem Alter, ihrer Rasse oder Hautfarbe schöne Haut haben. Das Geheimnis liegt darin, den Aufbau und die richtige Pflege der Haut zu verstehen.

AUFBAU DER HAUT

Die Haut besteht aus zwei Schichten, der Oberhaut und der Lederhaut.

Die Oberhaut

Die Oberhaut ist jene Hautschicht, die wir tatsächlich sehen. Sie schützt unseren Körper vor schädlichen Einflüssen und Infektionen und hilft, Feuchtigkeit im Körper zu speichern. Die Oberhaut besteht aus mehreren Schichten lebender Zellen, die von abgestorbenen Zellen bedeckt sind. Sie wächst laufend nach und bildet im untersten Bereich neue Zellen. Diese sterben schnell ab und werden durch die neuen Zellen an die Oberfläche gedrückt. Da die abgestorbenen Zellen schließlich abgeschuppt werden, kann man mit jeder neuen Hautschicht wieder einen weichen, strahlenden Teint bekommen.

Den lebenden Zellen in den unteren Schichten wird Blut zugeführt, die abgestorbenen oberen Zellen benötigen nur Feuchtigkeit, um geschmeidig zu bleiben.

Da die Oberhaut die Farbpigmente enthält, wird hier Ihre Hautfarbe festgelegt. Die Stärke dieser Hautschicht hängt vom Körperteil ab. So ist sie zum Beispiel auf den Fußsohlen viel dicker als auf den Augenlidern.

Die Lederhaut

Die Lederhaut liegt unter der Oberhaut und besteht zur Gänze aus lebenden Zellen. Sie ist aus Fasern aufgebaut, die Ihrer Haut Elastizität, Festigkeit und Stärke verleihen. Außerdem enthält sie Blutgefäße, die diesen Bereich der Haut mit wertvollen Nährstoffen versorgen.

Die Oberhaut kann sich für gewöhnlich selbst reparieren, die Lederhaut hingegen wird durch Verletzungen dauerhaft geschädigt.

Die Lederhaut enthält weiterhin folgende besondere Organe:

Talgdrüsen sind winzige Organe, die meist in die Haarfollikeln auf der Hautoberfläche münden. Sie erzeugen eine ölige Absonderung, das Sebum, welches die natürliche Fettschicht der Haut darstellt. Die Talgdrüsen finden sich vor allem in der Kopfhaut und im Gesicht – besonders um die Nase, die Wangen, das Kinn und die Stirn. Deshalb sind diese Bereiche des Gesichtes für gewöhnlich am fettigsten.

Links: Wenn Sie Ihr Gesicht ebenso deuten können wie ein Schönheitsberater, können Sie ihm die Pflege geben, die es braucht, und Sie werden erkennen, warum manches gut für die Haut ist – und anderes schlecht.
Unten: Ob jung ob alt, jedes Gesicht hat denselben Aufbau.

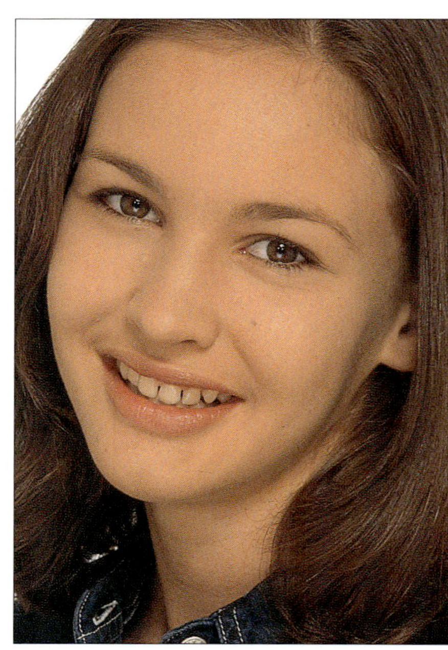

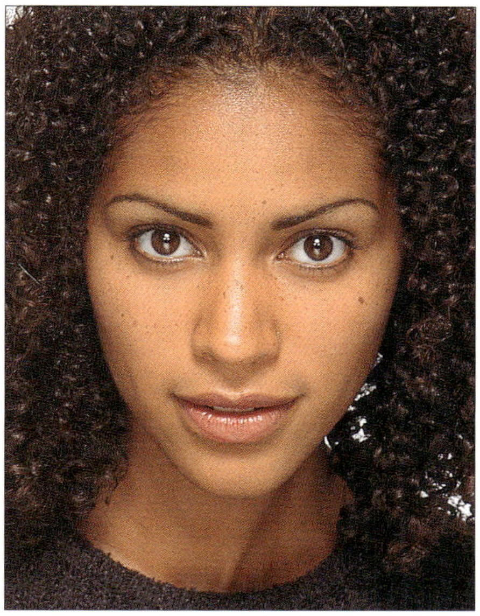

Oben: Ihre Haut ist ein Schmerz-, Berührungs- und Temperatursensor, sie bietet Schutz und scheidet Schadstoffe aus.

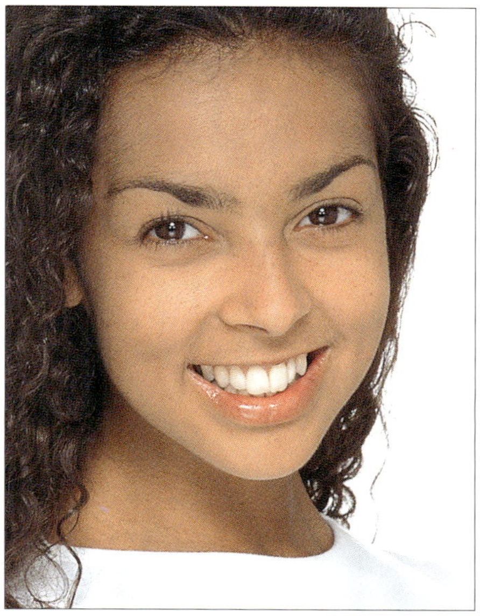

Oben: Ihre Haut kann sich selbst reinigen, heilen und sogar erneuern. Wie gut sie all dies vermag, hängt teilweise auch von Ihnen ab.

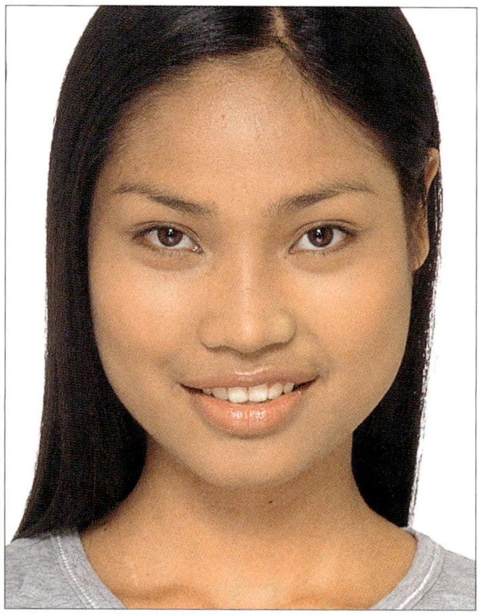

Oben: Die Haut ist ein Barometer Ihrer Gefühle. Sie wird rot, wenn Sie sich schämen und reagiert schnell auf Streß.

Schweißdrüsen befinden sich auf der gesamten Körperoberfläche. Ihre Hauptfunktion besteht darin, die Körpertemperatur zu regulieren. Verdampft Schweiß an der Hautoberfläche, sinkt deren Temperatur.

Haare wachsen aus den Follikeln. Sie helfen, den Körper warm zu halten, indem sie Luft einschließen. Auch die Fußsohlen und die Handflächen sind nicht behaart.

DIE HAUPTFUNKTIONEN DER HAUT

1 Sie ist ein Thermostat, der Wärme speichert oder durch Schweißabsonderung kühlt.

2 Sie schützt vor möglichen schädlichen Einflüssen.

3 Sie funktioniert als Deponie. Durch die Haut werden täglich 24 Stunden lang schädliche Substanzen ausgeschieden.

4 Sie enthält den Tastsinn, der uns hilft, mit der Außenwelt zu kommunizieren.

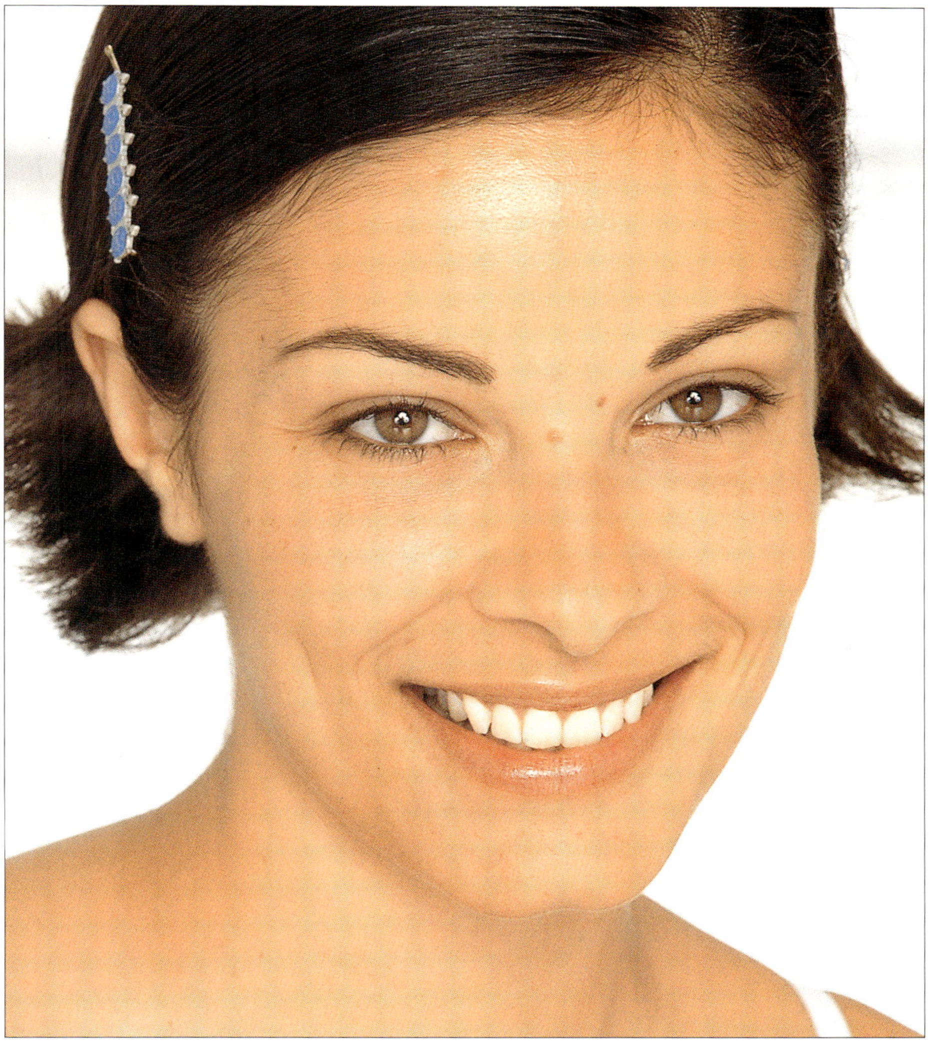

Rechts: Der Zustand Ihrer Haut weist auf Ihren Gesundheitszustand hin. Sie reagiert auf Streß, schlechte Ernährung und Schlafmangel. Achten Sie auf Ihre Gesundheit, und Ihre Haut wird es Ihnen danken.

WELCHEN HAUTTYP HABEN SIE?

Es ist sinnlos, ein Vermögen für Pflegeprodukte auszugeben, wenn sie nicht zu Ihrem Hauttyp passen. Nur wenn Sie Ihren Hauttyp analysieren, werden Sie die richtige Pflege für Ihre Haut finden.

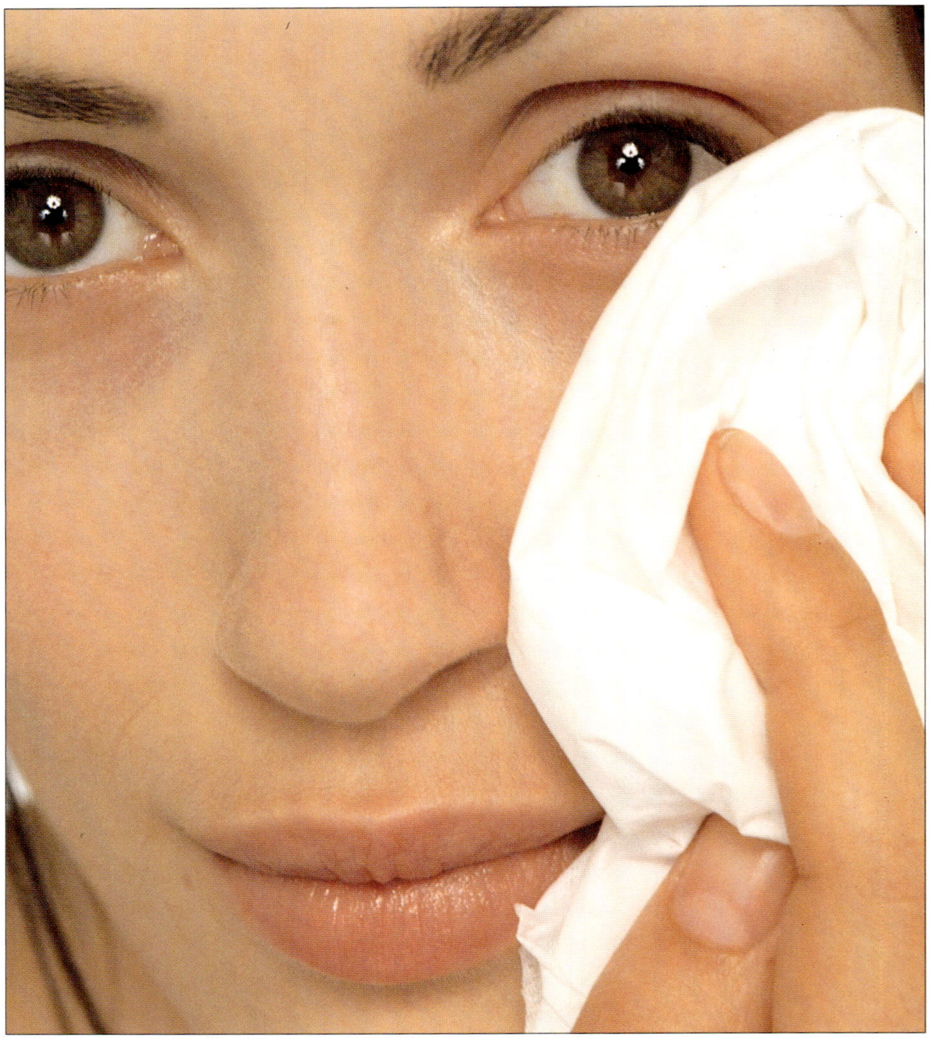

HAUTPFLEGEQUIZ

Beantworten Sie die folgenden Fragen, und Sie werden Ihre Haut besser verstehen und erkennen, was sie braucht. Addieren Sie die Ergebnisse und sehen Sie in der Liste am Seitenende nach, welchen Hauttyp Sie haben.

1 Wie fühlt sich Ihre Haut an, wenn Sie einen Gesichtsreiniger und Wasser anwenden?
A Sie spannt, als ob sie zu klein für Ihr Gesicht wäre.
B Geschmeidig und angenehm.
C Teilweise trocken und sie juckt.
D Gut – recht angenehm.
E An einigen Stellen trocken, an anderen angenehm.

2 Wie fühlt sich Ihre Haut an, wenn Sie sie mit Reinigungscreme waschen?
A Recht angenehm.
B Geschmeidig und angenehm.
C Manchmal angenehm, manchmal juckt sie.
D Ziemlich fettig.
E An einigen Stellen fettig, an anderen angenehm.

3 Wie sieht Ihre Haut für gewöhnlich am Mittag aus?
A Es entstehen schuppige Stellen.
B Frisch und rein.
C Schuppige Stellen und teilweise gerötet.
D Sie glänzt.
E Sie glänzt im T-Bereich (Zwischen Stirn und Gesichtsmitte befinden sich die meisten Fett- und Schweißdrüsen des Gesichts).

4 Wie oft haben Sie Pickel?
A Sehr selten.
B Manchmal, vielleicht vor oder während der Periode.
C Manchmal.
D Oft.
E Oft – im T-Bereich.

5 Wie reagiert Ihre Haut auf Gesichtswasser?
A Sie sticht.
B Keine Probleme.
C Sie sticht und juckt.
D Sie wird frischer.
E In einigen Bereichen frischer, in anderen sticht sie.

6 Wie reagiert Ihre Haut auf reichhaltige Nachtcremes?
A Sie fühlt sich sehr angenehm an.
B Angenehm.
C Manchmal angenehm, manchmal gereizt.
D Davon wird meine Haut sehr fettig.
E Fettig im T-Bereich, angenehm auf den Wangen.

Oben: Sie wissen am besten, wie Ihre Haut reagiert. Finden Sie deshalb heraus, welcher Hauttyp Sie sind, bevor sie viele verschiedene Pflegeprodukte kaufen. Auch wenn Ihnen der Typ Ihrer Haut schon einmal beschrieben wurde, ist es vorteilhaft, diesen Test zu machen, da sich die Haut verändert.

Addieren Sie nun Ihre Antworten. Der Buchstaben, der am häufigsten vorkommt, entspricht Ihrem Hauttyp.
Viele A: Ihre Haut ist TROCKEN. 2
Viele B: Ihre Haut ist NORMAL. 2
Viele C: Ihre Haut ist EMPFINDLICH.
Viele D: Ihre Haut ist FETTIG.
Viele E: Sie haben MISCHHAUT.

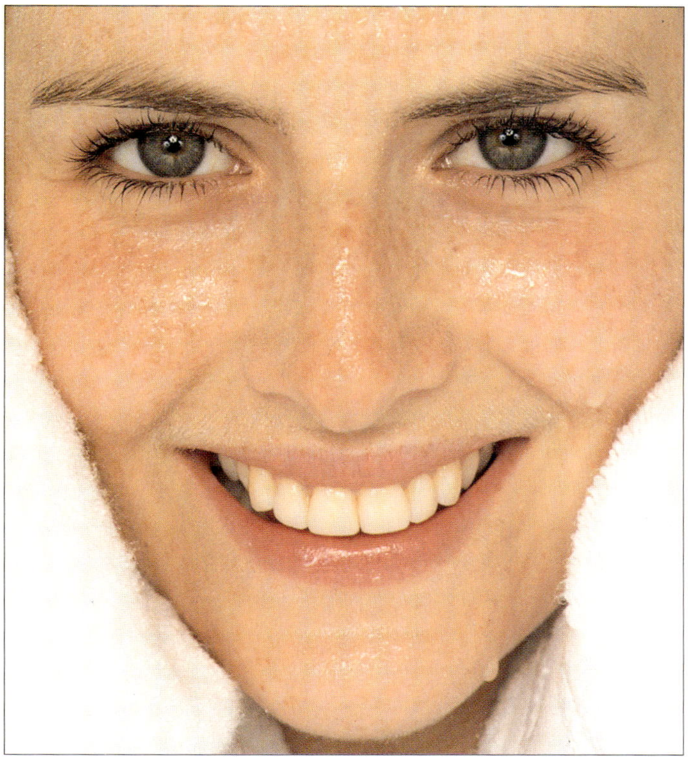

Reinigen Sie Ihre Haut traditionell mit Wasser und Seife?

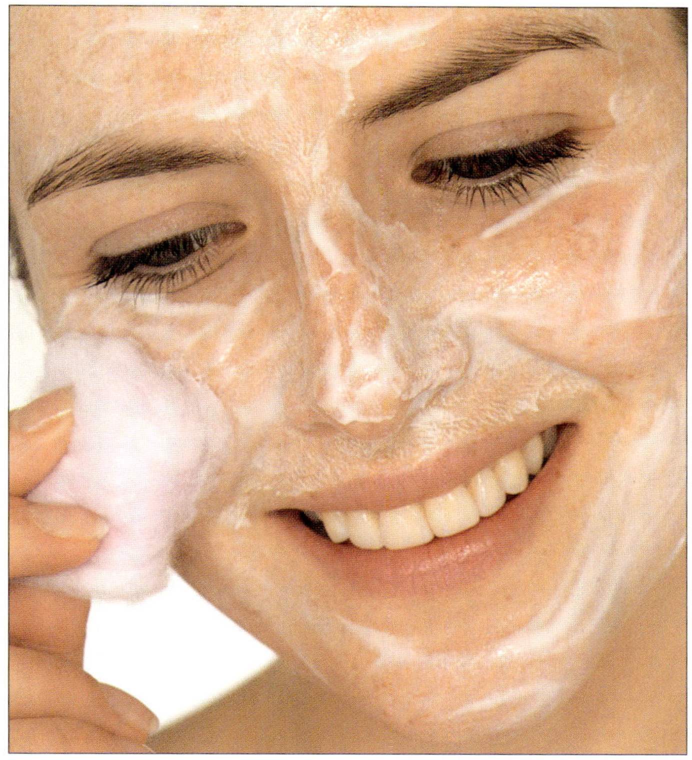

Oder ziehen Sie die sanftere Variante vor?

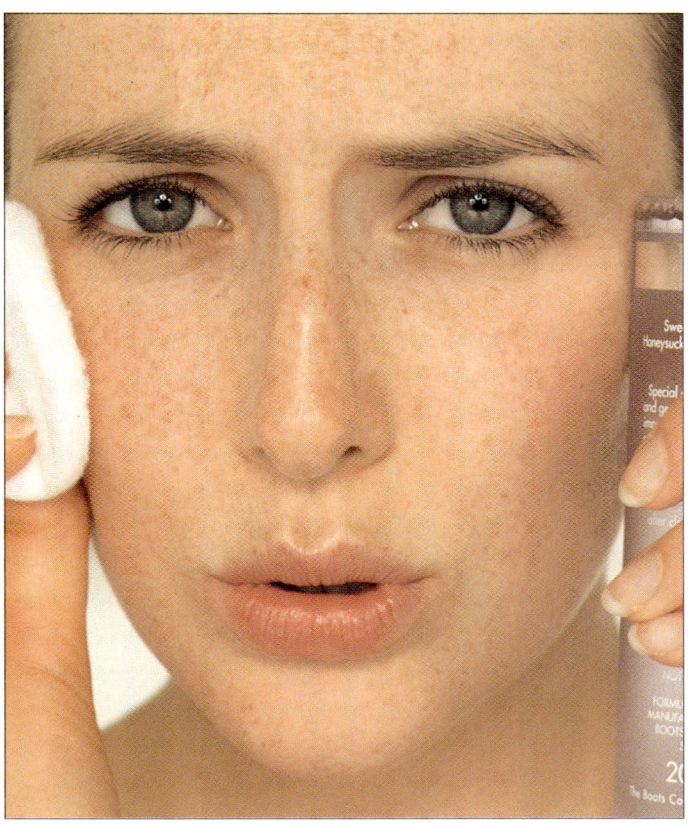

Sticht Ihre Haut, wenn Sie ein Gesichtswasser verwenden?

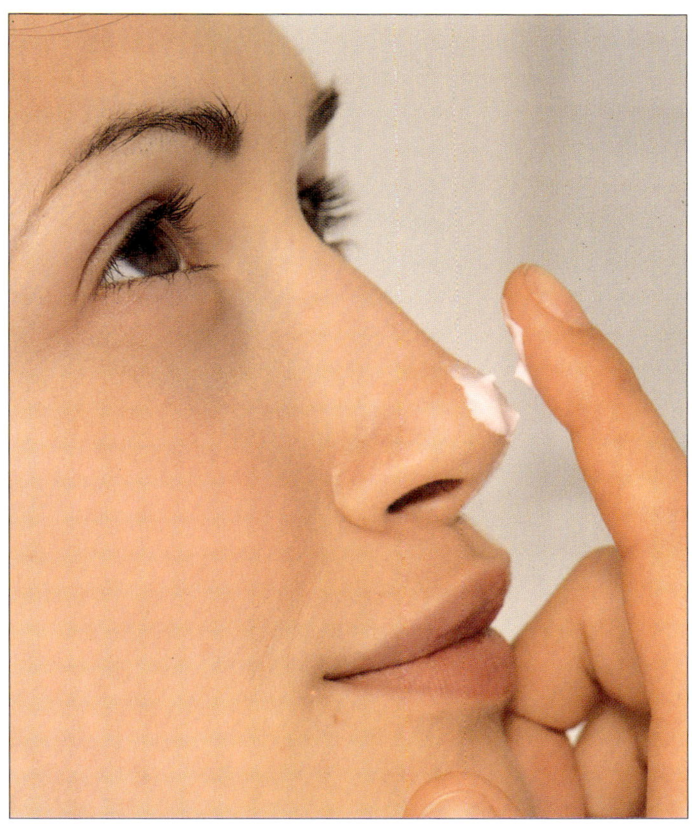

Sind Ihre Pflegeprodukte zu reichhaltig?

DIE ZEHN BESTEN GESICHTSPFLEGEPRODUKTE

Sie müssen verstehen, wie die wichtigsten Pflegeprodukte wirken, bevor Sie die wirksamste Pflegeserie für Ihre Haut zusammenstellen können.

DIE WICHTIGSTEN PFLEGEPRODUKTE

Heute sind die Pflegeprodukte zahlreicher als zu der Zeit, als nur Wasser und Seife verwendet wurden.

Gesichtsreiniger

Diese Produkte werden mit Wasser aufgeschäumt und lösen Schmutz und altes Make-up von der Hautoberfläche.

Reinigungsseife

Normale Seife trocknet die Haut der meisten Menschen zu stark aus. Sie können aber eine Spezialseife verwenden, die Ihre Haut reinigt ohne ihr Feuchtigkeit zu entziehen. Diese erfrischt fettigere Haut, sie hilft Poren zu öffnen und verhindert die Bildung von Pickeln und Mitessern.

Reinigungscreme

Diese Produkte eignen sich hervorragend zur Reinigung trockener Haut. Meist sind sie ziemlich flüssig, so daß sie leicht aufgetragen werden können. Sie enthalten Öle, die Schmutz und Make-up von der Hautoberfläche lösen und können leicht mit Watte abgewischt werden. Verwenden Sie feuchte Watte, wenn Sie Ihre Haut erfrischen möchten.

Gesichtswasser

Sie erfrischen und kühlen die Haut und verdunsten schnell, wenn man sie mit Watte aufträgt. Außerdem entziehen sie den oberen Hautschichten überflüssiges Fett. „Porenverfeinerndes Gesichtswasser" bedeutet, daß der Alkoholgehalt höher ist. Es ist nur für fettige Haut geeignet. Reines „Gesichtswasser" ist für normale Haut oder Mischhaut geeignet, da es leichter ist. Menschen mit trockener oder empfindlicher Haut sollten diese Produkte meiden, da sie die Haut zu sehr austrocknen. Sticht ein Produkt, sollten Sie ein schwächeres verwenden oder es mit einigen Tropfen destilliertem Wasser (in Drogerien erhältlich) verdünnen.

Feuchtigkeitscreme

Sie dient dazu, einen Schutzfilm auf der Hautoberfläche zu bilden, der die Feuchtigkeit speichert. Dadurch wird die Haut weicher und geschmeidiger. Grundsätzlich sollte die Feuchtigkeitscreme um so dickflüssiger sein, je trockener Ihre Haut ist. Alle Hauttypen brauchen eine Feuchtigkeitscreme. Diese Cremes enthalten auch eine Vielzahl an anderen pflegenden Substanzen. Achten Sie vor allem auf einen UV-Filter. Somit wird Ihre Haut das ganze Jahr über vor den Sonnenstrahlen geschützt, welche die Haut verbrennen und ihren Alterungsprozeß beschleunigen.

Augen-Make-up-Entferner

Gewöhnliche Reinigungspflege reicht zumeist nicht aus, um sehr haltbares Augen-Make-up zu entfernen. Bei der Verwendung von wasserfester Mascara achten Sie darauf, daß der Entferner diese schonend lösen muß.

SPEZIELLE PFLEGE

Zusätzlich zu den Basisprodukten können Sie noch einige weitere verwenden.

Gesichtsmasken

Mit dieser Intensivpflege wird die Haut porentief gereinigt oder ihr Feuchtigkeit zugeführt.

Peeling

Peelingcremes oder -gels enthalten hunderte winzige Reibepartikel. Wenn sie in die feuchte Haut einmassiert werden, lösen sie die abgestorbenen Zellen, und die jüngeren, frischeren erscheinen.

Augencremes

An der empfindlichen Haut um die Augen zeigen sich die ersten altersbedingten Veränderungen. Die Gels und Cremes enthalten spezielle Wirkstoffe, um feine Linien zu glätten und die Geschmeidigkeit der Haut zu bewahren. Sie helfen auch, Schwellungen und dunkle Schatten zu vermindern.

Nachtcremes

Diese reichhaltigen Cremes sollen Ihre Haut zusätzlich pflegen, während Sie schlafen. Sie können von dickerer Konsistenz sein, da darüber kein Make-up aufgetragen wird.

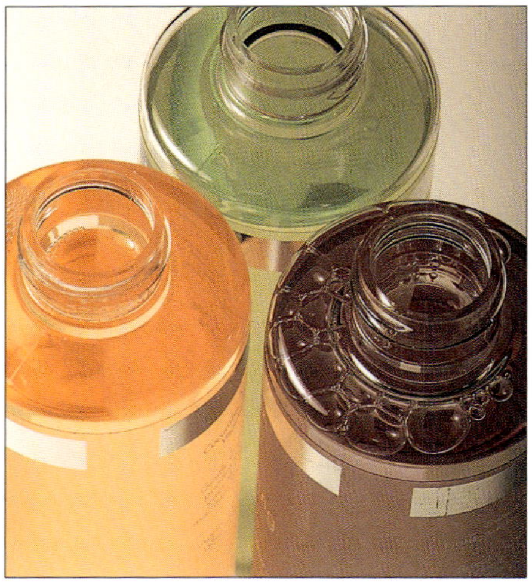

Oben: Bringen Sie mit einem erfrischenden Gesichtswasser Schwung in Ihre tägliche Gesichtspflege.

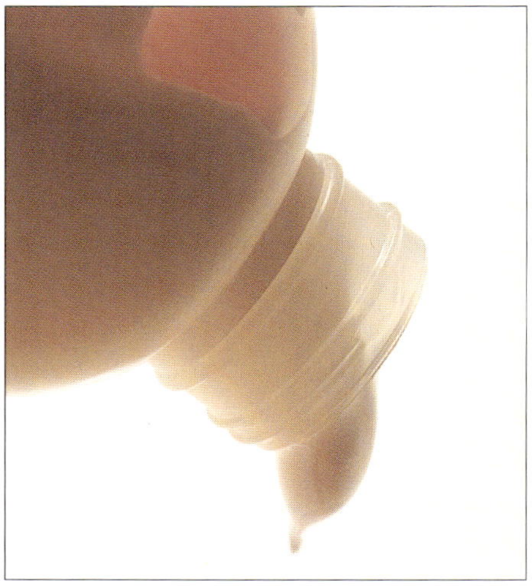

Oben: Die Verwendung von Reinigungscremes ist bei trockener Haut Pflicht, da sie gleichzeitig pflegen und nähren.

Rechts: Bevor Sie Ihre persönliche Pflegeserie zusammenstellen, müssen Sie wissen, wie die einzelnen Produkte wirken.

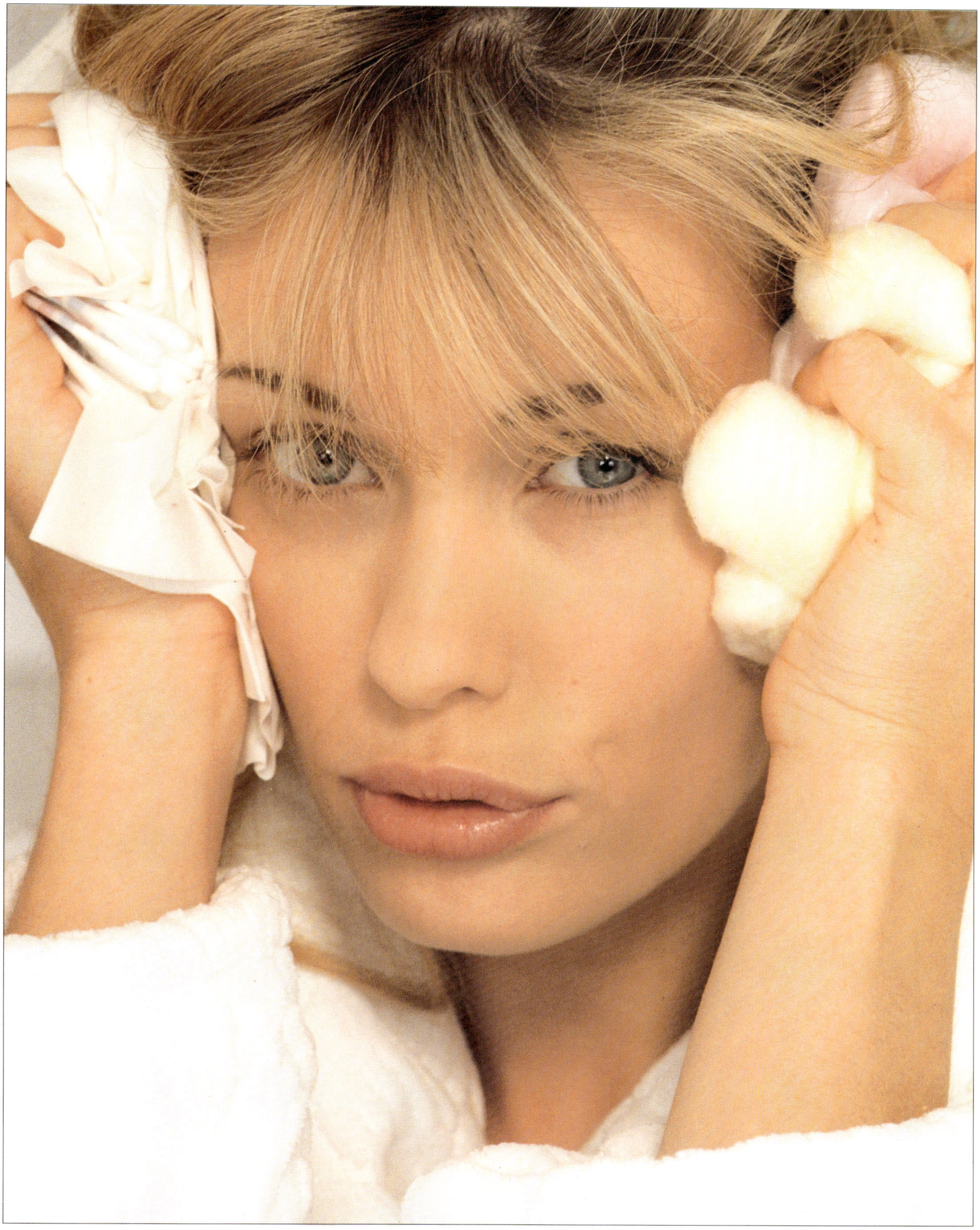

FRISCHE FÜR FETTIGE HAUT

Diesen Hauttyp erkennt man meist an den vergrößerten Poren und der fettigen Oberfläche. Er neigt zu Pickelbildung und unreiner Haut, die fahl wirken kann. Das ist auf eine Überproduktion einer fettigen Substanz zurückzuführen, die als Sebum bezeichnet und in den Fettdrüsen der unteren Hautschicht produziert wird. Ein solcher Hauttyp ist für Akne am anfälligsten. Positiv ist jedoch, daß ein hoher Fettgehalt Ihre Haut länger jung hält – es gibt also doch Vorteile!

SPEZIELLE PFLEGE FÜR FETTIGE HAUT

Wesentlich ist, fettige Haut nicht zu grob zu behandeln, auch wenn die Versuchung angesichts neuer Pickel groß ist. Zu viel Pflege kann die Fettdrüsen anregen, noch mehr Fett zu produzieren, während die Oberfläche trocken und dehydriert ist.
Fettige Haut pflegt man am besten mit Produkten, die das Fett sanft von der Oberfläche lösen und die Poren öffnen, ohne die Haut auszutrocknen und zu schädigen. Die Hautoberfläche braucht Feuchtigkeit, nicht Fett, um weich und geschmeidig zu bleiben.

TIPS BEI AKNE

Jeder, der unter Akne leidet, weiß, wie unangenehm dies ist. Sie tritt für gewöhnlich in einem Lebensabschnitt auf, in dem wir ohnehin schon verunsichert sind – in der Pubertät. Akne scheint nicht nur genetisch bedingt zu sein, sondern auch durch eine Hormonveränderung mit erhöhter Sebumproduktion (Seborrhö) ausgelöst zu werden. Verstärkt wird sie durch Streß, ungesunde Lebensweise und mangelhafte Hautpflege.
Sorgsame Hautpflege hilft, die Akne einzudämmen. Drücken Sie die Pickel nicht aus, da so Narben entstehen können. Probieren Sie normale Produkte gegen Hautunreinheiten, welche bereits sehr wirksame Stoffe enthalten. Sehr effizient sind Produkte, die das Öl des Teebaums enthalten. Stellt sich kein Erfolg ein, konsultieren Sie Ihren Arzt, der Ihnen Pflegeprodukte empfehlen oder Sie zu einem Hautarzt überweisen kann.

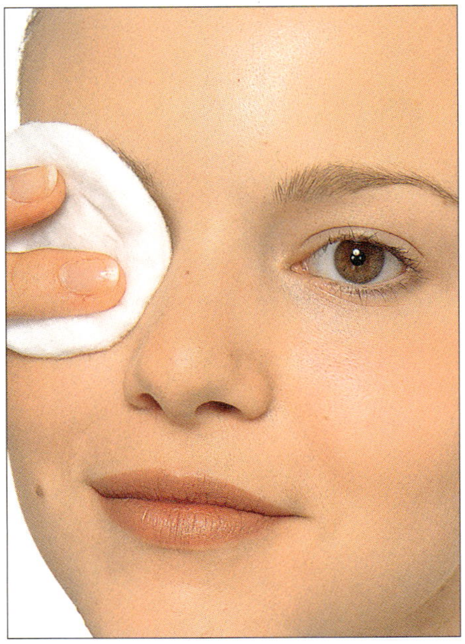

1 Auch wenn Sie fettige Haut haben, denken Sie daran, daß der Augenbereich sehr empfindlich ist. Entfernen Sie das Augen-Make-up also vorsichtig und ohne die Haut zu zerren. Befeuchten Sie einen Wattepad mit ölfreiem Augen-Make-up-Entferner, und drücken Sie ihn einige Sekunden lang auf die Augen, um das Make-up zu lösen. Wischen Sie dann die Mascara sanft von den Augenlidern und Wimpern.

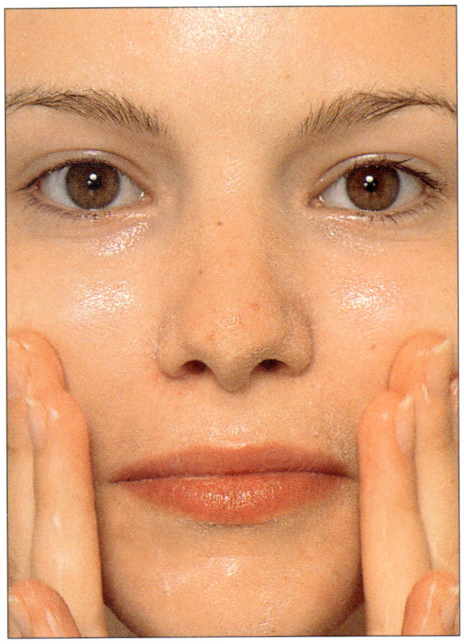

2 Schäumen Sie das Gesicht mit einem milden Reinigungsprodukt ein. Das ist besser als die Verwendung gewöhnlicher Seife, da dies der Haut keine Feuchtigkeit entzieht, aber Schmutz und Fett löst. Massieren Sie das feuchte Gesicht sanft mit den Fingerspitzen und spülen Sie danach den Schaum mit viel warmem Wasser ab.

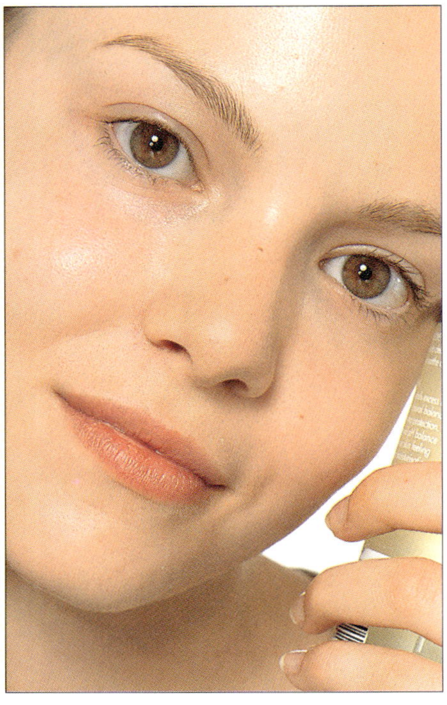

3 Befeuchten Sie einen Wattebausch mit einem porenverfeinernden Gesichtswasser, um Ihre Haut zu erfrischen und zu kühlen. Diese Flüssigkeit sollte nicht stechen oder Reizungen verursachen – ist dies der Fall, steigen Sie auf eine mildere Lösung um, oder verdünnen Sie Ihr Produkt mit destilliertem Wasser aus der Drogerie. Behandeln Sie Ihr Gesicht mit dieser Lösung, bis auf dem Wattebausch keine Schmutzspuren mehr zu erkennen sind.

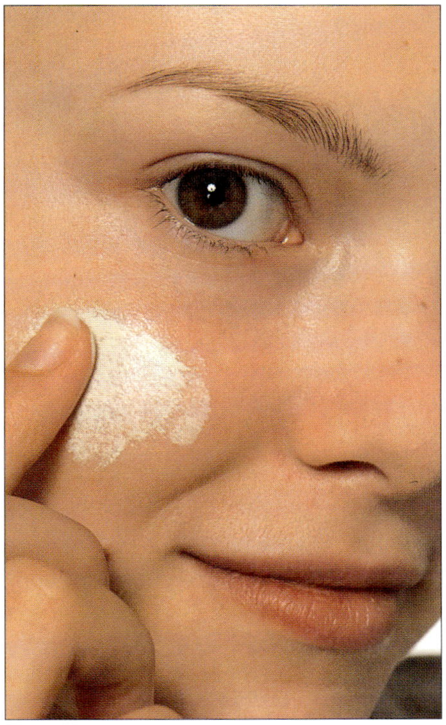

4 Auch fettige Haut braucht eine Feuchtigkeitscreme, da diese das Wasser in den oberen Hautschichten speichert und so die Haut weich und geschmeidig hält. Belasten Sie die Haut aber nicht mit einer starken Creme, sondern greifen Sie zu einem milden, wäßrigen Produkt. Das ist völlig ausreichend.

Unten: Wenn Sie den Feuchtigkeitsgehalt Ihrer Haut erhöhen und überflüssiges Fett reduzieren, wird Ihre Haut schön und rein.

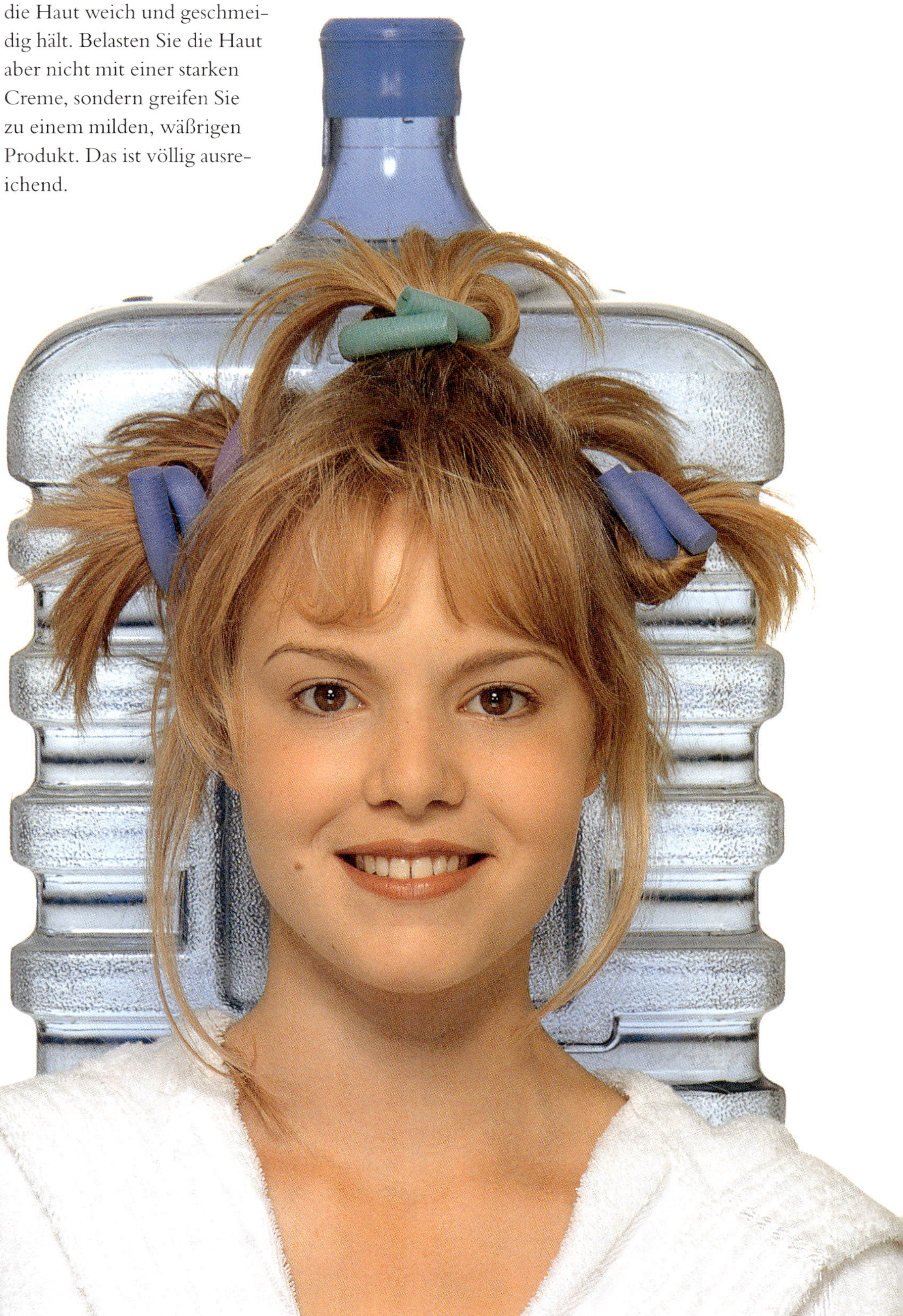

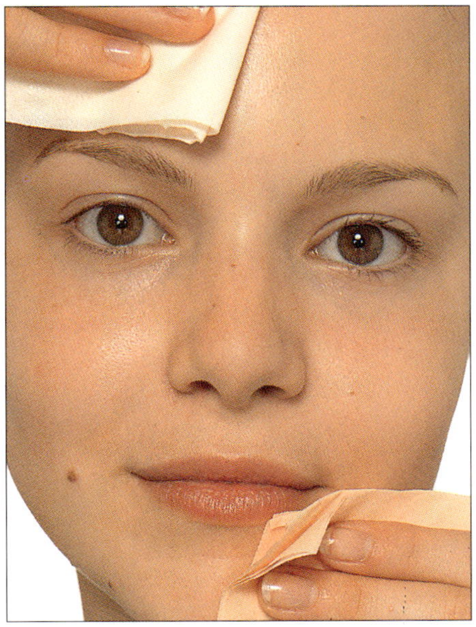

5 Lassen Sie die Feuchtigkeitscreme einige Minuten einwirken, drücken Sie danach ein sauberes Kosmetiktuch auf Ihr Gesicht, um Rückstände aufzusaugen. Dadurch glänzt die Haut weniger.

NÄHRSTOFFE FÜR TROCKENE HAUT

Wenn Ihre Haut spannt, haben Sie trockene Haut. In der unteren Schicht wird zu wenig Sebum und in der oberen zu wenig Feuchtigkeit produziert. Ihre Haut wird nach dem Waschen gewiß spannen und jucken, und vielleicht bilden sich Schuppen bei den Augenbrauen. Trockene Haut neigt zu früher Alterung, und feine Linien und Falten entstehen. Sie braucht beruhigende Pflege, um gut auszusehen.

SPEZIELLE PFLEGE FÜR TROCKENE HAUT

Übermäßige Verwendung von Seife, Reinigungsprodukten und Gesichtswasser macht die Haut noch trockener. Durch Sonne, kalten Wind und Zentralheizung wird sie zusätzlich gereizt. Mit einer milden Pflege erhöhen Sie den Feuchtigkeitsgehalt der Haut. Fältchen werden geglättet und die Haut wird weicher und geschmeidiger.

Unten: Pflegen Sie trockene Haut, um sie möglichst weich und geschmeidig zu machen.

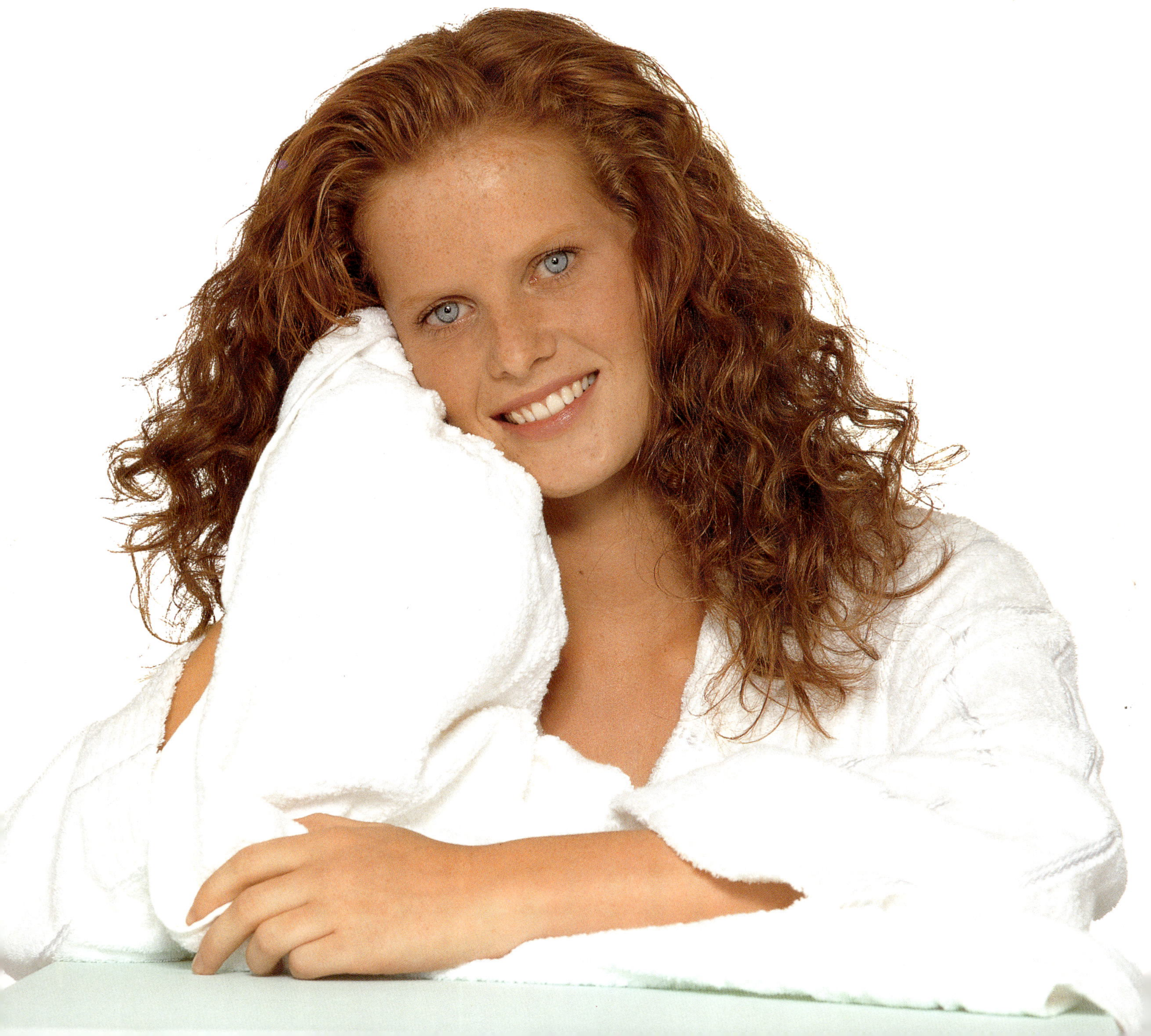

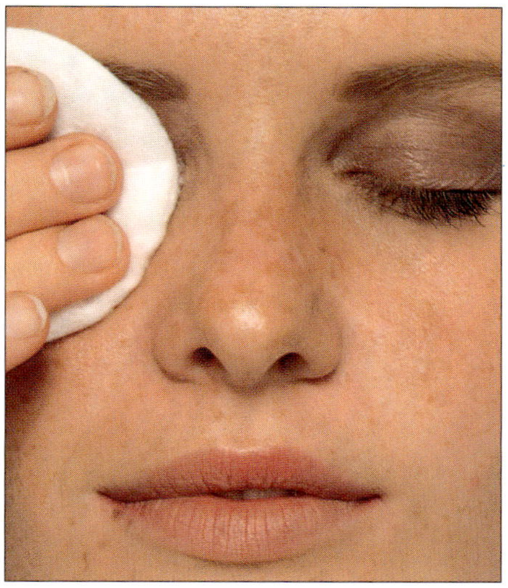

1 Befeuchten Sie einen Wattepad mit ölhaltigem Augen-Make-up-Entferner und wischen Sie damit über die Augenpartie. Eine sparsame Verwendung dieses Produktes hilft auch, die empfindliche Haut vor dem Austrocknen zu schützen. Verwenden Sie ein zu fettiges Produkt, können Schwellungen und Reizungen entstehen.

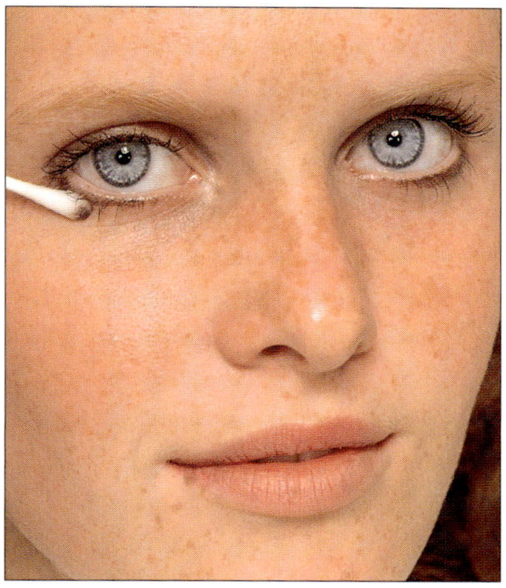

2 Entfernen Sie hartnäckige Spuren mit einem Wattestäbchen, das Sie in Augen-Make-up-Entferner tauchen. Achten Sie darauf, daß dieser nicht in die Augen kommt, doch versuchen Sie, so nah wie möglich an den Wimpern zu arbeiten, um alle Make-up-Reste zu entfernen.

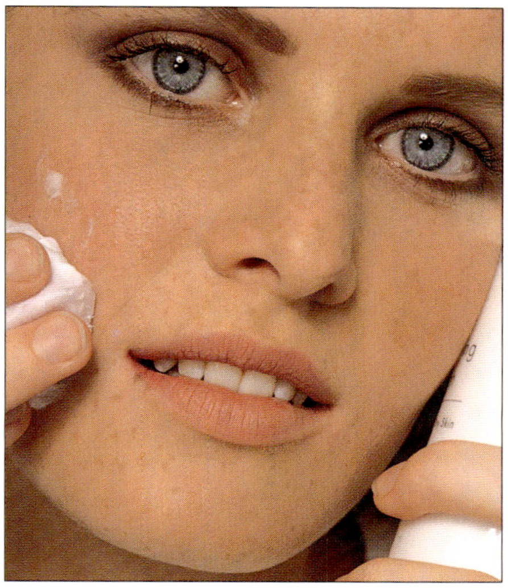

3 Wählen Sie eine Reinigungscreme, die Schmutz und Make-up von der Haut löst. Wichtig ist, daß die Gesichtshaut wirklich sauber ist. Lassen Sie die Creme kurz einwirken, und entfernen Sie diese durch sanfte Aufwärtsbewegungen mit einem Wattepad. So verhindern Sie, daß die Haut gezerrt wird und sich Fältchen bilden.

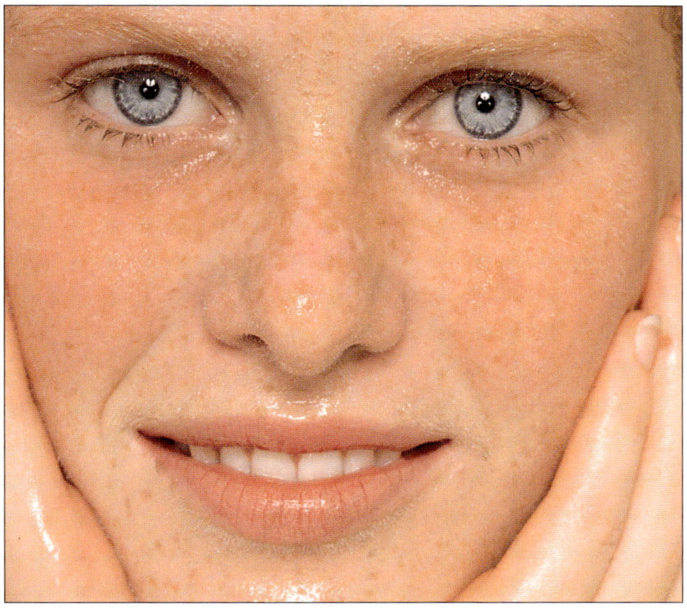

4 Frauen mit trockener Haut klagen hauptsächlich darüber, daß sie das Gefühl von Wasser auf der Haut vermissen. Sie können Ihr Gesicht problemlos mit kaltem Wasser abspülen, um Reste der Creme zu entfernen und Ihre Haut zu erfrischen. Das regt auch die Blutzirkulation an und läßt Ihre Haut strahlender wirken.

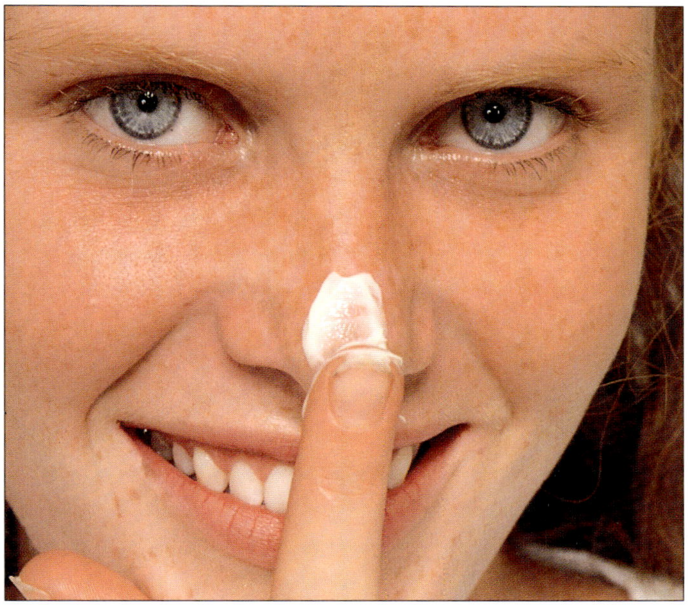

5 Das ist der wichtigste Schritt bei trockener Haut – das Auftragen einer nährenden Creme, um die Feuchtigkeit in den oberen Schichten der Haut zu speichern. Wählen Sie keine dünnflüssige Creme, da eine dickere mehr Öl als Wasser enthält und dadurch mehr Feuchtigkeit speichert. Lassen Sie die Creme einige Minuten einwirken, bevor Sie Make-up auftragen.

AUSGLEICHENDE PFLEGE FÜR MISCHHAUT

Mischhaut braucht sorgsame Pflege, da sie sowohl fettige als auch trockene Stellen aufweist. Der Mittel- oder T-Bereich von der Stirn über die Nase zum Kinn ist fettig und muß wie fettige Haut behandelt werden. Die anderen Bereiche enthalten zu wenig Feuchtigkeit und neigen zu Trockenheit und Schuppenbildung. Sie brauchen eine Pflege für trockene Haut. Manchmal ist jedoch dieser T-Bereich nicht vorhanden, und die trockenen und fettigen Stellen sind anders verteilt. Sind Sie nicht sicher, welche Bereiche fettig und welche trocken sind, pressen Sie eine Stunde nach dem Reinigen ein Kosmetiktuch aufs Gesicht. An den Flecken erkennt man die fettigen Stellen.

SPEZIELLE PFLEGE FÜR MISCHHAUT

Da die Mischhaut trockene und fettige Stellen aufweist, braucht sie doppelte Pflege. Wenn Sie das gesamte Gesicht wie fettige Haut behandeln, werden die trockenen Bereiche noch trockener und spannen noch mehr. Wenn Sie dagegen die Pflege für trockene Haut verwenden, wird noch mehr Fett produziert, und es entstehen Pickel. Daher müssen Sie die einzelnen Bereiche mit verschiedenen Produkten behandeln. Das ist nicht so kompliziert und schwierig wie es klingt, und Sie werden mit einem weicheren, geschmeidigeren und reineren Teint belohnt.

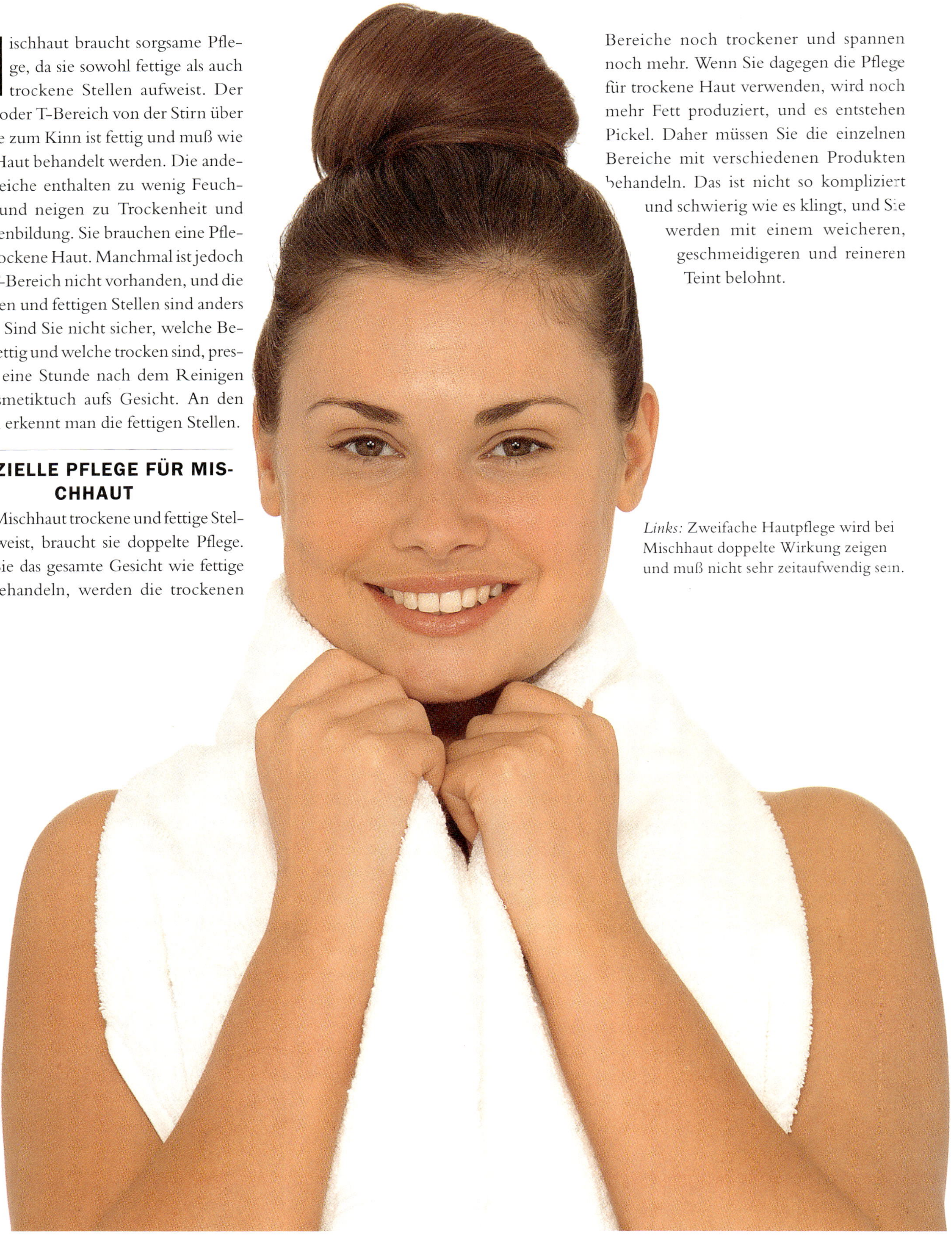

Links: Zweifache Hautpflege wird bei Mischhaut doppelte Wirkung zeigen und muß nicht sehr zeitaufwendig sein.

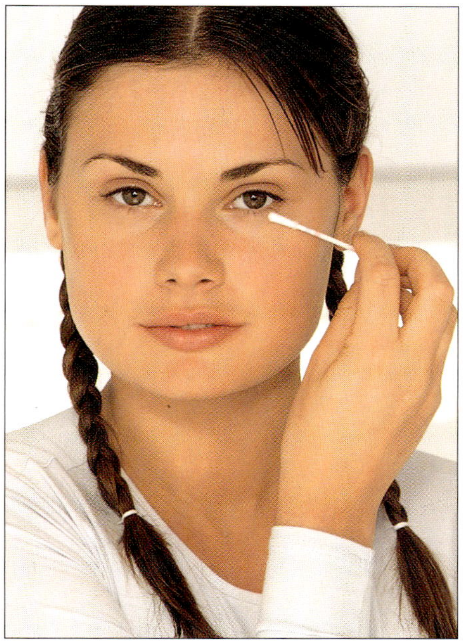

1 Wählen Sie einen ölhaltigen Augen-Make-up-Entferner, um alle Make-up-Spuren in diesem zur Trockenheit neigenden und empfindlichen Bereich zu entfernen. Verwenden Sie einen Wattebausch, um hartnäckige Reste zu beseitigen. Spülen Sie mit kaltem Wasser nach, um überflüssiges Fett abzuwaschen.

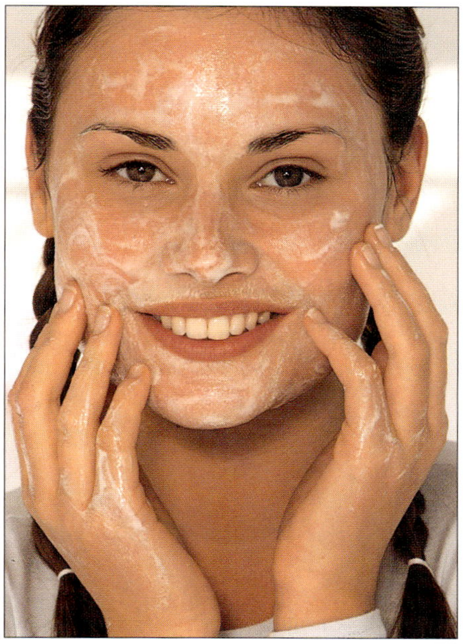

2 Verwenden Sie am Morgen einen Reinigungsschaum. Dadurch werden die fettigen Bereiche und die Poren auf der Nase gereinigt, und Mitessern und Pickeln vorgebeugt. Massieren Sie etwas Schaum in das feuchte Gesicht, vor allem auf die fettigen Stellen. Lassen Sie den Schaum kurz einwirken, um den Schmutz zu lösen, und spülen Sie ihn dann mit kaltem Wasser ab.

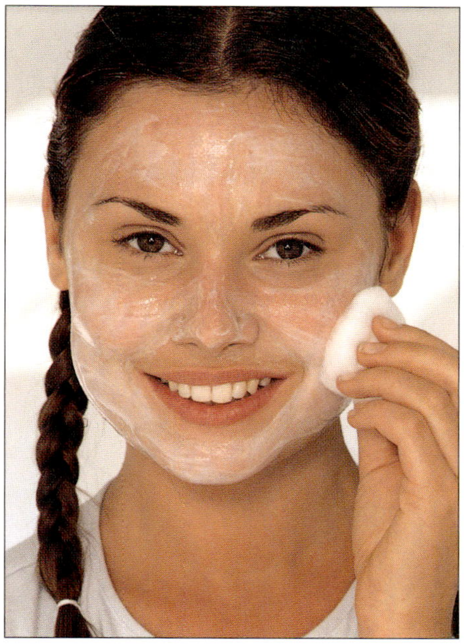

3 Greifen Sie täglich am Abend zu einer Reinigungscreme, um die trockenen Bereiche zu reinigen und zu pflegen. Dadurch werden die fettigen und trockenen Stellen der Gesichtshaut ausgeglichen. Massieren Sie das Produkt gut ein und konzentrieren Sie sich dabei auf die trockenen Bereiche. Entfernen Sie die Creme danach vorsichtig mit Wattepads.

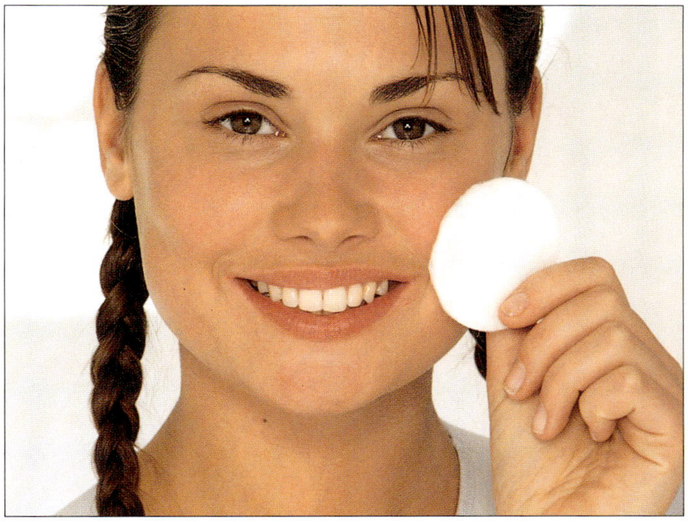

4 Um Ihre Haut zu erfrischen, benötigen Sie für die fettigen Stellen ein porenverfeinerndes Gesichtswasser und ein mildes Produkt für die trockeneren. Das scheint teurer als es ist, da Sie von jedem Gesichtswasser nur ganz wenig brauchen. Tragen Sie es mit Wattepads auf.

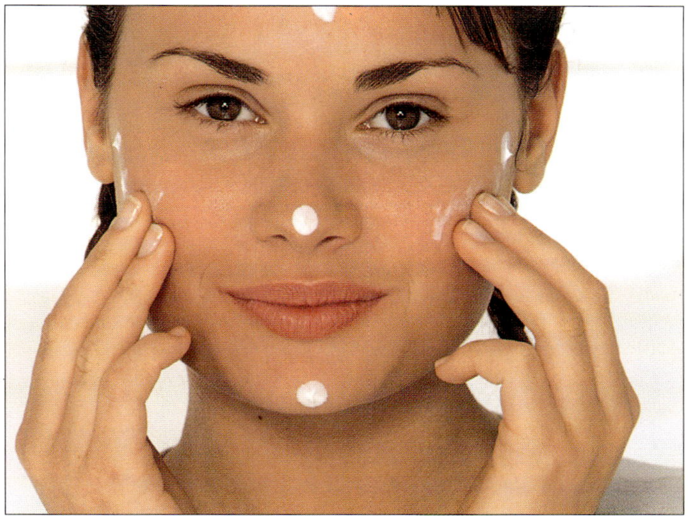

5 Pflegen Sie das gesamte Gesicht mit Feuchtigkeitscreme, vor allem jedoch die trockenen Stellen. Wischen Sie überflüssige Creme mit einem Kosmetiktuch ab, aber nur von den fettigen Bereichen. Durch diese Pflege werden Ihrem Gesicht jene Nährstoffe zugeführt, die es braucht.

SO BEWAHREN SIE NORMALE HAUT

Normale Haut ist perfekt: Sie strahlt vor Gesundheit, hat eine feine Struktur und keine vergrößerten Poren. Es treten nur selten Pickel oder glänzende Flecken auf. Tatsächlich gibt es kaum Menschen mit normaler Haut, und wenn, wird deren Haut mit zunehmendem Alter auch trockener.

SPEZIELLE PFLEGE FÜR NORMALE HAUT

Versuchen Sie, die Haut gesund zu erhalten und helfen Sie ihr, weiterhin so gut zu funktionieren. Für gewöhnlich ist der Fett- und Feuchtigkeitsgehalt ausgeglichen. Sie sollten Ihre Haut regelmäßig sanft reinigen, um Schmutz und Make-up zu entfernen und die Bildung von Sebum zu verhindern. Steigern Sie danach den Feuchtigkeitsgehalt mit einer Feuchtigkeitscreme, um Ihre Haut zu pflegen und zu schützen.

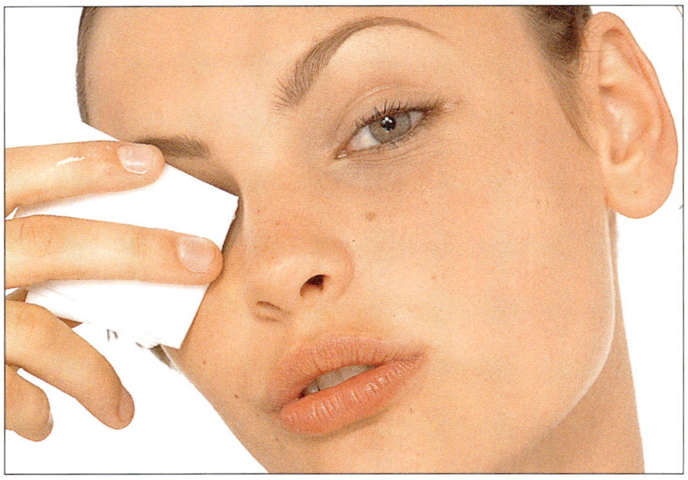

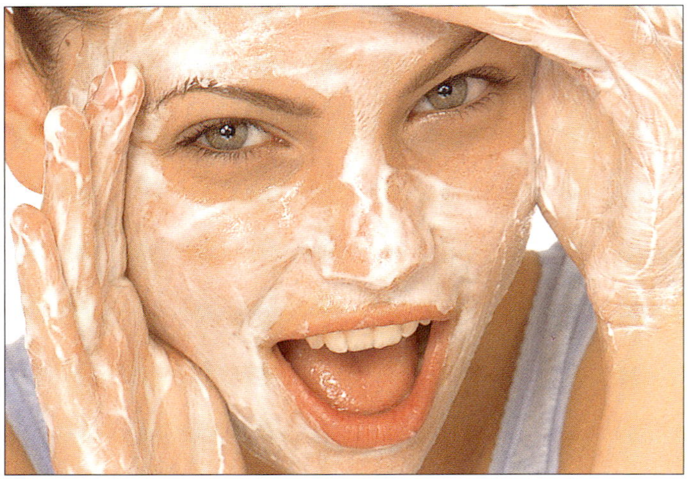

1 Augen-Make-up sollte immer sorgfältig entfernt werden. Wenn Sie Mascara vor dem Schlafengehen nicht entfernen, riskieren Sie Augenreizungen und -schwellungen. Es ist zudem unhygienisch, neues Make-up über altem aufzutragen! Beachten Sie bei der Wahl des Entferners, ob Sie wasserfeste Mascara tragen oder nicht.

2 Spülen Sie Ihr Gesicht mit Wasser, massieren sie danach ein mildes Reinigungsgel ein und schäumen Sie es ungefähr 30 Sekunden auf. Nützen Sie die Gelegenheit, Ihre Haut sanft zu massieren, da dadurch die Blutzirkulation angeregt wird – Ihr Teint wird rosiger!

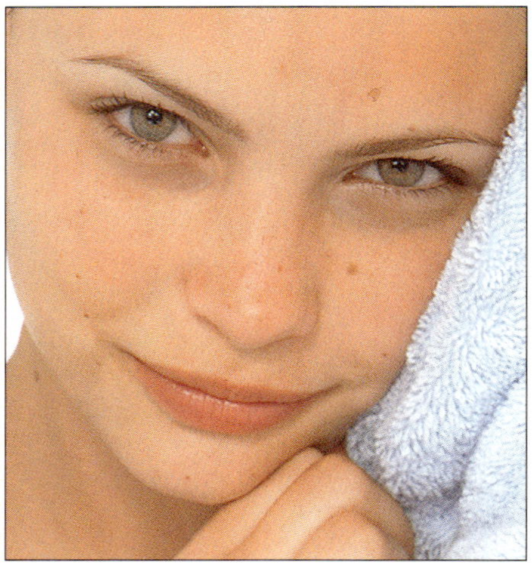

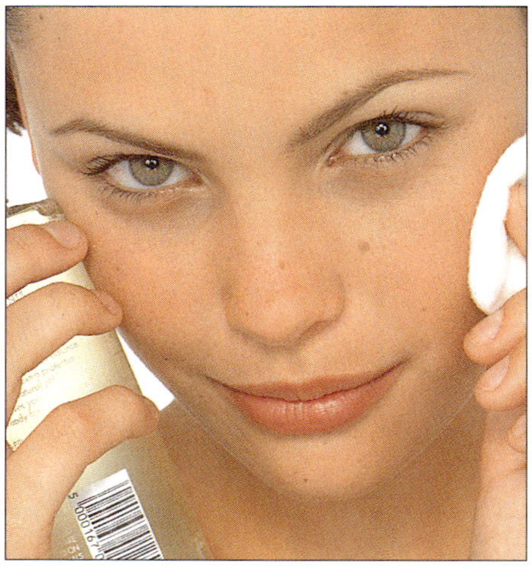

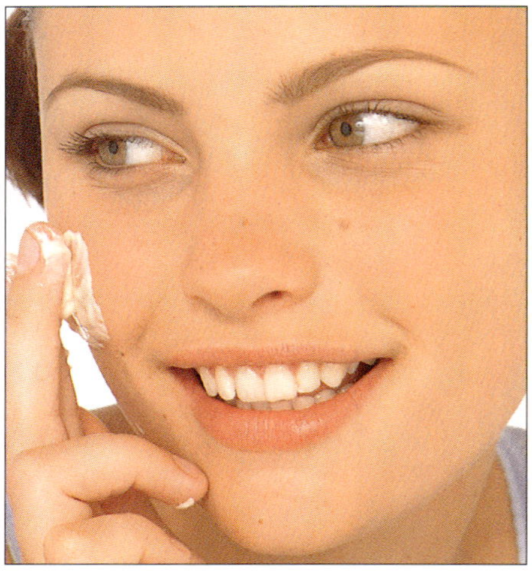

3 Spülen Sie die Reste des Gels mit klarem Wasser gut ab. Trocknen Sie Ihr Gesicht mit einem weichen Handtuch. Reiben Sie Ihr Gesicht nicht, vor allem nicht im Augenbereich, da dadurch Falten entstehen können.

4 Beleben Sie das Gesicht mit erfrischendem Gesichtswasser. Sparen Sie auch hier den Augenbereich aus, da dieser schneller austrocknen kann.

5 Pflegen Sie Ihr Gesicht mit Feuchtigkeitscreme, die Sie mit sanften Aufwärtsbewegungen der Fingerspitzen einmassieren. Dadurch erhält Ihre Haut einen Schutzfilm, auf den Sie Ihr Make-up auftragen können. Außerdem wird der Feuchtigkeitsgehalt ausgeglichen.

Unten: Pflegen Sie Ihr Gesicht regelmäßig, damit normale Haut frisch und rosig bleibt!

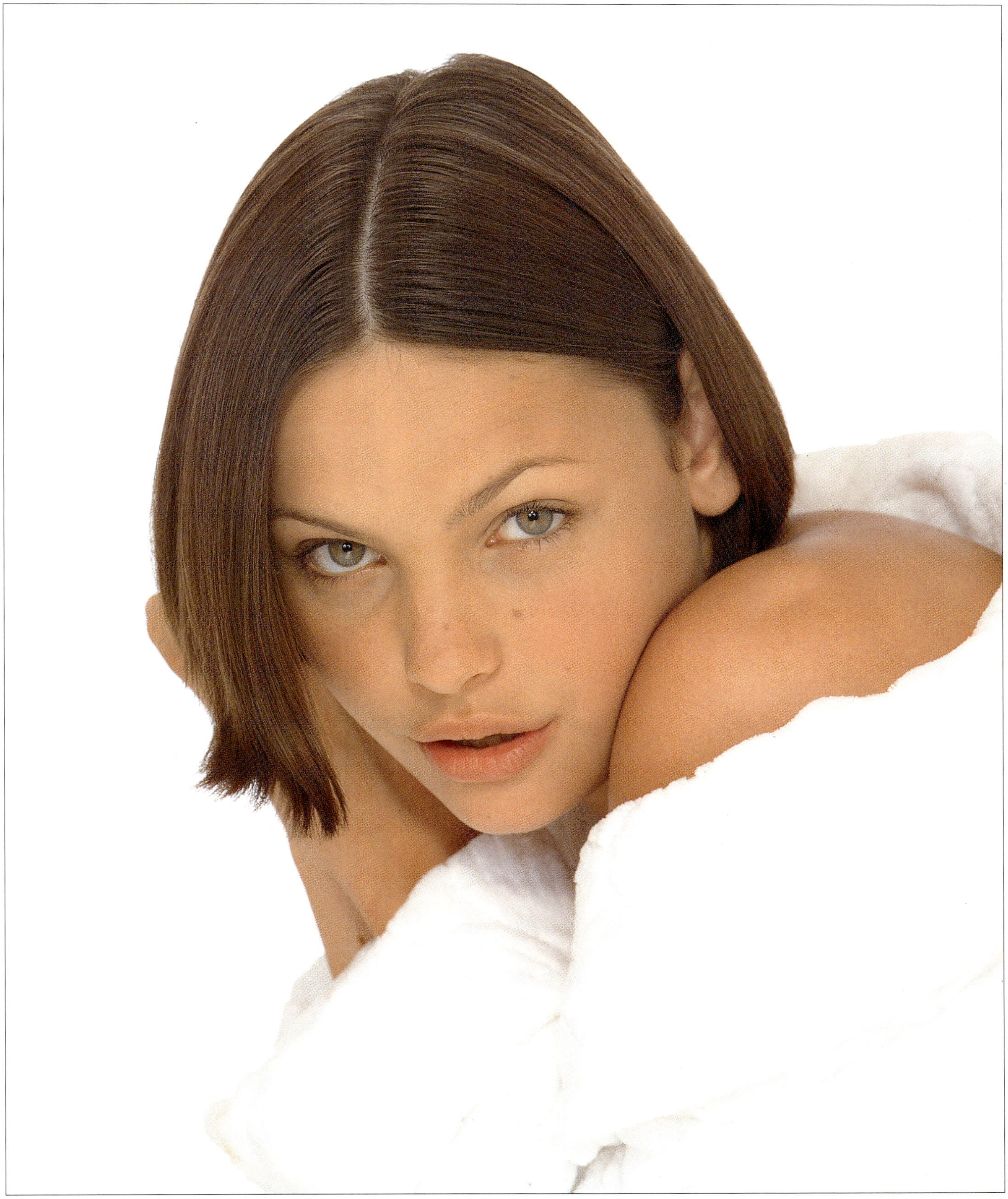

MILDE PFLEGE FÜR EMPFINDLICHE HAUT

Empfindliche Haut ist meist ungewöhnlich zart und rosig. Sie wird durch Produkte und äußere Einflüsse leicht gereizt und neigt zu Allergien und Rötungen. Auf Wangen und Nase sind oft geplatzte Äderchen zu sehen. Es gibt verschiedene Empfindlichkeitsgrade. Ertragen Sie kein fertiges Produkt auf der Haut, dann reinigen Sie diese mit Vollmilch und verwenden Sie eine Lösung aus Glyzerin und Rosenwasser als Feuchtigkeitspflege. Diese Produkte wirken beruhigend.

SPEZIELLE PFLEGE FÜR EMPFINDLICHE HAUT

Nur mit sehr milden Produkten bleibt Ihre Haut gesund. Wählen Sie hypoallergene Produkte, die speziell für empfindliche Haut entwickelt wurden. Sie sind frei von Allergenen, wie den Duftstoffen, welche Trockenheit, Juckreiz oder sogar allergische Reaktionen auslösen können.

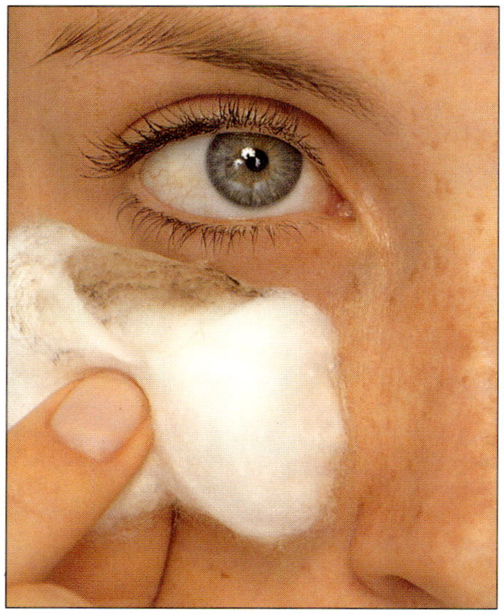

1 Verwenden Sie nur hypoallergenes Make-up und entfernen Sie es gründlich. Benützen Sie dazu einen milden Augen-Make-up-Entferner, den Sie auf Wattepads auftragen. Entfernen Sie die letzten Spuren mit einem sauberen Wattepad.

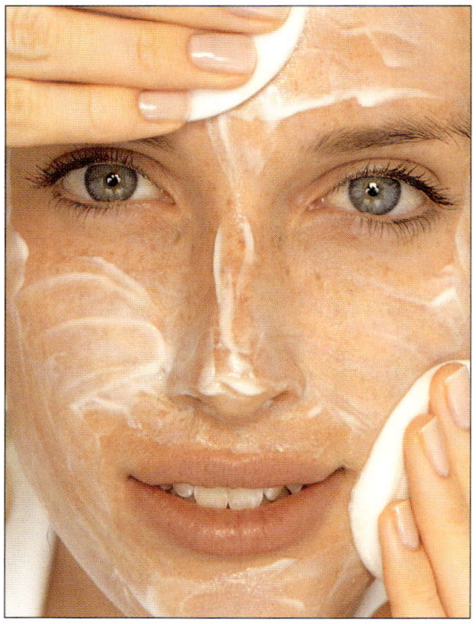

2 Vermeiden Sie Waschgels und Seifen, da diese der Haut Fett und Feuchtigkeit entziehen und sie so noch empfindlicher machen können. Greifen Sie statt dessen zu einer milden, hypoallergenen Reinigungslotion.

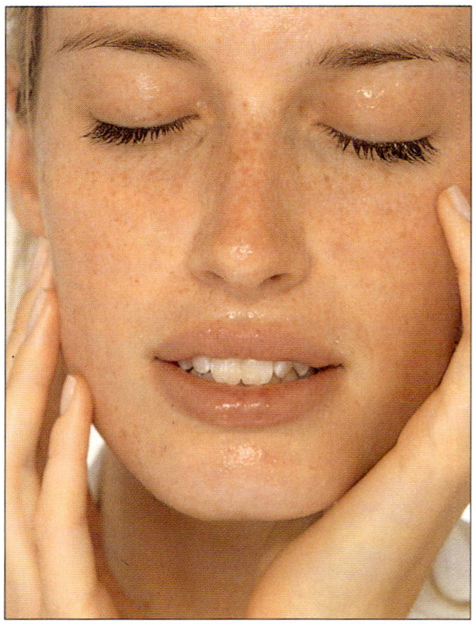

3 Auch das mildeste Hautwasser kann den natürlichen Säureschutzmantel angreifen, den die Haut gegen die Elemente braucht. Erfrischen Sie Ihr Gesicht einfach mit warmem Wasser und spülen Sie so die letzten Spuren von Reinigungslotion und Augen-Make-up-Entferner ab.

4 Tupfen Sie Ihr Gesicht mit einem weichen Handtuch trocken und rubbeln Sie nicht, da dies Reizungen auslösen kann (rechts).

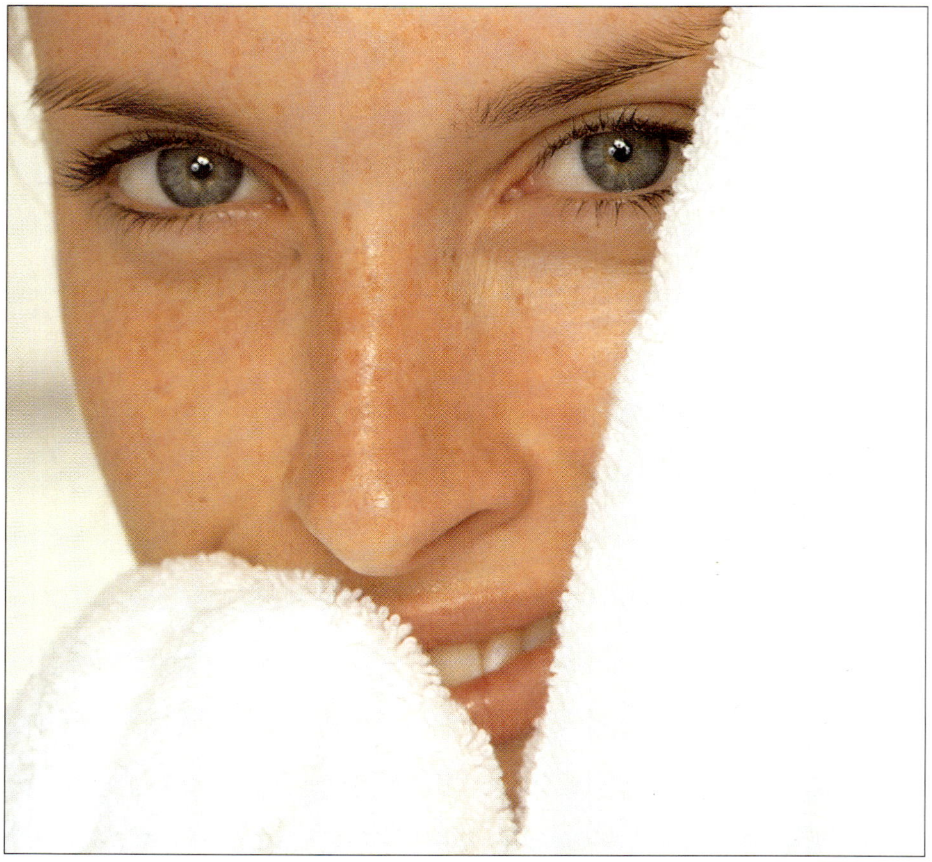

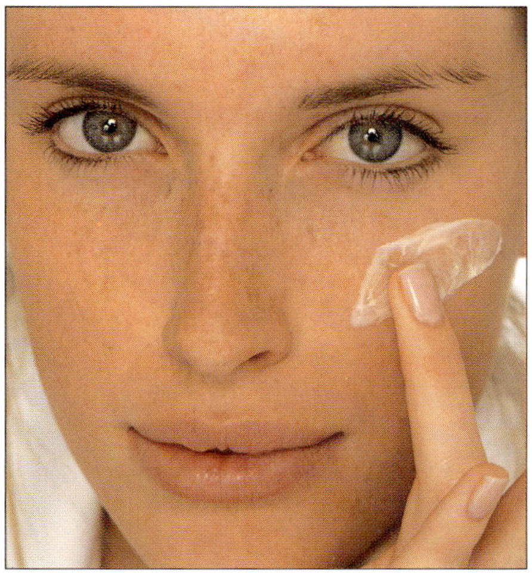

Unten: Sorgsame Hautpflege beruhigt empfindliche Haut.

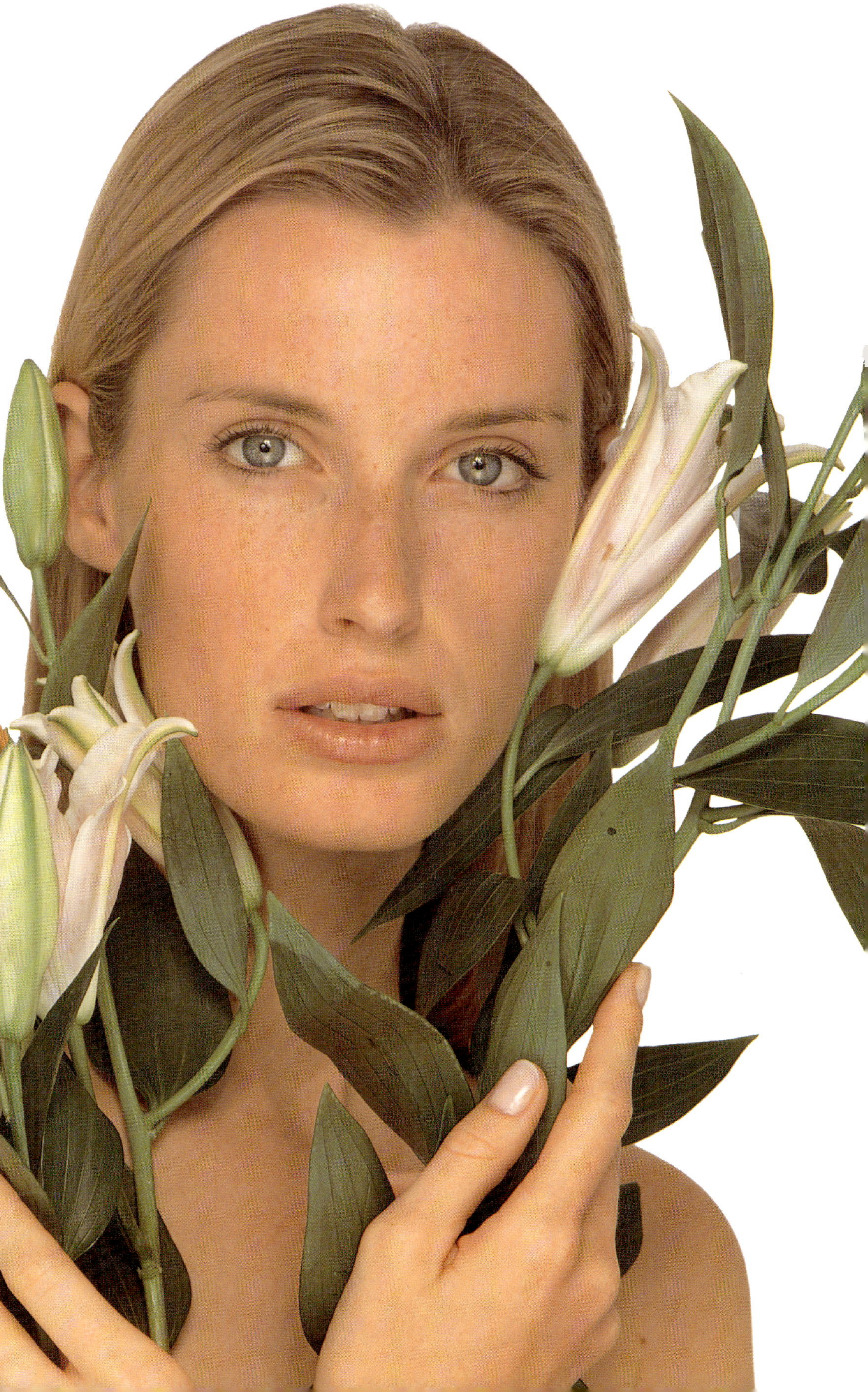

5 Es ist wichtig, auf einen hohen Feuchtigkeitsgehalt der Haut zu achten, um sie gegen Reizungen stärken und schützen zu können, die sie empfindlicher werden lassen. Da der Empfindlichkeitsgrad bei diesem Hauttyp durch ein Austrocknen der Haut erhöht wird, denken Sie daran, eine parfümfreie Feuchtigkeitscreme zu verwenden

TOLLE MASKEN

Wenn es eine Pflege gibt, die sofort wirkt, dann eine Gesichtsmaske! Doch auch hier sollten Sie nicht zum erstbesten Produkt greifen und hoffen, daß es das richtige ist. Wählen Sie sorgfältig aus, um die Pflege zu finden, die genau auf Ihre Bedürfnisse zugeschnitten ist.

JEDER FRAU IHRE MASKE

Wählen Sie aus der großen Palette von Gesichtsmasken aus, die auf dem Markt sind.

Feuchtigkeitsmasken

Sie sind ideal für trockene Haut, da sie den Feuchtigkeitsgehalt steigern und trockene Stellen, Schuppen und feine Fältchen verhindern helfen. Sie wirken wie eine intensive Feuchtigkeitspflege und man läßt sie gewöhnlich 5–10 Minuten einwirken, bevor man sie mit einem Kosmetiktuch abwischt. Die Rückstände auf der Haut wirken bis zur nächsten Gesichtsreinigung. Masken sind besonders angenehm nach einem Sonnenbad, oder wenn die Haut „spannt".

Lehm- und Schlammpackungen

Diese Produkte sind hervorragend bei fettiger Haut, da sie überflüssiges Fett und Talg aufnehmen und die Haut reiner und frischer wirken lassen. Sie verengen große Poren, lassen glänzende Haut matt erscheinen und entfernen störende Pickel. Man läßt sie 5–15 Minuten auf der Haut trocknen und wäscht sie dann mit warmem Wasser ab, wobei auch abgestorbene Hautzellen und Schmutz entfernt werden. Sie sind eine tolle Pflege für die Haut.

Peelingmasken

Peelingmasken erhalten die Haut in einem guten Zustand. Sogar normale Haut leidet manchmal unter zu vielen abgestorbenen Zellen, die ihr stumpfes Aussehen verleihen und später zu Pickeln führen können. Masken, die reinigen und peelen, erzielen eine perfekte Wirkung. Beim Abwaschen der völlig trockenen Maske reiben winzige Partikel die abgestorbenen Zellen von der Hautoberfläche ab.

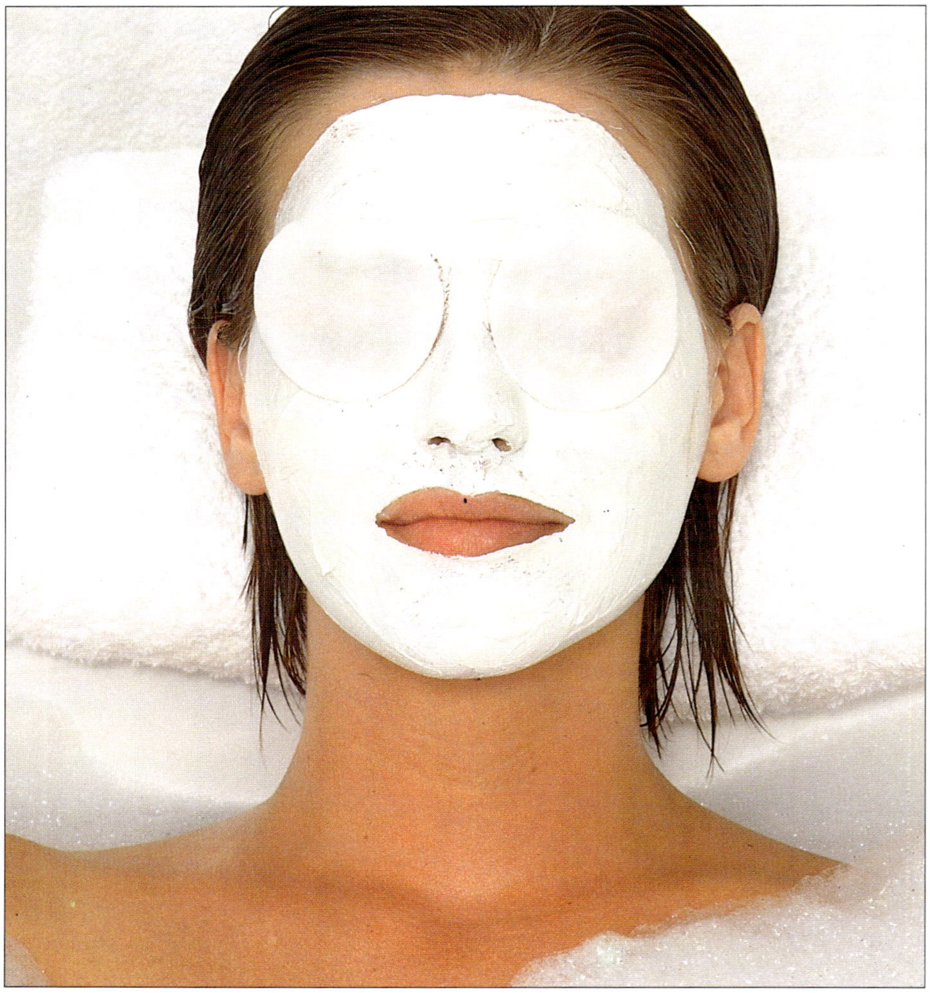

Oben: Lehm- und Schlammpackungen: Sie trocknen in 5–15 Minuten auf der Haut.

TIP
Wenn Sie Mischhaut haben, befolgen Sie den folgenden Tip aus den Kosmetiksalons und verwenden Sie zwei Masken – eine für fettige Haut, die andere für trockene Haut. Tragen Sie die betreffende Maske nur auf die entsprechenden Stellen auf.

Abziehbare Masken

Sie wirken toll bei allen Hauttypen, und es macht Spaß, sie zu verwenden. Man trägt das Gel auf, läßt es trocknen und zieht es dann ab. Dieses milde Produkt erfrischt fette Stellen, indem es verstopfte Poren öffnet und trockener Haut Nährstoffe zuführt.

Gelmasken

Sie sind für empfindliche Haut ebenso geeignet wie für fettige Haut, da sie beruhigen und kühlen. 5–10 Minuten nach dem Auftragen wischt man die Überreste ab. Sie wirken auch gut nach übermäßigem Sonnengenuß oder bei gereizter Haut.

VERGESSEN SIE NICHT ...

- Haut, die in den Sommermonaten fett ist, kann während der Heizperiode trockener werden. Beachten Sie also die Eigenheiten Ihrer Haut, wenn Sie eine Maske wählen.
- Reinigen Sie das Gesicht, bevor Sie eine Maske auftragen. Nach dem Abspülen tragen Sie Feuchtigkeitspflege auf.
- Die meisten Masken müssen 3-10 Minuten einwirken. Lesen Sie dennoch die Gebrauchsanweisung genau durch.

PEELINGS – EIN PAAR KÖRNCHEN WAHRHEIT

Mit dieser einmal wöchentlich angewendeten Pflege beginnt Ihre Haut sofort zu strahlen! Ein Peeling ist eine einfache Methode, abgestorbene Zellen der Hautoberfläche zu entfernen. So kommen die frischeren, jüngeren Zellen, welche darunter liegen, zum Vorschein. Außerdem wird durch dieses Produkt das Zellenwachstum der Haut beschleunigt, so daß Sie durch die Zellen, die an die Oberfläche gelangen, jünger und besser aussehen. Ihr Teint wird dadurch strahlender und weicher – unabhängig von Ihrem Alter.

ANWENDUNG

Verwenden Sie bei normaler oder trockener Haut ein- bis zweimal pro Woche ein Peeling, bei fettiger Haut oder Mischhaut jeden zweiten Tag. Bei empfindlicher Haut oder bei starker Akne sollten Sie darauf verzichten. Neigt Ihre Haut zu Mitessern, peelen Sie sie einmal in der Woche sanft, um die Poren zu öffnen und sie vor Pickeln zu schützen.

KOMMEN WIR ZUR SACHE

- Tragen Sie ein Gesichtspeeling auf die feuchte Haut auf, massieren Sie es leicht ein und spülen Sie es mit viel kaltem Wasser ab. Wählen Sie ein Produkt mit runden Körnern anstelle von zerstoßenen.
- Probieren Sie ein Peelingplättchen, das Sie mit Seife oder Waschgel aufschäumen.

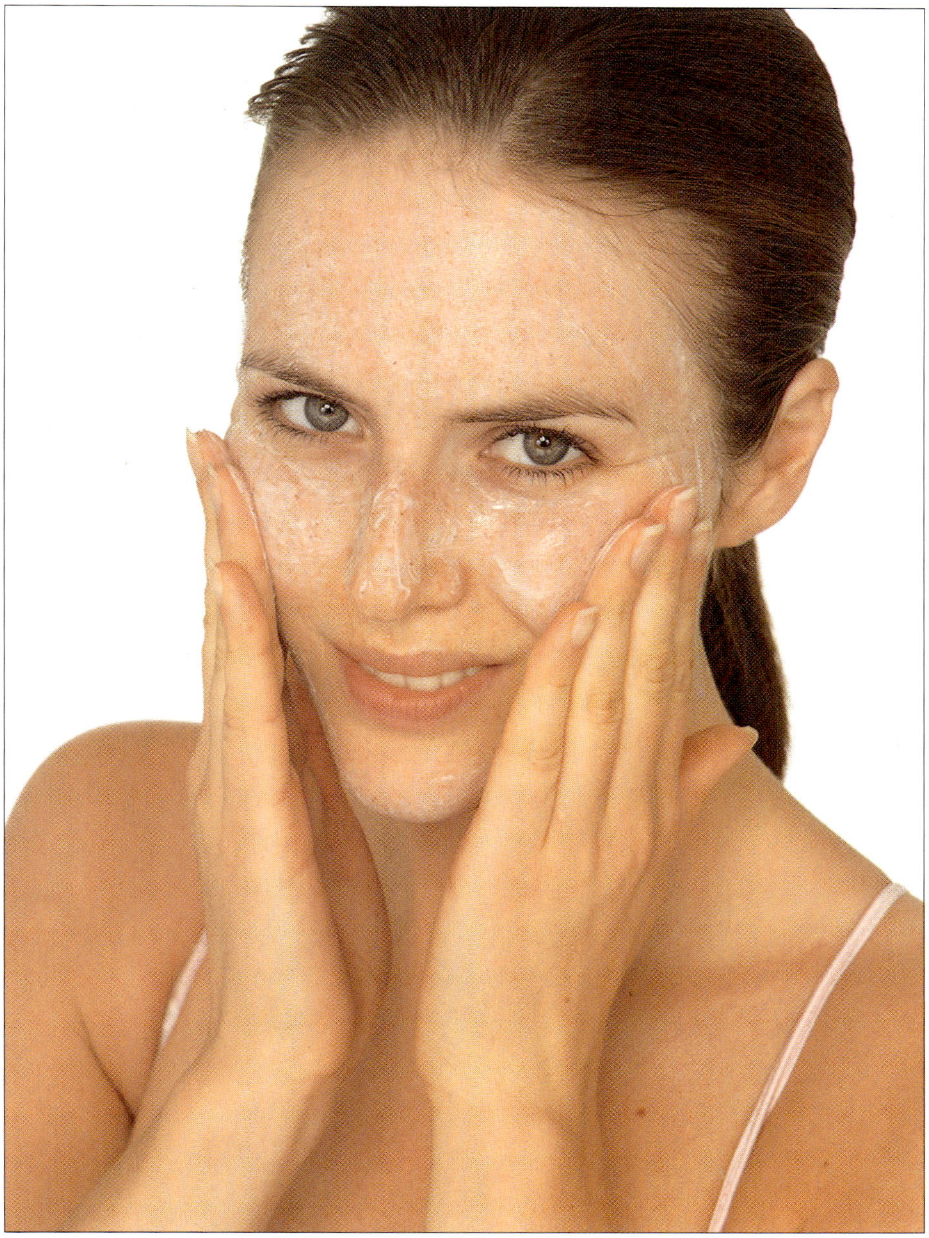

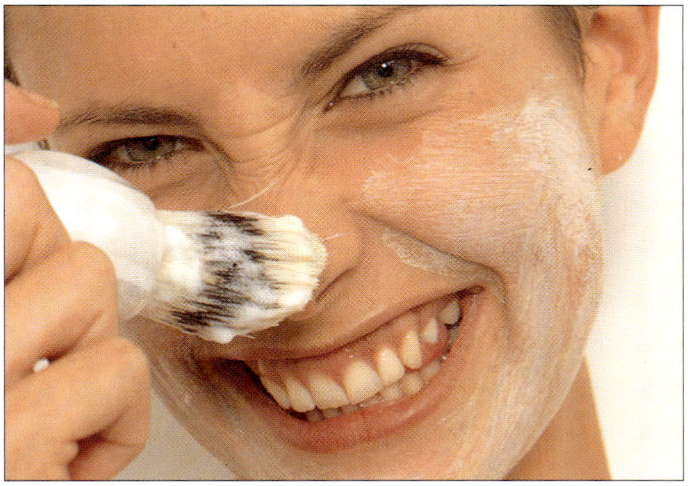

Oben: Bringen Sie Ihr Gesicht schnell und einfach zum Strahlen.
Links: Anstatt ein Peeling zu verwenden, können Sie Ihr Gesicht mit einem weichen Waschlappen, einer Gesichtsbürste oder einem alten, sauberen Rasierpinsel massieren.

TIP
Gleichgültig welche Peelingmethode Sie verwenden, der empfindliche Augenbereich ist immer ausgenommen, da die Haut hier sehr zart ist und leicht gereizt werden kann.

SANFTE PFLEGE FÜR DIE AUGEN

An der empfindlichen Haut um die Augen ist die Hautalterung zuerst sichtbar. Weitere Probleme sind hier Schwellungen und dunkle Ringe. Versuchen Sie nicht, diese mit starken Ölen und Feuchtigkeitscremes zu behandeln – Ihre Augen profitieren mehr von speziellen Augencremes und Gels. Die Haut um die Augen muß gesondert gepflegt werden, da sie dünner ist als die restliche Gesichtshaut und daher weniger Feuchtigkeit speichern kann. Hier befinden sich auch weniger Fettdrüsen, so daß die Haut leichter austrocknet, und keine Fettschicht, die Erschütterungen auffängt. Deshalb verliert sie schnell ihre Geschmeidigkeit.

Unten: Man benötigt spezielle Produkte, um der empfindlichen Haut unter den Augen Feuchtigkeit zuzuführen.

AUSWAHL DER AUGENPFLEGE

Gesichtscremes und -öle sind zu stark für den Augenbereich, da sie Tränenkanäle verstopfen und Schwellungen hervorrufen können. Verwenden Sie deshalb Augenpflegeprodukte, die Ihre Haut nicht belasten. Gels sind hervorragend für junge oder fettige Haut, und sie erfrischen. Die meisten Frauen greifen aber zu leichten Cremes oder zu Balsam.

Tragen Sie Augenpflege nur in kleinen Mengen auf, um die Haut nicht zu überpflegen. Es ist besser, regelmäßig wenig zu verwenden als selten viel. Tragen Sie das Produkt mit dem Ringfinger auf, da dieser am schwächsten ist und die empfindliche Haut nicht dehnt. Das hilft, die Haut geschmeidiger zu halten und eine vorzeitige Fältchenbildung zu verhindern.

SO VERMEIDEN SIE GESCHWOLLENE AUGEN

Sie gehören zu den häufigsten Schönheitsfehlern. Folgende Tips können helfen:

- Klopfen Sie die Haut leicht mit dem Ringfinger, wenn Sie die Augencreme auftragen, damit Flüssigkeit abfließen kann.
- Lagern Sie Cremes im Kühlschrank, da Kälte die Schwellung vermindert.
- Legen Sie Kartoffelstreifen auf das Unterlid, um Schwellungen zu verringern. Auch Erdbeeren und Gurken helfen.
- Legen Sie sich mit in eiskaltem Wasser oder kalter Milch getränkten Wattepads auf den Augenlidern nieder. Ersetzen Sie die Pads, sobald sie warm werden. Wiederholen Sie diese Anwendung 15 Minuten lang. Sie verringert nicht nur die Schwellung, sondern läßt auch das Weiße im Auge stärker strahlen.

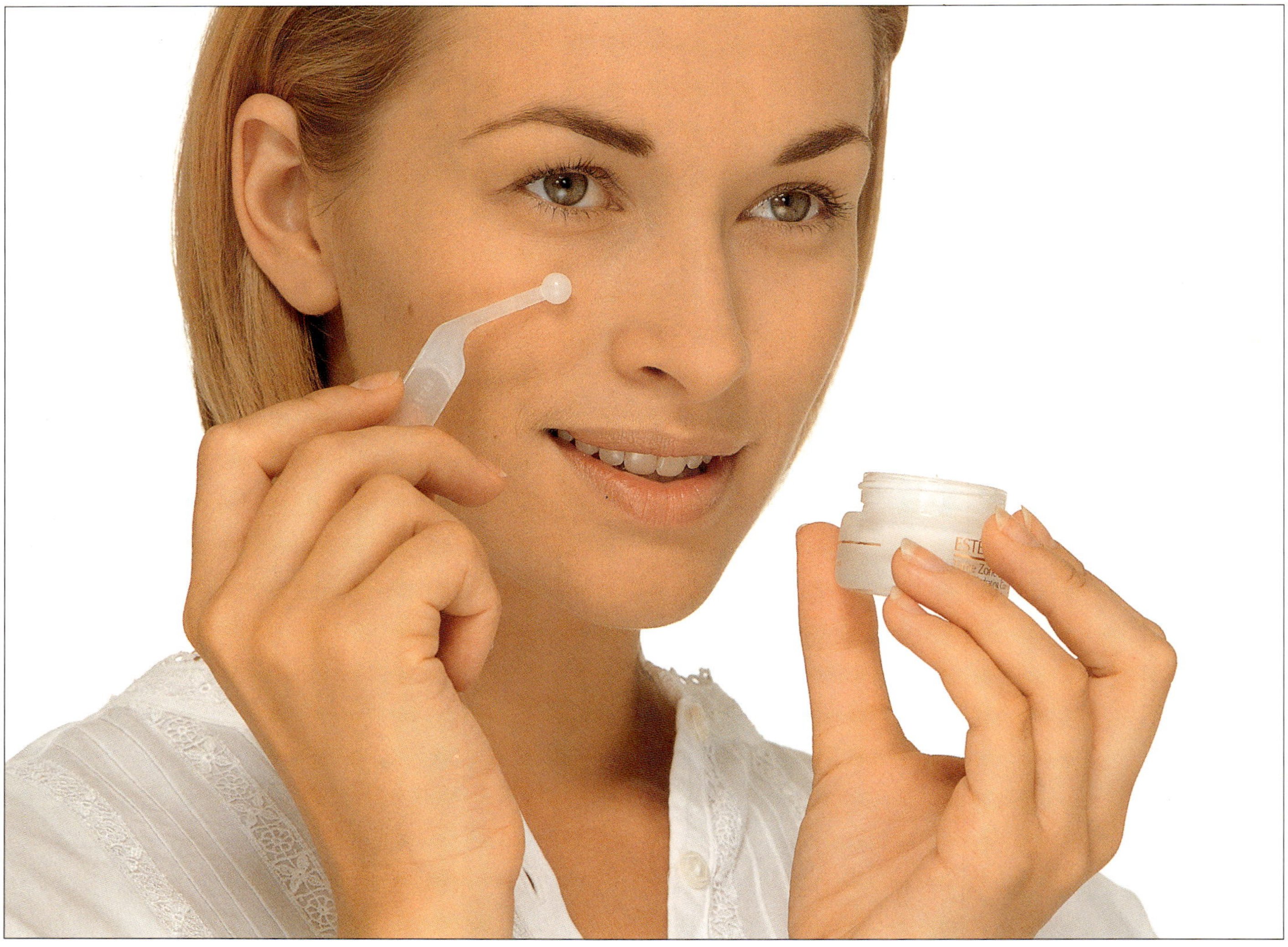

GUTE NACHT-CREMES

Tragen Sie eine Nachtcreme auf, bevor Sie zu Bett gehen, und Ihre Haut regeneriert sich, während Sie schlafen. Der Hauptunterschied zu einer normalen Feuchtigkeitscreme ist der, daß die meisten Nachtcremes zusätzliche Wirkstoffe enthalten, wie zum Beispiel Vitamine und Substanzen, die dem Alterungsprozeß entgegenwirken. Sie können dicker und intensiver sein als Tagescremes, da man kein Make-up darüber trägt. Da sich die Hautzellen in der Nacht stärker erneuern, geben die speziell darauf abgestimmten Nachtcremes der Haut die Möglichkeit, sich von den täglichen Strapazen durch Umwelteinflüsse, Make-up und ultraviolette Strahlen zu erholen.

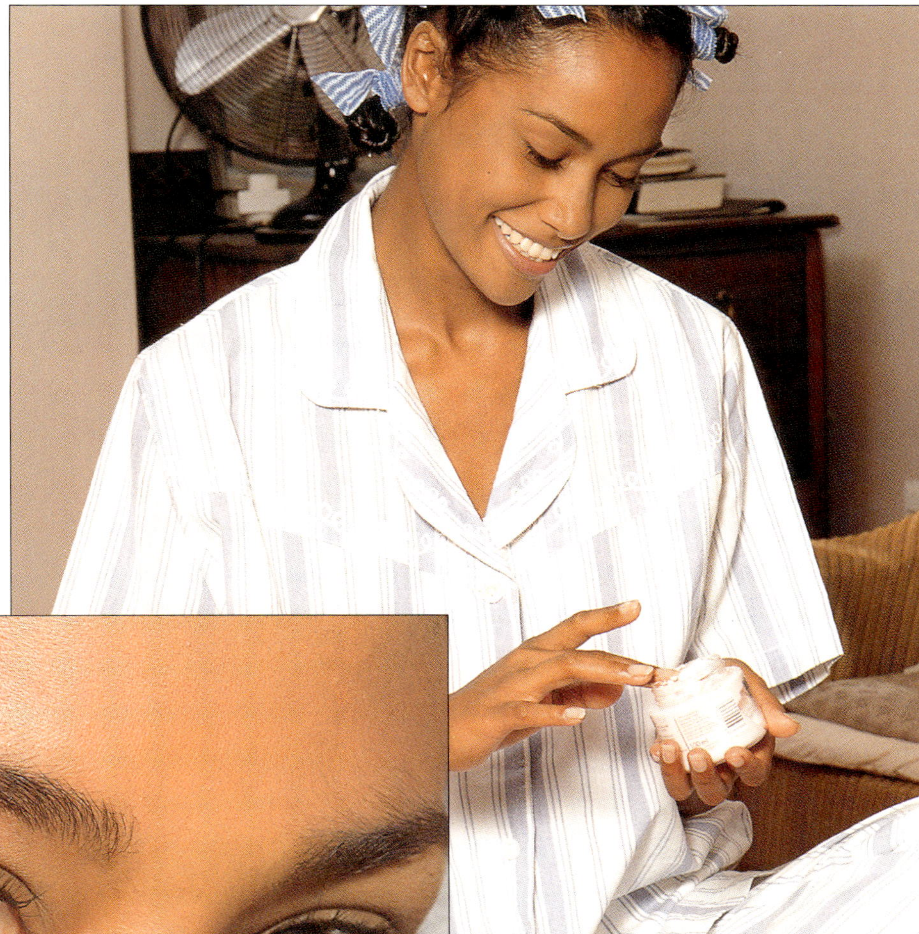

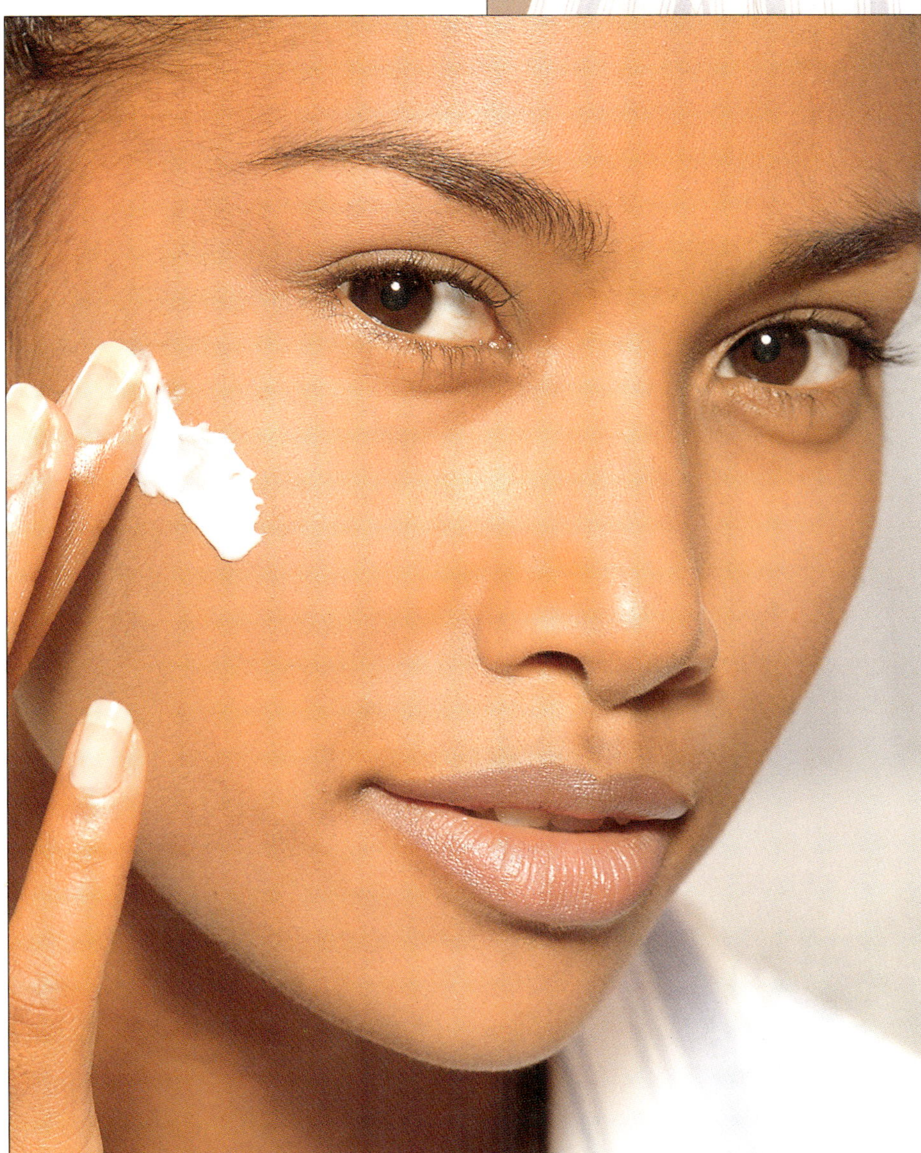

Oben: Wenn Sie am Abend eine Nachtcreme auftragen, werden Sie mit einem geschmeidigeren Teint aufwachen.
Links: Trockene Stellen, wie die Wangen, saugen die zusätzliche Feuchtigkeit auf, die ihnen die Nachtcreme zuführt.

WER BRAUCHT NACHT-CREMES?

Während sehr junge Haut selten zusätzliche Nährstoffe braucht, spricht trockene Haut besonders gut auf diese Cremes an. Sie müssen nicht sehr reichhaltige Produkte verwenden, es gibt auch leichtere Cremes mit denselben Wirkstoffen. Wählen Sie ein Produkt, das Ihrer Haut entspricht und sie nicht überpflegt.

Auf feuchter Haut aufgetragene Nachtcreme wirkt besonders gut, da sie zusätzliche Feuchtigkeit speichert – die Haut ist am Morgen weicher und geschmeidiger.

SCHÖN MIT FRUCHTSÄUREN

Pflegeprodukte, die Alpha-Hydroxy-Säuren (AHA) enthalten, werden immer beliebter. Sie sind die größte Erfindung innerhalb der Hautpflegeforschung der 90er Jahre, und es sieht so aus, als ob ihr Siegeszug anhält. Viele Frauen sind der Meinung, daß diese Produkte das Aussehen und die Beschaffenheit ihrer Haut eindeutig verbessern.

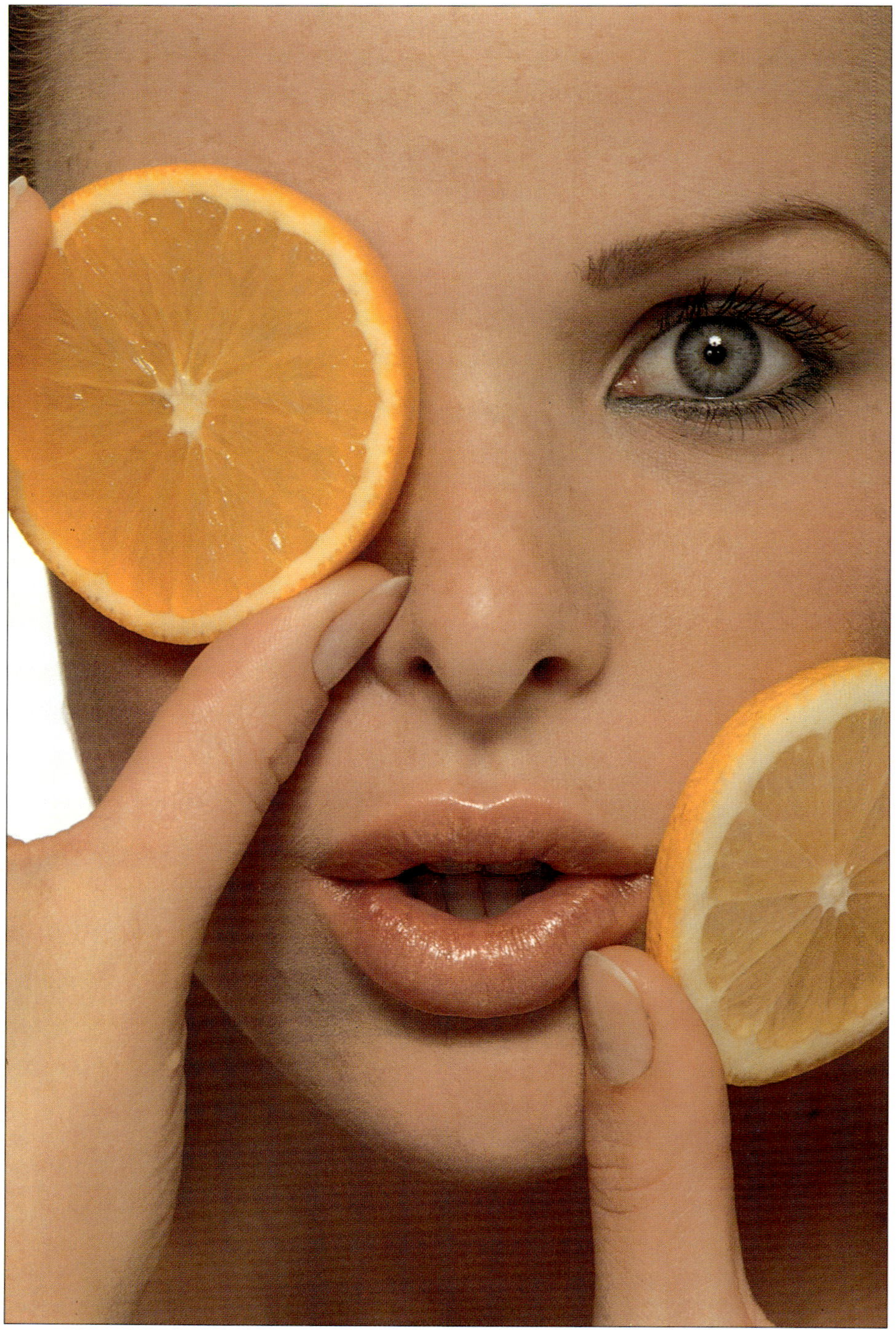

DAS AHA-KNOW-HOW

Alpha-Hydroxy-Säuren, auch allgemein unter dem Namen Fruchtsäuren bekannt, sind in Naturprodukten enthalten. Sie umfassen Zitronensäure aus Zitrusfrüchten; Milchsäure aus Sauermilch; Weinsäure aus Wein und Apfelsäure aus Äpfeln und anderen Früchten. Die AHA wurden in letzter Zeit ein Hauptbestandteil spezieller Pflegeprodukte, in denen sie in kleinen Mengen enthalten sind.

Die AHA lösen die Proteinverbindungen der abgestorbenen Zellen von der Hautoberfläche ab, so daß die jüngeren, gesünderen Zellen zum Vorschein kommen. Durch diesen Prozeß werden verstopfte Poren geöffnet und gereinigt, die Haut wird frischer und straffer. Sie sind somit die ideale Lösung für die meisten kleinen Hautprobleme und wirken bereits nach einigen Wochen. Viele Frauen meinen, daß sie schon nach einigen Tagen eine Verbesserung der Hautstruktur beobachten konnten.

Ohne es zu wissen, haben Frauen bereits seit Jahrhunderten AHA verwendet und von der Wirkung profitiert. So soll Kleopatra in Eselsmilch gebadet haben, und die Damen am französischen Hof wuschen ihr Gesicht mit Wein, um die Haut weich, geschmeidig und rein zu halten – man weiß heute, daß beide Schönheitsrezepte AHA enthalten.

AHA-Produkte verwendet man am besten als Reinigungspflege unter der gewöhnlichen Feuchtigkeitscreme. Sie sollten nicht im empfindlichen Augen- und Lippenbereich angewendet werden. Bei empfindlicher Haut werden Sie diese Produkte vielleicht nicht benützen können, doch einige Frauen verspüren in der ersten Wirkphase immer ein leichtes Kribbeln.

Positiv ist, daß AHA-Produkte billiger werden und nicht mehr ausschließlich bei den teuersten Herstellern zu finden sind. Viele Marken mit durchschnittlichen Preisen setzen heute die Vorteile der AHA in ihren Produkten ein, und jede Frau kann Ihre Haut mit High-tech-Pflege verwöhnen. Ebenso gibt es Produkte für Hände und Körper – sie können also von Kopf bis Fuß von den Vorteilen profitieren.

Oben: AHA (Fruchtsäuren) stellen eine wirkungsvolle Methode dar, die Haut erstrahlen zu lassen. Tatsächlich sind sie aber nicht neu – als Kleopatra in Eselsmilch badete, nahm ihre Haut AHA auf.

SPEZIELLE HAUTPFLEGE

Sie brauchen kein Doktor der Chemie zu sein, um heute die richtige Hautpflege zu finden! Neben den normalen Feuchtigkeitscremes gibt es eine ganze Reihe spezieller Pflegeprodukte, Seren und Gels für besondere Probleme.

DIE WICHTIGSTEN PFLEGEPRODUKTE

Wie Sie sehen werden, gibt es Pflegeprodukte in allen Formen und Größen und mit verschiedensten Wirkstoffkombinationen.

Seren und Gels

Diese haben eine besonders leichte Zusammensetzung, enthalten kein Fett, aber eine hohe Konzentration an aktiven Wirkstoffen. Sie werden nur bei fettiger Haut ohne zusätzliche Pflegeprodukte verwendet. Man trägt sie unter der Feuchtigkeitscreme auf, um sie wirksamer zu machen und den Alterungsprozeß einzudämmen.

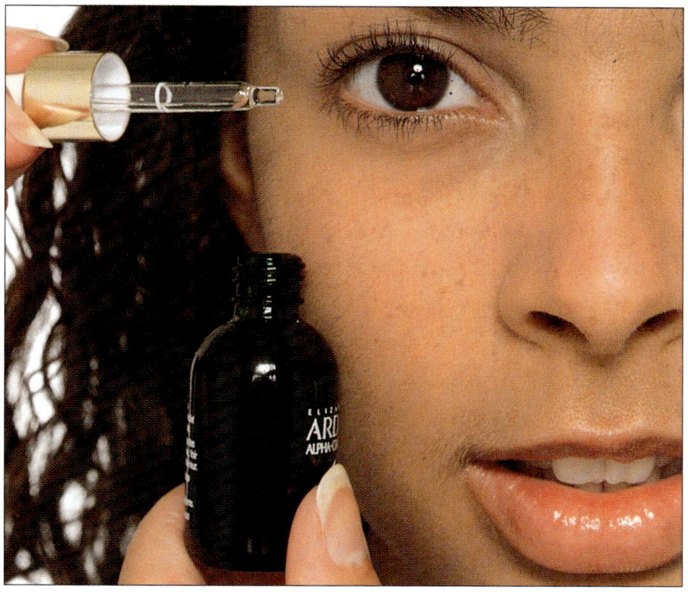

Oben: Bereits ein paar Tropfen speziellen Hautserums können Wunder wirken.

Hautstraffer

Sie können Ihr Gesicht jederzeit mit Cremes festigen, die speziell hergestellt sind, um zu straffen, zu glätten und zu liften. Sie wirken, indem sie einen ganz feinen Film auf der Haut bilden, welcher die Gesichtshaut strafft und die Fältchenbildung vermindert. Die Wirkung hält einige Stunden lang an, und man kann ohne weiteres Make-up darüber auftragen. Diese Produkte sind hervorragend, wenn man am Abend ausgeht oder sich besonders schlaff fühlt.

Energiezuführende Cremes

Solche Cremes enthalten spezielle Wirkstoffe, die das natürliche Zellwachstum und die Regenerierfähigkeit der Haut stimulieren. Die Haut wirkt nicht nur jünger und frischer, die Produkte sollen zusätzlich auch den Alterungsprozeß verzögern helfen.

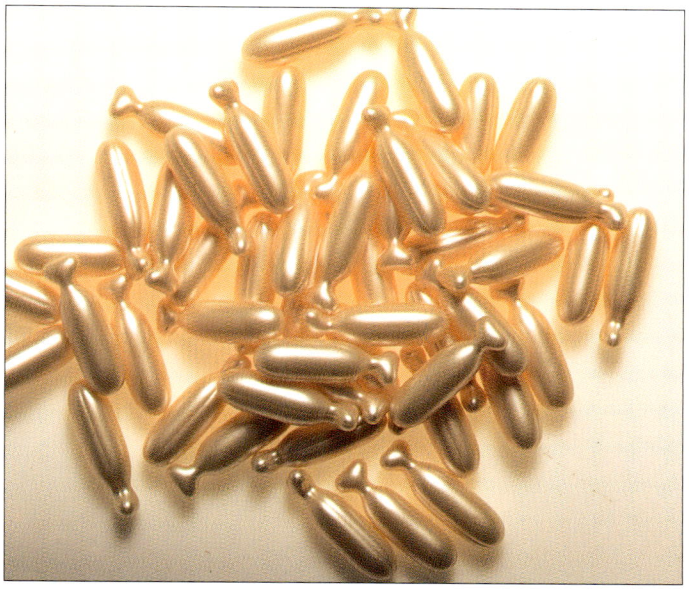

Oben: Je kleiner die Verpackung, desto wirksamer der Inhalt – oft enthalten winzige Ampullen hochwirksame Inhaltsstoffe.

Ampullen

Aktive Wirkstoffe in hoher Konzentration werden in versiegelten Glasphiolen oder Ampullen aufbewahrt, damit sie frisch bleiben. Meist werden Extrakte aus Kräutern, Weizenkeimen, Vitaminen oder Kollagen verwendet – sie wirken intensiv und schnell. Vitamin E ist ebenfalls hervorragend für die Haut. Öffnen Sie die Kapsel und streichen Sie das Öl auf Ihr Gesicht – es wirkt sofort.

Liposomencremes

Liposome sind winzige Partikel in der Creme, die spezielle Wirkstoffe enthalten und diese auf die Haut übertragen. Sie brechen auf, sobald sie in die obere Hautschicht eindringen und setzen dabei aktive Wirkstoffe frei.

Unten: Wählen Sie eine Creme mit speziellen Wirkstoffen, um Ihre Hautstruktur zu verbessern.

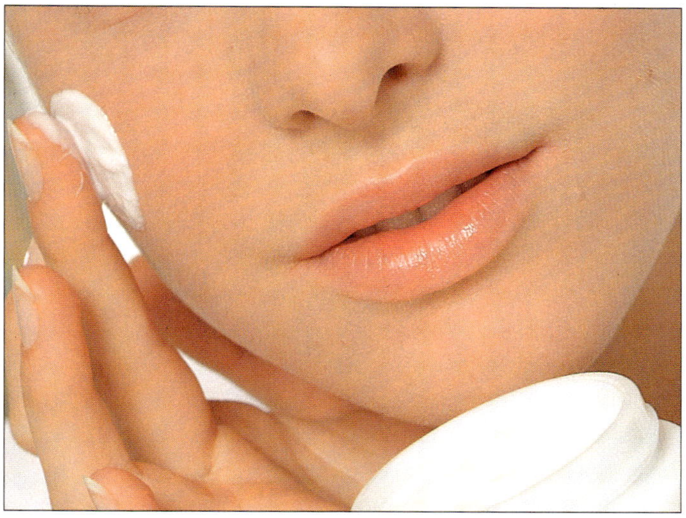

WUNDERBARE GESICHTSPFLEGE

Um die Haut porentief zu reinigen und die Hautfarbe sichtbar zu verbessern, versuchen Sie es einmal mit einer Behandlung zu Hause. Bereits bei nur einer Anwendung im Monat werden Sie einen deutlichen Unterschied an Ihrem Teint bemerken. Mit folgenden Schritten können Sie daheim bequem und in Ruhe dieselbe Wirkung erzielen wie in einem Kosmetiksalon.

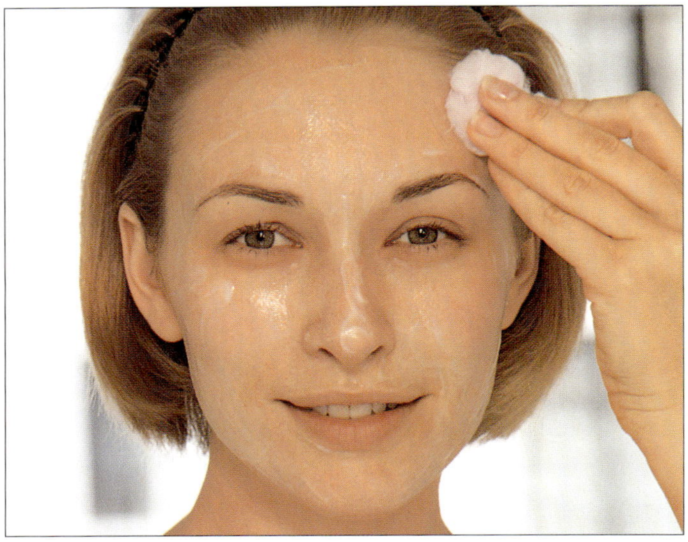

1 Tragen Sie Waschcreme auf das Gesicht auf, welche Sie 1–2 Minuten einwirken lassen, um Schmutz, Fett und altes Make-up zu lösen. Wischen Sie die Creme dann sanft mit Watte ab.

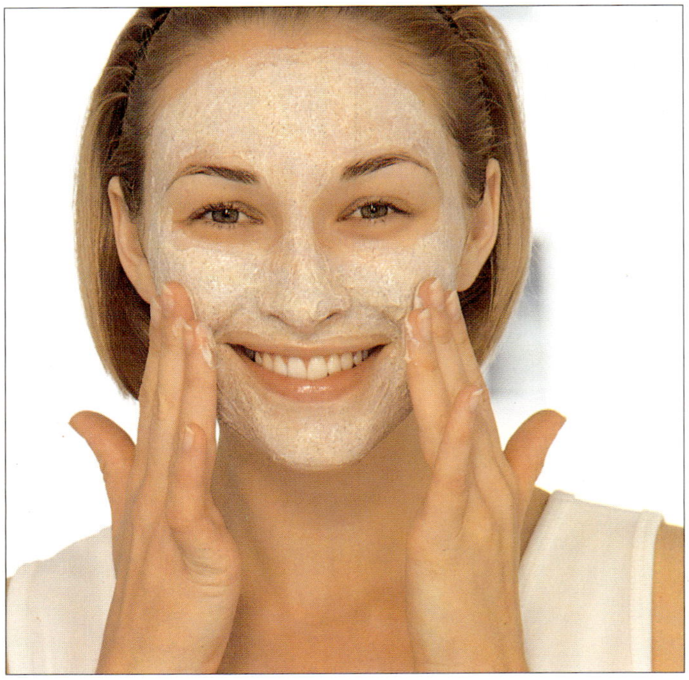

2 Befeuchten Sie das Gesicht mit warmem Wasser. Massieren Sie sanft ein Peeling ein, sparen Sie dabei aber den empfindlichen Augenbereich aus. Die abgestorbenen Zellen werden dadurch gelöst und die Haut wird weicher und geschmeidiger. Außerdem wird die Haut auf die weiteren anschließenden Schritte vorbereitet. Spülen Sie das Peeling mit warmem Wasser ab.

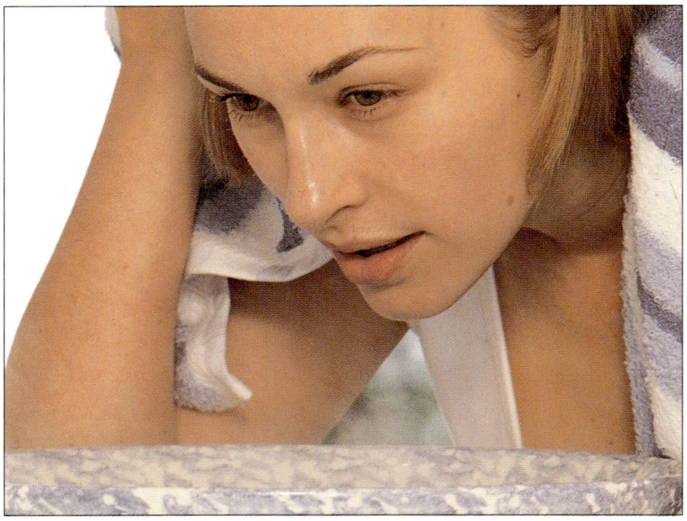

3 Füllen Sie eine Schüssel oder das Waschbecken mit kochendem Wasser. Beugen Sie sich darüber und verhindern Sie ein Entweichen des Dampfes, indem Sie ein Handtuch über den Kopf hängen. Verharren Sie so fünf Minuten, damit die Haut gewärmt wird. Vorhandene Pickel werden anschließend sanft mit einem Taschentuch entfernt. Bei empfindlicher Haut oder geplatzten Äderchen lassen Sie diesen Schritt aus.

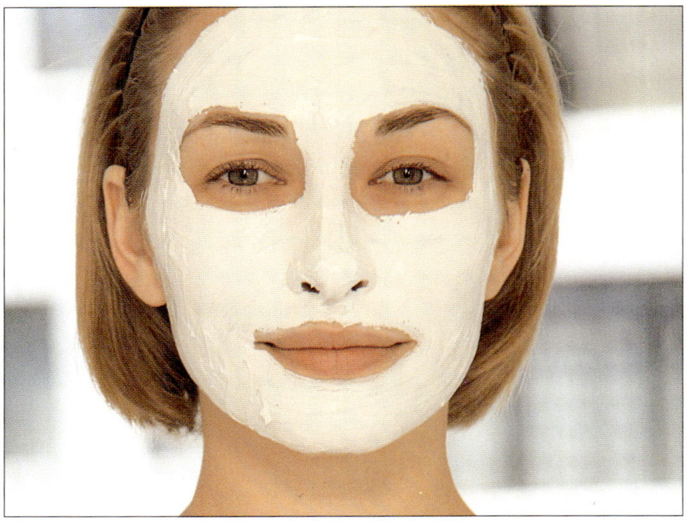

4 Tragen Sie eine Gesichtsmaske auf. Haben Sie fettige Haut, wählen Sie eine auf Lehmbasis, bei trockener oder normaler Haut eine Feuchtigkeitsmaske. Lassen Sie das Produkt fünf Minuten oder die auf der Packung angegebene Zeit einwirken.

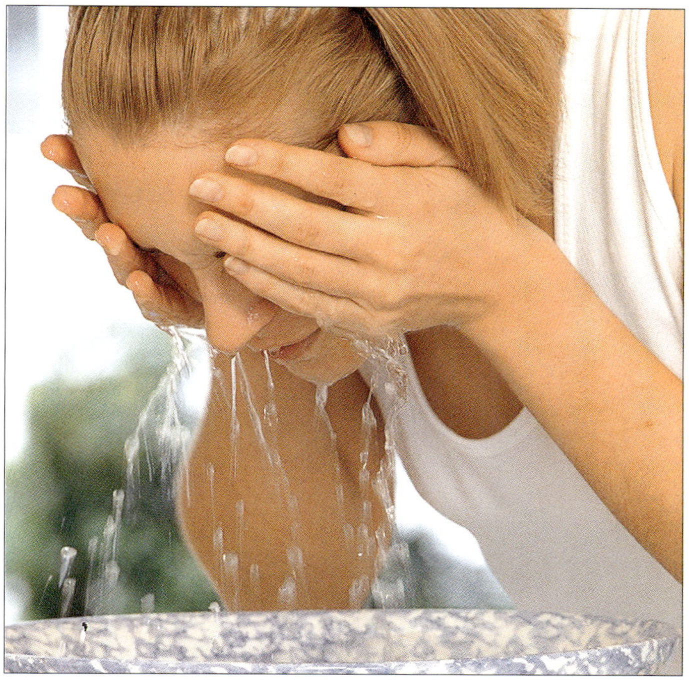

5 Spülen Sie die Maske zunächst mit warmem Wasser, anschließend mit kaltem Wasser ab, um die Poren zu schließen und die Haut zu erfrischen. Trocknen Sie das Gesicht mit einem weichen Handtuch.

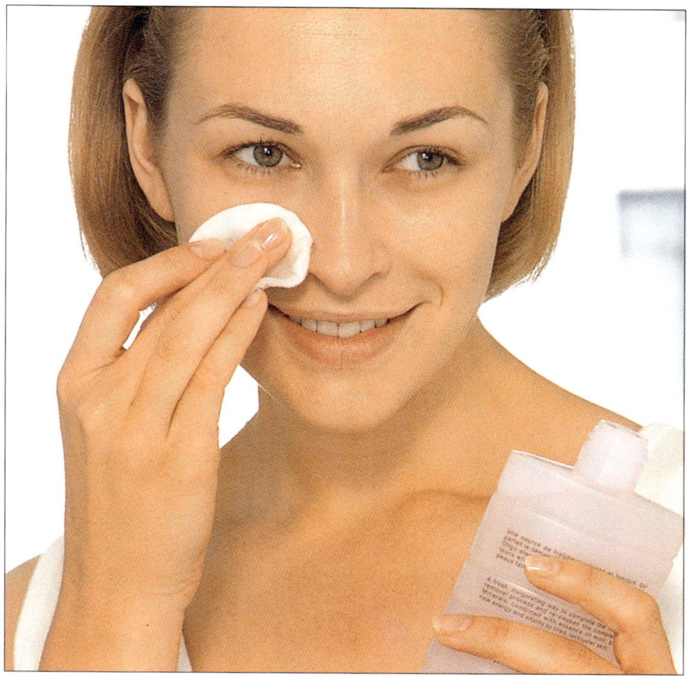

6 Befeuchten Sie einen Wattepad mit Gesichtswasser und tragen Sie dieses auf die fettigen Bereiche, wie Nase, Kinn und Stirn, auf.

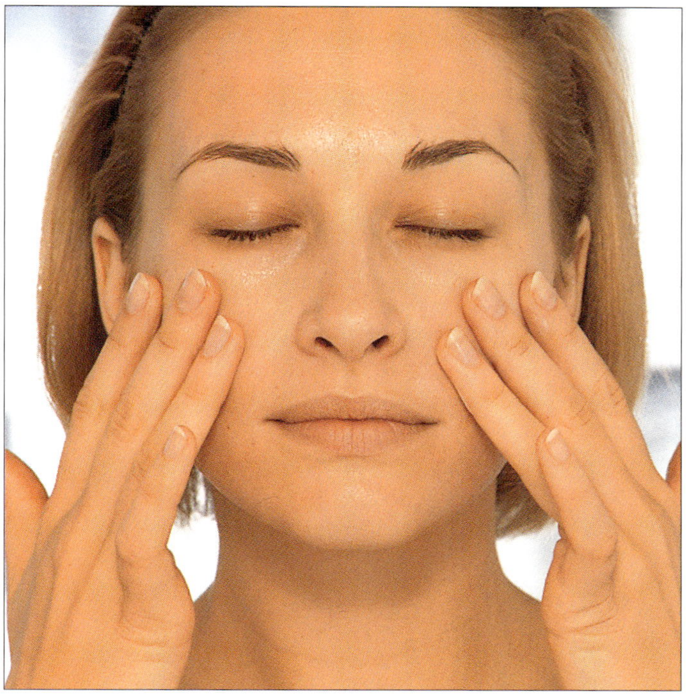

7 Tragen Sie Feuchtigkeitscreme auf die Haut auf und massieren Sie dabei Ihr Gesicht. Dadurch wird der Teint strahlender und mögliche Schwellungen können abklingen.

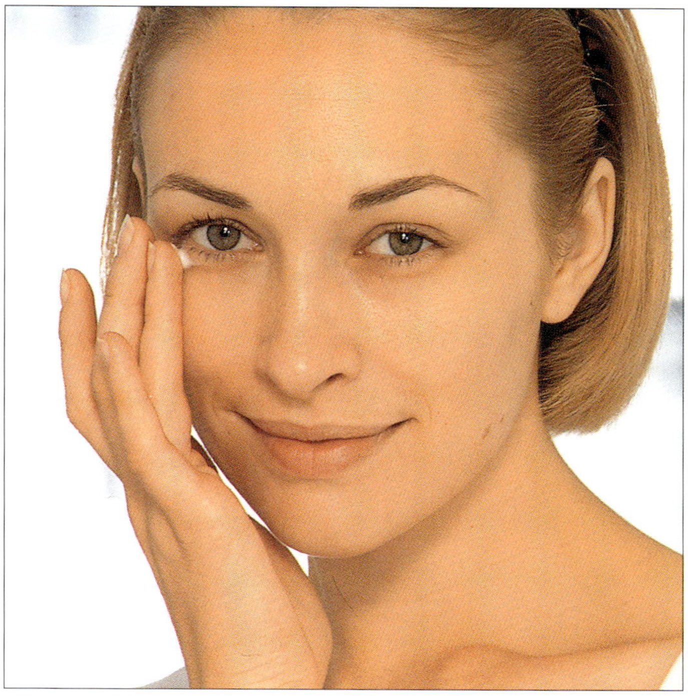

8 Tragen Sie Augencreme unter den Augen auf. Diese reduziert feine Linien und Fältchen und macht die Haut besonders weich.

ESSEN SIE SICH SCHÖN

Lotionen und Cremes können die Haut von außen verbessern, eine gesunde Ernährung hingegen von innen. Eine ausgeglichene, nährstoffreiche Kost schmeckt nicht nur gut – sie kann für Ihre Haut Wunder wirken.

MAN IST, WAS MAN IẞT

Die richtige Ernährung für einen gesunden Körper und für einen makellosen Teint ist die gleiche. Das heißt, die Kost sollte viel frisches Obst und Gemüse, aber wenig Zucker und Salz enthalten, ballaststoffreich und fettarm sein. Dadurch werden Ihrem Körper alle Vitamine und Mineralstoffe zugeführt, die er braucht.

Checkliste für eine gesunde Haut

Folgende Nährstoffe müssen dem Körper zugeführt werden, damit er gesund bleibt.

1 Das wichtigste Element ist Wasser. Auch wenn in den Speisen, die Sie essen, Wasser enthalten ist, sollten Sie mindestens zwei Liter Wasser täglich trinken, damit Ihr Körper gesund und die Haut rein bleibt.

Unten: Frische, vitaminreiche Ernährung für eine gesunde Haut.

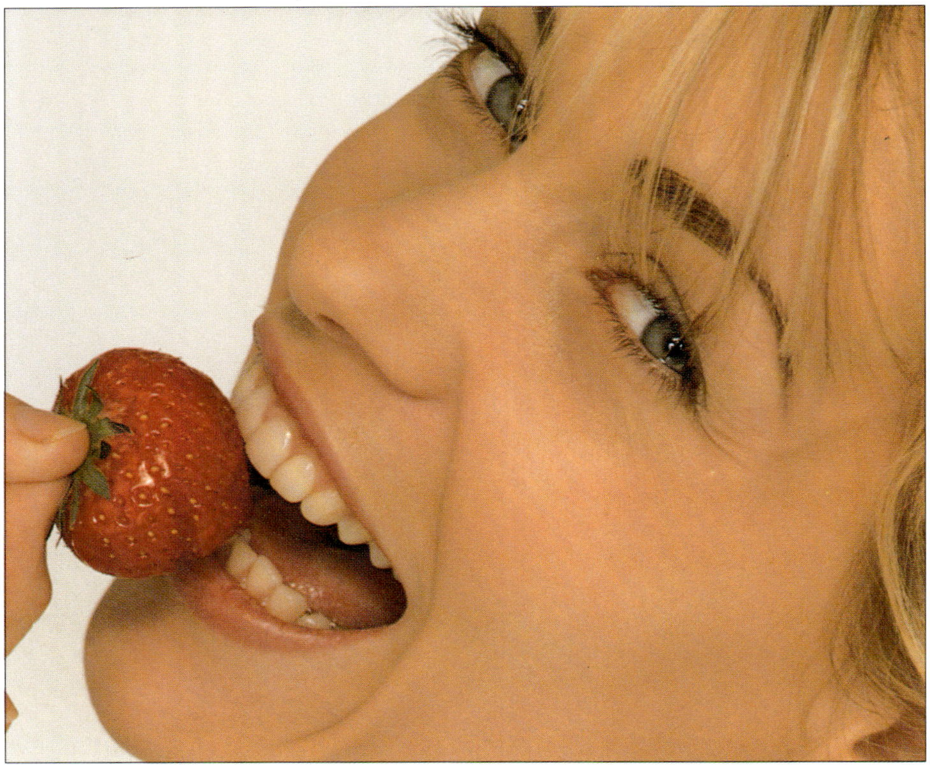

2 Kohlenhydrate, besser bekannt als Ballaststoffe, haben weniger direkte Auswirkungen auf die Haut. Werden sie jedoch regelmäßig zugeführt, können sie zu einem klareren Teint verhelfen.

3 Vitamin A ist für das Wachstum und die Erneuerung des Hautgewebes wichtig. Fehlt es, wird die Haut trocken, sie juckt und verliert an Elastizität. Karotten, Spinat, Brokkoli und Aprikosen enthalten Vitamin A.

4 Vitamin C ist für die Kollagenproduktion erforderlich und hält die Haut straff. Es ist in Erdbeeren, Zitrusfrüchten, Kohl, Tomaten und Brunnenkresse enthalten.

5 Vitamin E entgiftet und neutralisiert freie Radikale – also stark reagierende Moleküle, die den Alterungsprozeß beschleunigen können. Es ist zum Beispiel in Mandeln, Haselnüssen und Weizenkeimen enthalten.

6 Zink bildet gemeinsam mit Vitamin A, Kollagen und Elastin jene Fasern, welche der Haut Stärke, Elastizität und Straffheit verleihen.

RICHTIGE ERNÄHRUNG

Eine gesunde Ernährung und ein schöner Teint gehören zusammen. Prüfen Sie, ob Sie Bescheid wissen.

1 Yo-yo-Ernährung

F *„Stimmt es, daß ständiges Zu- und Abnehmen schlecht für die Haut sein kann?"*

A Ja. Wenn man zu viel ißt und übergewichtig wird, wächst die Fettschicht unter der Haut, die dadurch gedehnt wird. Nehmen Sie rasch sehr viel ab, entstehen Linien und Falten, da sich die Haut nicht ebenso rasch zurückbildet. Außerdem entzieht eine Blitzdiät der Haut und dem Körper die nötigen Nährstoffe. Wenn Sie abnehmen wollen, machen Sie dies langsam, vernünftig und regelmäßig, damit die Haut Zeit hat, sich an das neue Gewicht zu gewöhnen. Bevor Sie aber eine Diät beginnen, suchen Sie einen Arzt auf.

2 Tägliche Ernährung

F *„Wie könnte ein gesunder Speiseplan für reinere Haut aussehen?"*

A Befolgen Sie die bereits beschriebenen Regeln. Hier ist ein Beispiel dafür, wie ein Speiseplan zusammengestellt sein könnte.

Frühstück: Ein Glas ungesüßter Fruchtsaft; eine Schale ungesüßtes Müsli mit einer geschnittenen Banane und Magermilch (1% Fett); zwei Scheiben Vollkorntoast mit etwas fettarmem Brotaufstrich.

Mittagessen: Eine gebackene Kartoffel, gefüllt mit fettarmem Cottage-Käse und viel frischem, rohen Salat; ein fettarmes Fruchtjoghurt.

Abendessen: Gegrillter Fisch oder Huhn mit gekochtem Vollkornreis und viel blanchiertem Gemüse. Frischer Fruchtsalat mit Joghurt und Nüssen.

3 Blitzantwort

F *„Bekommt man von Schokolade Pickel?"*

A Es gibt keinen wissenschaftlichen Beweis für die Verursachung von Pickeln durch Schokolade, doch weiß man, daß gesunde, fettarme, ballaststoffreiche Ernährung gut für die Haut ist. Reduzieren Sie daher Schokolade auf ein Minimum und gönnen Sie sich nur manchmal einen Leckerbissen.

Unten: Zweifellos wird der Körper entgiftet, wenn man tagsüber viel Wasser trinkt – auch die Haut wird frischer und straffer.

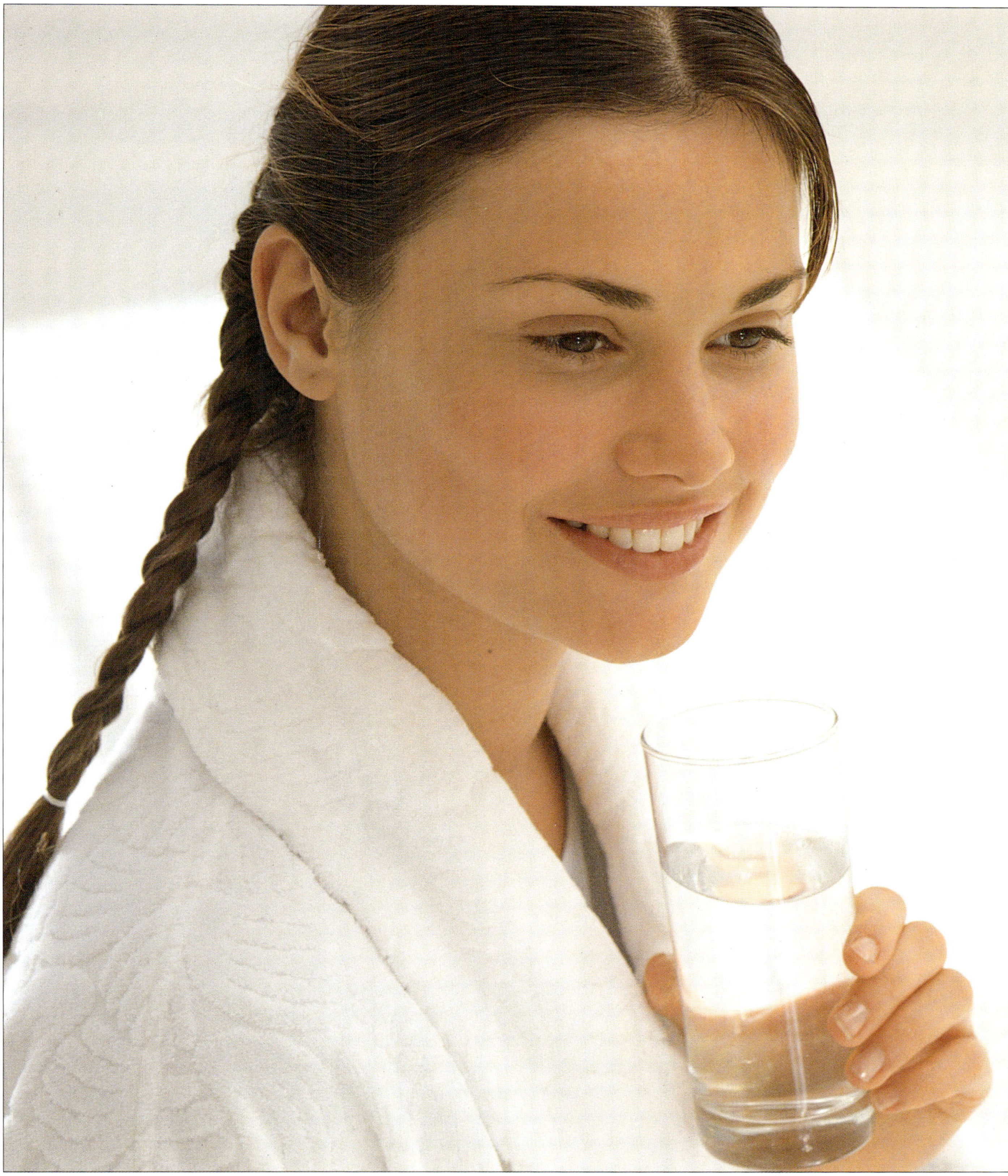

10 TIPS GEGEN FALTEN

Feine Linien und Falten kann man vermeiden. Tatsächlich sind Hautexperten der Meinung, daß die meisten Hautschäden mit etwas Know-how und besonderer Pflege vermieden werden könnten. Nachfolgend nun die zehn wichtigsten Punkte, die man unabhängig vom Alter beachten muß.

1 Schützen Sie die Haut vor der Sonne
Die Hauptursache für die Hautalterung ist Sonnenlicht. Sie sollten das ganze Jahr über einen Sonnenschutz tragen. Damit schützen Sie die Haut nicht nur vor vorzeitiger Alterung, sondern auch gegen Sonnenbrand. Die schädlichen Strahlen sind in den kalten Wintermonaten ebenso vorhanden wie im Sommer. Deshalb sollten Sie diese Vorsorge niemals vergessen.

2 Hören Sie auf zu rauchen
Zigarettenrauch beschleunigt den Alterungsprozeß, da er der Haut Sauerstoff entzieht und das Zellwachstum hemmt. Die Haut wird grau und matt, und um den Mund können verstärkt Fältchen entstehen, da starke Raucher ständig die Lippen spitzen, um an einer Zigarette zu ziehen.

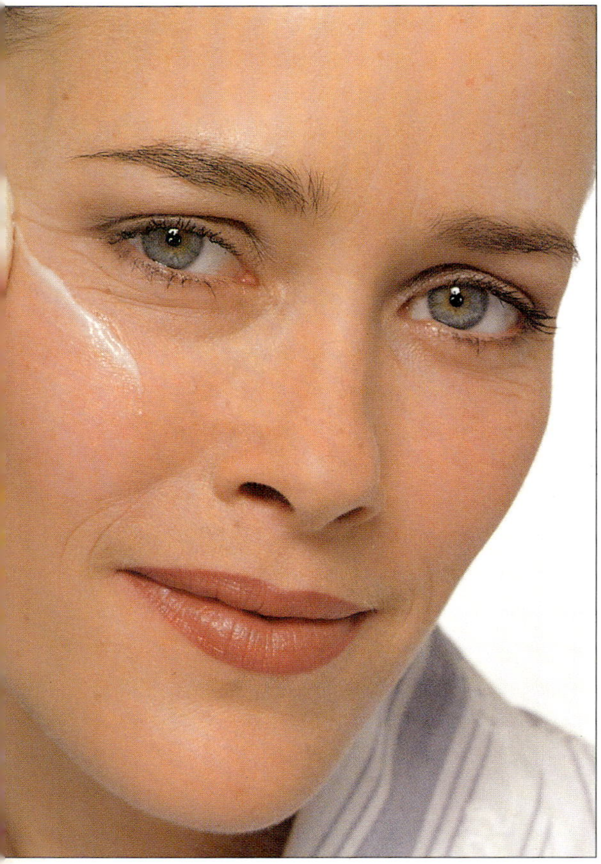

3 Porentiefe Reinigung
Viele ältere Frauen reinigen ihre Haut nicht so gründlich wie sie sollten, da sie glauben, daß dies zu Falten und Trockenheit führt. Es ist jedoch sehr wichtig, abgestorbene Zellen, Schmutz und Make-up von der Haut zu entfernen, damit sie in jugendlicher Frische erstrahlen kann.
Sie müssen zur Reinigung keine starken Produkte verwenden – eine Creme, die mit Watte entfernt wird, genügt den meisten Frauen. Ist Ihre Haut sehr trocken, versuchen Sie eine Massage mit einem fetthaltigen Reinigungsprodukt. Lassen Sie es einige Minuten einwirken und spülen Sie es dann mit warmem Wasser ab.

4 Porentiefe Feuchtigkeitsversorgung
Sie können die Haut täglich oder aber einmal wöchentlich mit Feuchtigkeit versorgen. Dazu benötigen Sie eine nährende Gesichtsmaske, oder Sie tragen eine dicke Schicht der normalen Feuchtigkeits- oder Nachtcreme auf. Lassen Sie alle Produkte 5–10 Minuten einwirken und entfernen Sie dann die Überreste mit Kosmetiktüchern. Tragen Sie die Creme auf die feuchte Haut auf – die Wirkung ist besser.

5 Kurbeln Sie die Blutzirkulation an
Kaufen Sie ein mildes Peeling und verwenden Sie es einmal in der Woche, um die Haut weich und geschmeidig zu halten. Dadurch wird die Blutzirkulation in den oberen Hautschichten und die Zellerneuerung angeregt; die Haut beginnt rosig zu strahlen. Dieselbe Wirkung erzielen Sie, wenn Sie das Reinigungsprodukt mit einem sauberen Rasierpinsel aufschäumen.

6 Machen Sie die Fältchen unsichtbar
Bestehende Fältchen können dem bloßen Auge verborgen bleiben, wenn Sie lichtreflektierende Grundierungen, Abdeckcremes und Puder verwenden. Sie enthalten fluoreszierende Partikel, die das Licht vom Gesicht ableiten, die Fältchen weniger sichtbar machen und die Haut wunderbar strahlen lassen.

7 Verwöhnen Sie die Haut regelmäßig
Zusätzlich zur normalen Gesichtspflege sollten Sie die Haut manchmal mit Seren und alterungshemmenden Cremes verwöhnen. Diese Produkte verbessern nicht nur das Aussehen Ihrer Haut, sondern bestärken Sie auch in der Annahme, sich außergewöhnlich zu pflegen.

8 Achten Sie auf das Wetter
Extreme Kälte und Hitze können Ihrer Haut die nötige Feuchtigkeit entziehen, sie austrocknen und anfälliger machen. Die Wärme einer Zentralheizung kann denselben Effekt haben. Deshalb sollten Sie nicht vergessen, die Haut regelmäßig mit Feuchtigkeit zu versorgen und die Produkte je nach Jahreszeit zu wechseln.
Sie brauchen im Winter fetthaltigere Produkte, die die Kälte abweisen und auf der Haut nicht frieren. Bei Hitze sind leichtere Zusammensetzungen angenehmer auf der Haut, und Sie erhöhen die Wirkung, wenn Sie darunter einige Tropfen Spezialserum auftragen.

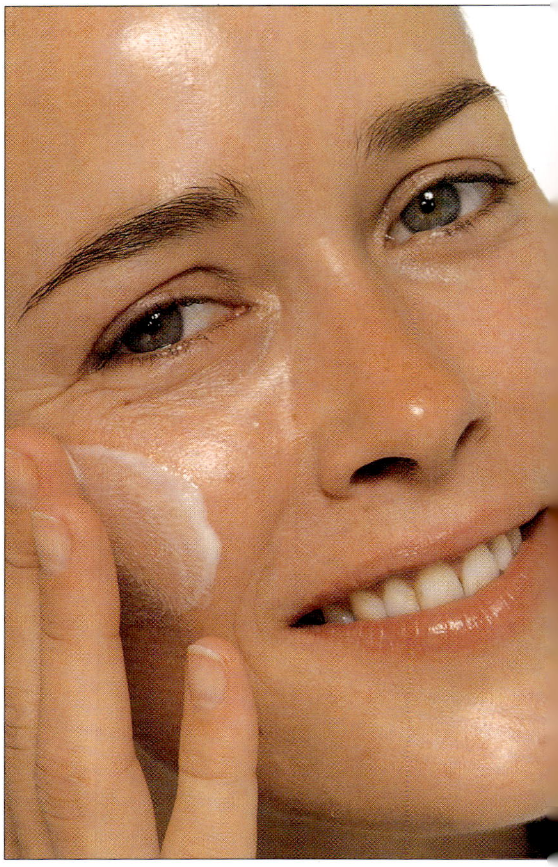

9 Behandeln Sie die Haut sanft

Achten Sie darauf, die Haut nicht zu zerren, wenn Sie Pflegeprodukte oder Make-up auftragen. An der besonders empfindlichen Haut im Augenbereich sieht man die ersten altersbedingten Veränderungen zuerst. Durch unsanfte Behandlung bilden sich Fältchen. Seien Sie also sanft und streichen Sie nach Möglichkeit immer nach oben, anstatt die Haut nach unten zu ziehen. Vermeiden Sie auch alle Produkte, die jucken, stechen oder die Haut reizen. Ruft ein Produkt solche Reaktionen hervor, verwenden Sie es nicht weiter und greifen Sie statt dessen zu einem milderen.

10 Geschicktes Make-up

Die Vorteile der Hautpflege beschränken sich heute nicht mehr auf reine Pflegeprodukte. Viele Make-ups enthalten bereits UV-Filter und Stoffe, die nicht nur die Haut pflegen, sondern auch den Teint oberflächlich verbessern. Sehen Sie sich daher bei den neuesten Produkten um – es lohnt sich, sie täglich 24 Stunden lang zu benutzen.

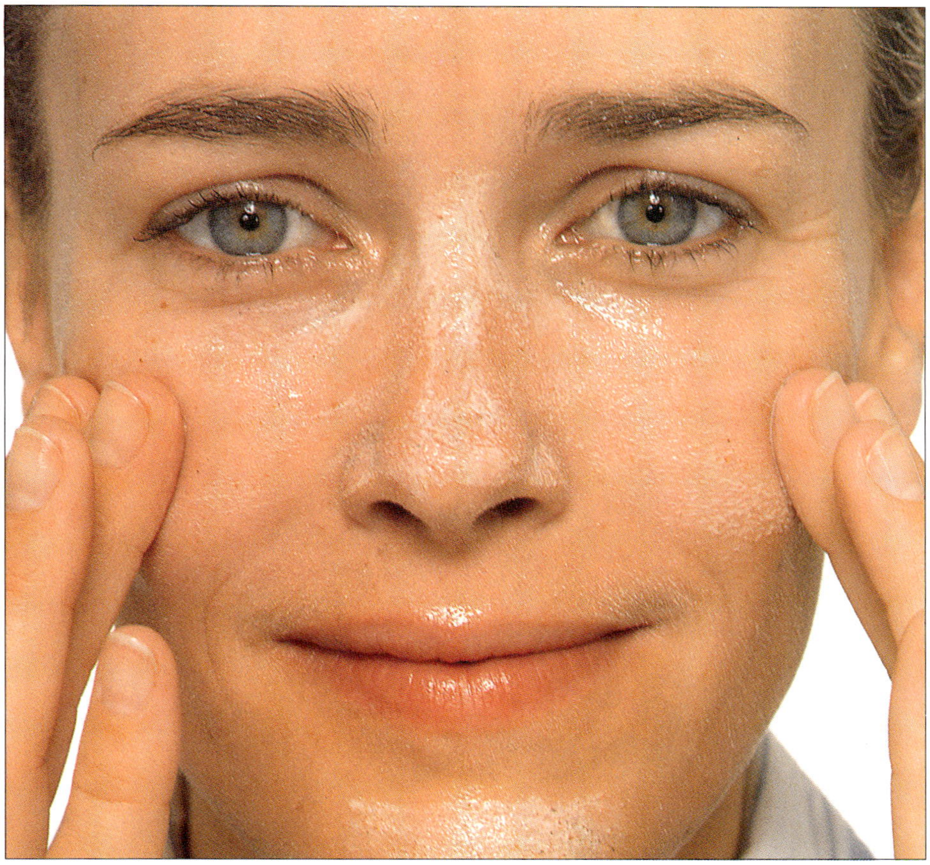

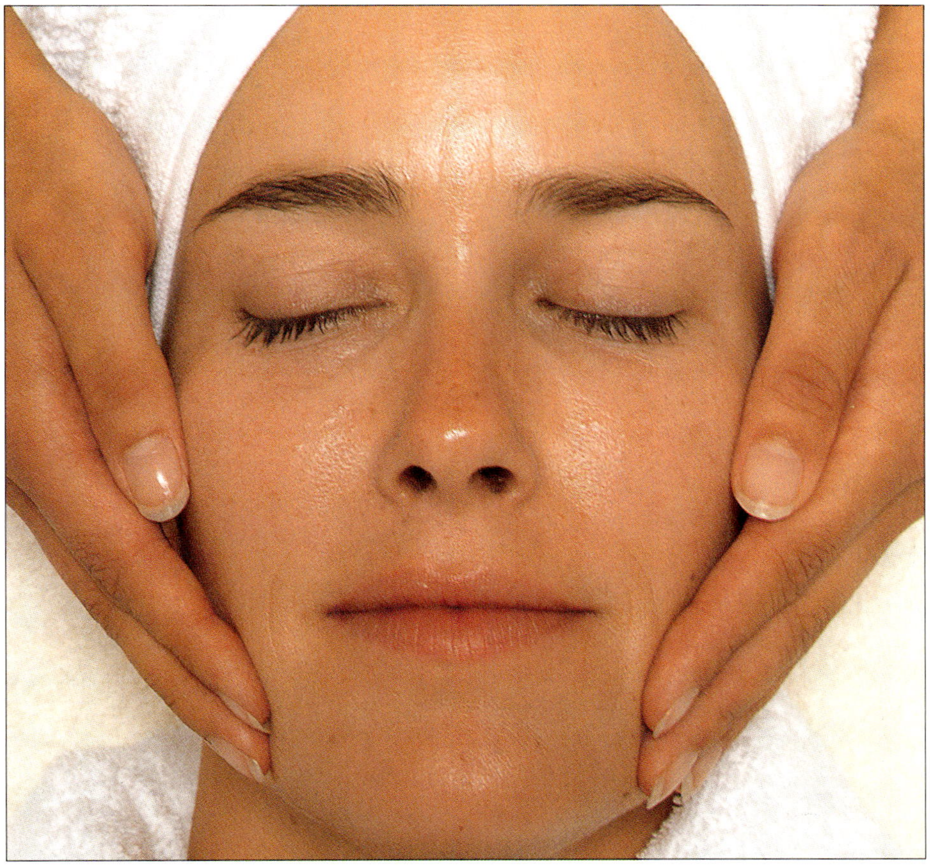

Diese Seite (oben): Erkennen Sie die Vorteile der speziellen Pflegeprodukte.
Diese Seite (links): Entspannen Sie sich und genießen Sie eine Gesichtspflege!

Gegenüberliegende Seite (links): Der Unterschied, den eine regelmäßige Hautpflege hervorruft, ist unglaublich.
Gegenüberliegende Seite (rechts): Schützen und pflegen Sie die Haut mit einer guten Feuchtigkeitscreme.

DIE 20 BRENNENDSTEN FRAGEN ZUR HAUTPFLEGE

1 Nachtwache

F *„Ich brauche Nachtcreme für meine trockene Haut, aber das meiste davon bleibt am Polster kleben. Gibt es eine Lösung?"*

A Geben Sie etwas Nachtcreme auf die Handflächen und reiben Sie die Hände leicht gegeneinander. Durch die Wärme wird die Creme flüssiger und dringt leichter in die Haut ein. Massieren Sie die Creme sanft ein. Eine andere Methode ist, die Creme auf einen Teelöffel zu geben und diesen vorsichtig bei kleiner Flamme am Herd so lang zu erhitzen, bis die Creme handwarm ist. Danach tragen Sie sie auf wie immer. Diese Methode hat sich sehr bewährt.

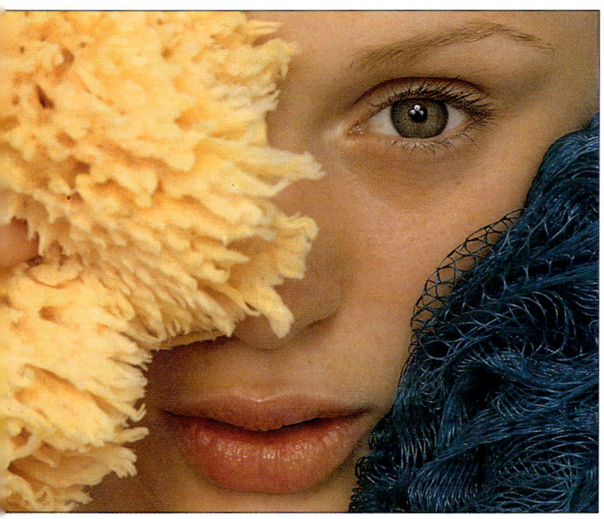

Oben: Sanftes Rubbeln mit einem Schwamm ist eine billige – und wirksame – Peelingmethode.

2 Perfekt glatt

F *„Ich gebe viel Geld für Pflegeprodukte aus, möchte aber nicht auch noch ein Peeling kaufen. Gibt es Alternativen?"*

A Ja, es gibt eine gute und billige Alternative. Massieren Sie das Gesicht nach dem Waschen mit einem weichen Waschlappen oder einem Naturschwamm, um die abgestorbenen Hautzellen abzurubbeln, die Ihren Teint stumpf erscheinen lassen. Vermeiden Sie aber kratzende Stoffe, da diese die Haut aufrauhen. Haben Sie trockene Haut, massieren Sie ein wenig Reinigungscreme in die feuchte Haut ein und wischen Sie mit einem Kosmetiktuch darüber. Spülen Sie danach das Gesicht ab und tragen Sie Feuchtigkeitscreme auf. Waschen Sie den Waschlappen alle paar Tage und lassen Sie ihn immer trocknen, damit sich keine Bakterien ansammeln können.

3 Tricks für die Lippen

F *„Was kann ich tun, damit meine Lippen im Winter nicht trocken und rissig werden?"*

A Ein dreistufiger Plan wird Ihnen helfen: Massieren Sie trockene Lippen mit ausreichend Lippengel. Lassen Sie es einige Minuten einwirken, um die Haut weicher zu machen. Reiben Sie danach die Lippen sanft mit einem feuchtwarmen Waschlappen ab. Mit dem Lippengel werden auch die Hautschüppchen entfernt!
Pflegen Sie Ihre Lippen morgens und abends mit einen Lippenbalsam.
Verwenden Sie einen feuchtigkeitsspendenden Lippenstift, um die Lippen tagsüber vor dem Austrocknen zu schützen.

4 Was tun bei roter Nase?

F *„Es ist so peinlich! Im Winter ist meine Nase wirklich rot. Wie kann ich das am besten kaschieren?"*

A Versuchen Sie, etwas grünpigmentierte Grundierung oder Abdeckcreme über den roten Bereich zu streichen, bevor Sie die normale Grundierung und den Puder auftragen. Auch wenn es seltsam klingt, grün neutralisiert die Röte – Ihre Haut erscheint in normaler Gesichtsfarbe.

5 Wintersonne

F *„Ich habe gehört, daß ich auch im Winter Sonnenschutz tragen muß. Stimmt das?"*

A Ja, wenn Sie sich gegen altersbedingte Hautveränderungen schützen möchten. Man nimmt an, daß Sonnenlicht der Hauptgrund für die Faltenbildung ist. Die UVA-Strahlen, die diesen Prozeß auslösen, sind an jedem Tag des Jahres vorhanden. Sie können anstelle von Sonnencreme eine Feuchtigkeitscreme verwenden, die einen Sonnenschutz enthält.

6 Bringen Sie die Haut zum Strahlen

F *„Ich habe das Gefühl, daß meine Haut im Winter zwar eine fettere Creme braucht, aber die meisten sind zu intensiv. Was schlagen Sie vor?"*

A Wählen Sie die richtige Feuchtigkeitspflege für Ihre Haut. Nur weil eine Creme intensiv ist, muß sie nicht wirksamer sein. Sie können Ihrer Haut mehr Feuchtigkeit zuführen, indem Sie das Gesicht vor dem Eincremen mit Wasser befeuchten. Greifen Sie zu einer nährenden Grundierung oder

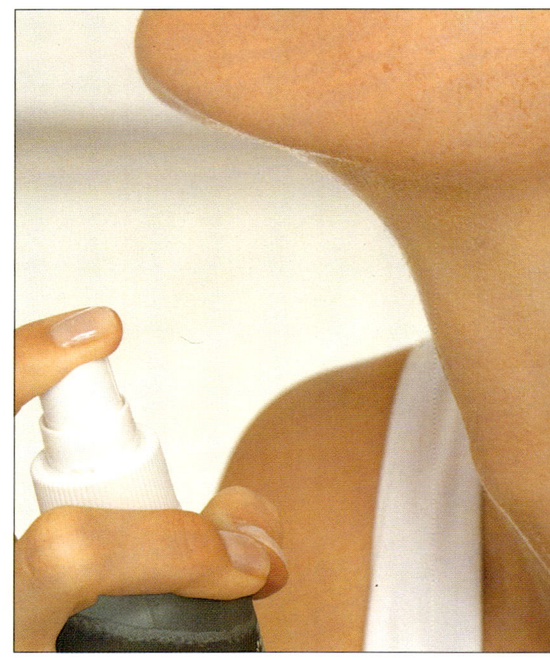

Oben: Duschen Sie die Haut – und erhöhen Sie so ihren Feuchtigkeitsgehalt.

einer getönten Creme, damit Ihre Haut tagsüber weich und geschmeidig bleibt. Sie können sich vor trockener Heizungsluft schützen, indem Sie zu den Heizkörpern mit Wasser gefüllte Gefäße stellen, und so die Luftfeuchtigkeit zu erhöhen.

7 Wasser

F *„Ich mag das Gefühl von Wasser auf meiner Haut, aber Seife trocknet zu stark aus. Sollte ich eine Reinigungscreme verwenden?"*

A Wenn Sie trockene Haut haben, ist es besser, eine Reinigungscreme zu verwenden, die Sie mit den Fingerspitzen auftragen und

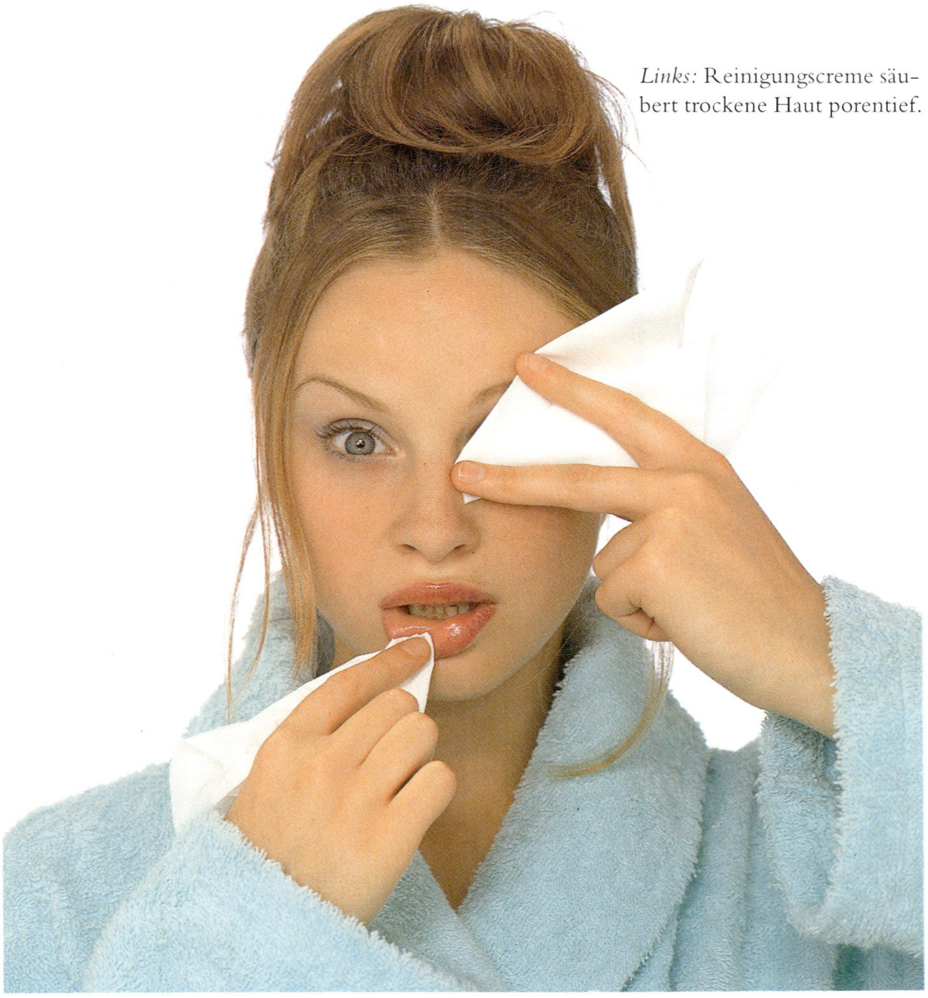

Links: Reinigungscreme säubert trockene Haut porentief.

mit Watte oder Kosmetiktüchern entfernen. Dadurch speichert die Hautoberfläche mehr Feuchtigkeit. Bei normaler oder fettiger Haut können Sie zwar Wasser verwenden – benützen Sie aber auch eine Gesichtsreinigung oder eine abwaschbare Reinigungspflege. Es gibt spezielle Produkte, die die Haut nicht austrocknen und dennoch reinigen – und Sie können so viel Wasser verwenden, wie Sie möchten!

8 Altersflecken

F *„Ich habe auf dem Handrücken „Leberflecke" entdeckt. Wie entstehen sie – und wie kann ich sie wieder loswerden?"*

A Viele Menschen bekommen diese hell- bis dunkelbraunen Flecken auf dem Handrücken, wenn sie älter werden. Sie können zum Beispiel auch auf der Stirn und auf den Schläfen entstehen und werden durch eine ungleichmäßige Produktion des Bräunungspigments Melanin verursacht. Grund dafür kann übermäßiger Sonnengenuß sein, durch den sie aber auch lediglich verstärkt werden können. Verwenden Sie eine Creme, die Hydroquinon enthält. Dieser Stoff dringt in das Hautgewebe ein und „löst" das Melanin. Nach sechs bis acht Wochen sollte Ihre Haut wieder normal aussehen. Achten Sie allerdings darauf, daß der Hydroquinongehalt nicht zu hoch ist – der empfohlene Richtwert liegt bei höchstens zwei Prozent in einer Packung. Wenn Sie täglich Sonnenschutz auf die Hände auftragen, können Sie verhindern, daß die Flecken erneut zum Vorschein kommen.

9 Empfindliches Gewebe

F *„Warum ist meine Haut im Winter empfindlicher als im Sommer?"*

A 80 Prozent der Frauen meinen, empfindliche Haut zu haben – sie sticht, juckt und trocknet leicht aus. Diese Symptome können durch rauhes Winterwetter wie Sturm und Kälte noch verstärkt werden, weil dadurch die natürliche Fettschicht, die unsere Haut schützt, angegriffen wird. Das mildere Sommerwetter ist besser für die Haut. Schützen Sie diese, indem Sie ihr regelmäßig mit einer hypoallergenen Creme für empfindliche Haut Feuchtigkeit zuführen.

10 Schwangerschaft

F *„Ich bin schwanger und habe bemerkt, daß ich im Gesicht dunklere Stellen bekomme, vor allem unter den Augen und um den Mund. Wodurch entstehen sie?"*

A Man nennt dieses Phänomen Chloasma oder „Maske der Schwangerschaft". Es wird durch Hormonveränderung hervorgerufen und durch Sonnenbaden verstärkt. Meiden Sie die Sonne und verwenden Sie Sunblocker, damit die Flecken nicht dunkler werden. Meist verschwinden sie einige Monate nach der Geburt. Chloasma kann auch durch die Antibabypille hervorgerufen werden, doch verschwindet es, wenn Sie die Pille absetzen.

11 Blitzantwort

F *„Ich leide unter fettiger Haut, aber Pickelcremes trocknen zu stark aus. Was schlagen Sie vor?"*

A Viele Frauen haben trockene Haut und dennoch Hautunreinheiten. Sie lösen dieses Problem mit einer antibakteriellen Creme, die Mitesser porentief reinigt und die Hautzonen direkt um die Pickel herum pflegt. So vermeiden Sie trockene Haut und wirken der Pickelbildung entgegen.

12 Pflegesprays

F *„Körperlotionen sind nach einem Bad zu heiß und klebrig. Gibt es etwas anderes, das ich probieren könnte?"*

A Es gibt seit kurzem neue Deosprays, die die feuchtigkeitsspendenden und tonisierenden Eigenschaften eines Pflegeprodukts mit dem Duft eines traditionellen Parfüms kombinieren. Sie riechen wunderbar frisch und führen Ihrer Haut Feuchtigkeit zu. Viele große Parfümhersteller bieten heute schon verschiedene Produkte an.

13 Halspflege

F *„Die Haut auf meinem Hals ist grau und fahl. Gibt es spezielle Pflegeprodukte?"*

A Die Haut am Hals kann schnell altern. Das liegt vor allem daran, daß hier keine Talgdrüsen vorhanden sind. Eine Reinigungscreme kann hier helfen. Massieren Sie diese ein, um den Schmutz zu lösen und entfernen Sie sie danach mit Wattepads. Fahle, graue Haut verschwindet durch ein gewöhnliches Peeling – rubbeln Sie fest mit einem Waschlappen oder einem weichen Rasierpinsel. Graue Falten am Hals können mit Joghurt gebleicht werden. Lassen Sie dieses ungefähr eine halbe Stunde einwirken und spülen Sie es gründlich mit warmem Wasser ab. Eine Feuchtigkeitscreme macht die Haut weicher. Sie brauchen keine speziellen Produkte – Ihre normale Pflege reicht aus.

14 Schöner Rücken

F *„Wie kann ich die Pickel auf Rücken und Po loswerden?"*

A Da der Rücken verdeckt und schwer zu erreichen ist, bilden sich hier häufig Pickel. Vermeiden Sie Mitesser, indem Sie ihn täglich mit einem Luffaschwamm oder einer Körperbürste abrubbeln, um trockene Hautschuppen und oberflächliche Hautunreinheiten zu entfernen. Bei hartnäckigeren Pickeln empfiehlt sich eine Lehmmaske, die Sie direkt auf die Pickel auftragen, trocknen lassen und mit viel warmem Wasser abspülen.

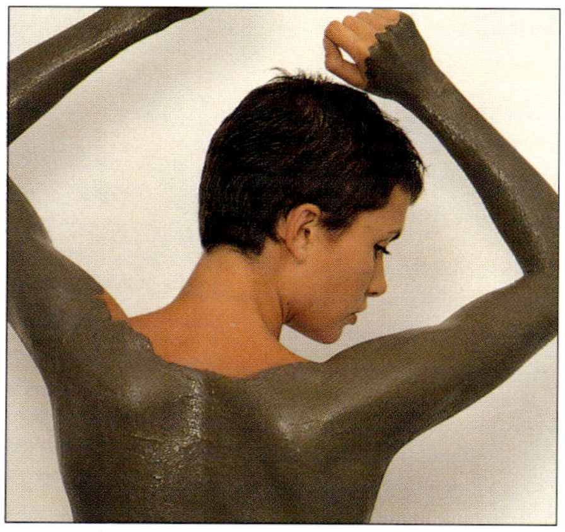

Oben: Zurück zur Natur mit einer Lehmmaske für den Körper.

15 Achtung Leberflecken!

F *„Ich muß Leberflecken auf der Haut beobachten, um mich gegen Hautkrebs zu schützen. Aber worauf soll ich speziell achten?"*

A Leberflecken sind eine Anhäufung von Pigmentzellen und fast immer dunkler als Sommersprossen. Verändern sich bestehende Flecken, sollten sie einen Arzt aufsuchen, der auffällige Flecken entfernt und analysiert. Sie selbst sollten die Leberflecken einmal im Monat untersuchen, und zwar auf Unregelmäßigkeit, ausgefranste Ränder und Veränderungen in Farbe und Größe.

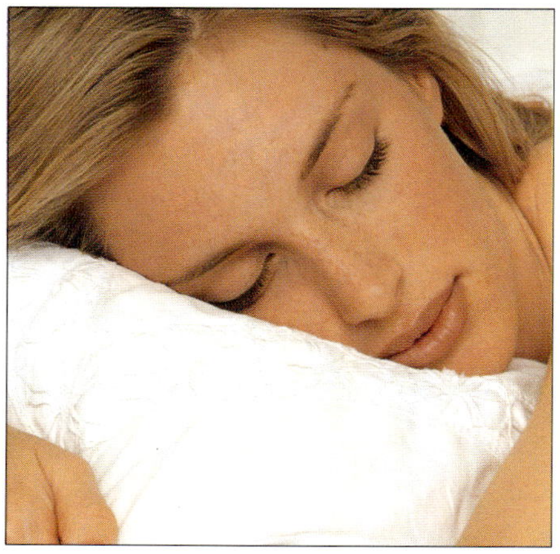

Oben: Vergessen Sie nicht auf den Schönheitsschlaf.

16 Schattenspiel

F *„Ich habe dunkle Schatten unter den Augen. Was kann ich dagegen tun?"*

A Dunkle Ränder unter den Augen können verschiedene Ursachen haben, wie zum Beispiel Müdigkeit, Blutarmut, schlechte Verdauung und Mangel an frischer Luft. Sie können auch vererbt sein. Konsultieren Sie einen Arzt und schließen Sie mögliche Ursachen aus – schlafen Sie lang genug und achten Sie auf fettarme, ballaststoffreiche Ernährung.
Bei besonderen Anlässen legen Sie 15 Minuten lang eiskalte, feuchte Wattepads auf die Augen auf, wodurch die Schatten eine Zeitlang verschwinden. Oder überschminken Sie diese mit Abdeckcreme.

17 Anhaltende Bräune

F *„Kann ich etwas tun, damit die Sonnenbräune länger hält?"*

A Gebräunte Haut schält sich rasch ab. Der Grund dafür ist, daß die Haut nach einem Sonnenbad besonders trocken ist und daher alte Zellen schneller abstößt. Sie können die Bräune etwas länger konservieren, indem Sie am Morgen und Abend auf die feuchte Haut viel Körperlotion auftragen. Verwenden Sie alle paar Tage etwas Bräunungscreme, um die Farbe frisch zu halten. Die Haut wird aber besser geschützt, wenn Sie sie gar nicht bräunen.

18 Unangenehme Situation

F *„Ich treibe viel Sport und habe deshalb Körpergeruch. Was kann ich dagegen tun?"*

A Schweiß ist die natürliche Kühlung des Körpers. Der Schweiß selbst ist geruchlos, doch beginnt er zu riechen, wenn er mit Bakterien auf der Hautoberfläche in Kontakt kommt. Wenn Sie die Achselhöhlen enthaaren, können Sie vielleicht verhindern, daß er sich hier hält.
Wählen Sie ein schweißhemmendes Deodorant. Es hemmt das Entstehen von Schweiß, während ein normales Deo nur die Geruchsbildung verhindert. Daher ist eine Kombination aus beiden Wirkstoffen sehr effizient. Versuchen Sie, natürliche Fasern auf der Haut zu tragen, da diese Schweiß besser aufsaugen und Sie so auch länger frisch bleiben.

19 Wunder der Massage

F *„Ich bekam in einem Kosmetiksalon eine Gesichtsmassage. Kann ich diese daheim auch selbst machen?"*

A Ja, wie jeder andere Körperteil sieht auch Ihr Gesicht nach etwas Sport besser aus und eine Massage wirkt sich gut auf Ihre Haut aus. Geben Sie einige Tropfen Pflanzenöl in die Handflächen und streichen Sie es auf die feuchte Haut von Gesicht und Hals. Dadurch dringt das Öl besser ein. Befolgen Sie die folgenden Schritte:

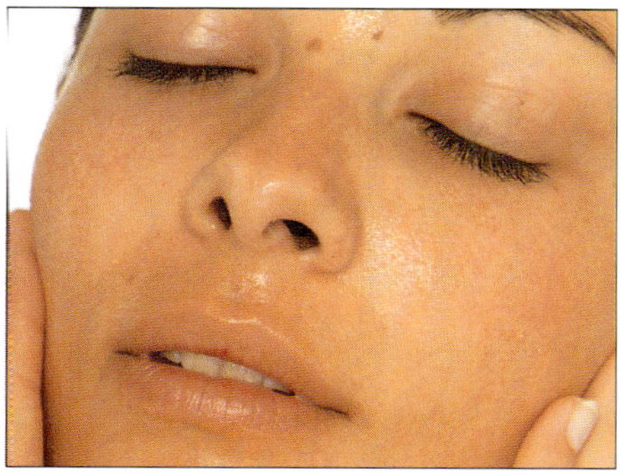

Oben: Streichen Sie den Streß und die Anstrengungen des Tages einfach weg.

- Streichen Sie mit den Fingerspitzen vom Halsansatz nach oben zum Kinn.
- Behandeln Sie erst eine Seite des Gesichts, dann die andere.
- Streichen Sie dann über die Nase und weiter zur Stirn.
- Wenn Sie die Stirn erreichen, streichen Sie mit einer Hand von links nach rechts. Ziehen Sie zum Schluß sanft mit einem Finger einen Kreis um die Augen.

20 Dehnungsstreifen

F *„Kann ich etwas tun, um die Dehnungsstreifen auf Bauch, Brüsten und Oberschenkeln loszuwerden?“*

A Dehnungsstreifen sind ein Zeichen dafür, daß die Haut nicht mit einer raschen Gewichtszunahme mithalten kann. Die Kollagen- und Elastinfasern ziehen mit aller Kraft an der Haut. Die Streifen entstehen meist, wenn man in kurzer Zeit stark zunimmt, also zum Beispiel in der Pubertät oder während der Schwangerschaft. Sie sind am Anfang rot, doch mit der Zeit werden sie schwächer und nehmen schließlich eine silbrige Tönung an, so daß sie kaum auffallen.
Sie können nichts dagegen unternehmen, sobald Sie die Streifen einmal haben. Wenn Sie allerdings der Haut viel Feuchtigkeit zuführen, können Sie diese vermeiden. Verwenden Sie nach einem Bad oder einer Dusche Körperlotion und lassen Sie diese gut einwirken, bevor Sie sich anziehen. Eine Bräunungscreme kann sichtbare Streifen gut verbergen.

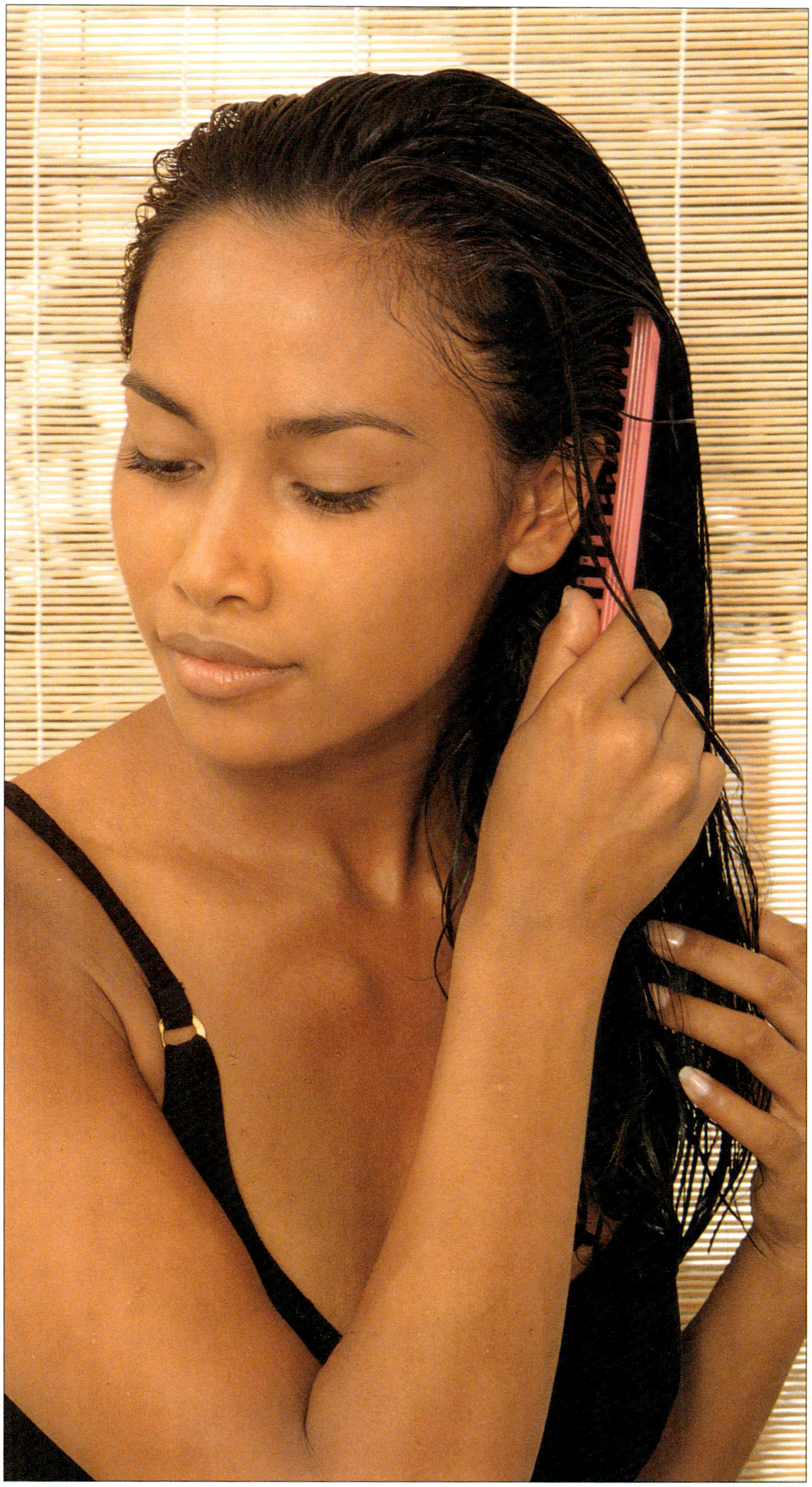

Oben: Nehmen Sie sich im Bad die Zeit, sich von Kopf bis Fuß zu pflegen.

SCHÖNE WORTE

Wenn Sie die verschiedenen Angaben und Inhaltsstoffe Ihrer Pflegeprodukte verwirren, können Sie hier nachsehen, was sie bedeuten. Wir haben eine Liste der häufigsten Begriffe zusammengestellt.

Allergie-getestet
Das bedeutet, daß die einzelnen Inhaltsstoffe des Produkts eingehend getestet wurden, um sicherzustellen, daß sie ohne Gefahr angewendet werden können und keine Allergie auslösen.

Aloe Vera
Der Saft aus den Blättern der gleichnamigen Kaktuspflanze wird in Pflegeprodukten häufig verwendet, da er beruhigend wirkt, schützt und der Haut Feuchtigkeit zuführt.

Sauerstoffzuführend
Diese Stoffe schlucken und absorbieren die „freien Radikale" in der Haut, die die Haut schädigen und vorzeitige Alterung auslösen können. Wirksame sauerstoffzuführende Stoffe sind die Vitamine A, C und E.

Benzolperoxid
Dieser Stoff wird häufig in Abdeckstiften und Aknemitteln verwendet, da er die Hautoberfläche sanft peelt und verstopfte Follikel löst, welche Pickel verursachen können.

Dermatologisch getestet
Das bedeutet, daß das Produkt an Freiwilligen getestet wurde, um es auf Hautreizungen zu überprüfen. Für gewöhnlich sind diese Produkte für empfindliche Haut geeignet.

Elastin
Diese Fasern sind wie Kollagen in den unteren Hautschichten enthalten und verleihen ihr Spannkraft und Elastizität.

Feuchtigkeitsspendend
Diese Stoffe sind oft in Feuchtigkeitscremes enthalten, da sie Feuchtigkeit anziehen und so die Hautoberfläche gut hydrieren.

Fruchtsäuren
Sie sind auch als AHA oder Alpha-Hydroxy-Säuren bekannt. Meist sind sie in natürlichen Produkten wie Obst, Sauermilch und Wein enthalten. AHA sind jene Wirkstoffe in Gesichtscremes, welche die Proteinverbindungen der abgestorbenen Zellen auf der Hautoberfläche lösen und so die darunterliegende neuere und frischere Haut zum Vorschein bringen.

Hypo-allergisch
Diese Produkte sind meist parfümfrei, enthalten ein Minimum an Farbstoffen und keine bekannten Reizstoffe. Es gibt allerdings keine hundertprozentige Garantie für eine Verhinderung von Allergien.

Jojobaöl
Jojoba ist ein flüssiges Wachs, welches aus den Samen eines mexikanischen Strauches gewonnen wird und schon vor Jahrhunderten von den Indianern verwendet wurde. Dieses Öl ist sanft, reizt nicht, und ist ein hervorragender Feuchtigkeitsspender, da es schnell von der Haut absorbiert wird und auch Haare und Kopfhaut pflegt.

Unten: Ein pH-neutrales Pflegeprodukt schafft Abhilfe bei gespannter Haut.

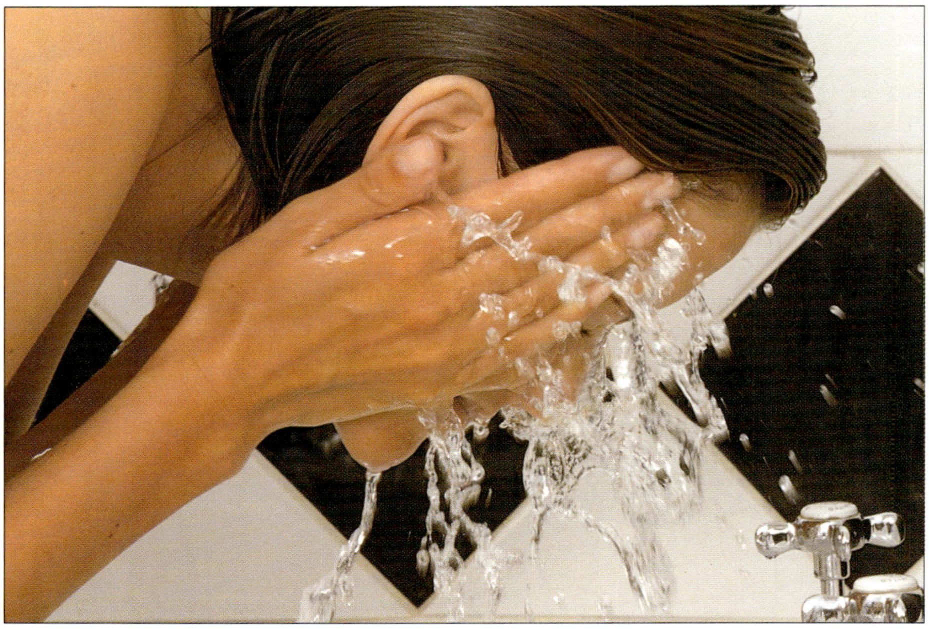

Kakaobutter
Sie wird aus den Samen des tropischen Kakaobaums gewonnen. Kakaobutter ist ein hervorragender Feuchtigkeitsspender, vor allem für trockene Körperhaut.

Kollagen
Diese elastische Substanz ist im unteren Hautgewebe enthalten, sie strafft und festigt. Da alte Kollagenfasern weniger elastisch sind als junge, wird die Haut mit zunehmendem Alter schlaffer. Kollagen ist ein sehr populärer Wirkstoff in Pflegeprodukten, obwohl nicht feststeht, ob ein Molekül von dieser Größe tatsächlich in die Haut eindringen kann.

Lanolinfrei
Das bedeutet, daß ein Produkt kein Lanolin enthält – ein Fett, das aus Schafwolle gewonnen wird. Einst galt Lanolin als Allergen, doch heute weiß man, daß es auch bei empfindlicher Haut problemlos verwendet werden kann.

Liposome
Diese winzigen Moleküle sind mit Flüssigkeit gefüllt und bestehen aus demselben Material wie die Zellmembrane. Da sie sehr klein sind, können sie offenbar in lebende Hautzellen eindringen, wo sie wie „Päckchen" wirken, die sich öffnen und ihre aktiven Inhaltsstoffe freigeben.

Miliaria
Ein anderes Wort für Hautgrieß – kleine Pickel auf der Haut. Das Fett, das in den Talgdrüsen produziert wird, sammelt sich und bildet einen weißen Pfropfen, der unter der Haut eingeschlossen ist. Sie können versuchen, die Miliaria mit einem Kosmetiktuch sanft zu entfernen oder sie mit antibakterieller Creme behandeln.

Mitesserhemmend
Diese Produkte wurden entwickelt, um jene Stoffe zu vermindern, die Follikel verstopfen und deshalb Mitesser und Pickel fördern. Sie sind besonders bei fettiger Haut zu empfehlen.

Öl der Nachtkerze
Das Öl, das aus den Samen der Nachtkerze gewonnen wird, hilft der Haut die Feuchtigkeit zu speichern. Es ist ein wunderbarer Feuchtigkeitsspender, besonders für trockene Haut, da es hydriert, schützt und pflegt. Nachtkerzenöl macht die Haut geschmeidiger und wirkt sogar gegen Ekzeme.

Peeling
Peeling bedeutet, daß die abgestorbenen Zellen an der Hautoberfläche abgelöst werden und die Haut frischer und geschmeidiger wird. Massieren Sie ein Peelingprodukt in die feuchte Haut ein und spülen Sie es mit warmem Wasser ab.

pH-neutral
Der pH-Wert gibt den Säure- oder Alkaligehalt einer Lösung an, wobei der Wert sieben neutral ist. Jeder Wert darunter ist sauer, darüber ist er alkalihaltig. Da gesunde Haut leicht säurehaltig ist, sind auch pH-neutrale Produkte leicht sauer, um den natürlichen Schutzmantel der Haut erhalten zu können.

Retin A
Dieses Derivat von Vitamin A ist auch als Retinosäure bekannt und wird zur Behandlung von Akne verwendet. Heute ist es nur gegen Rezept erhältlich und wird unter ärztlicher Aufsicht eingenommen, um die sichtbaren Zeichen der Hautalterung einzudämmen.

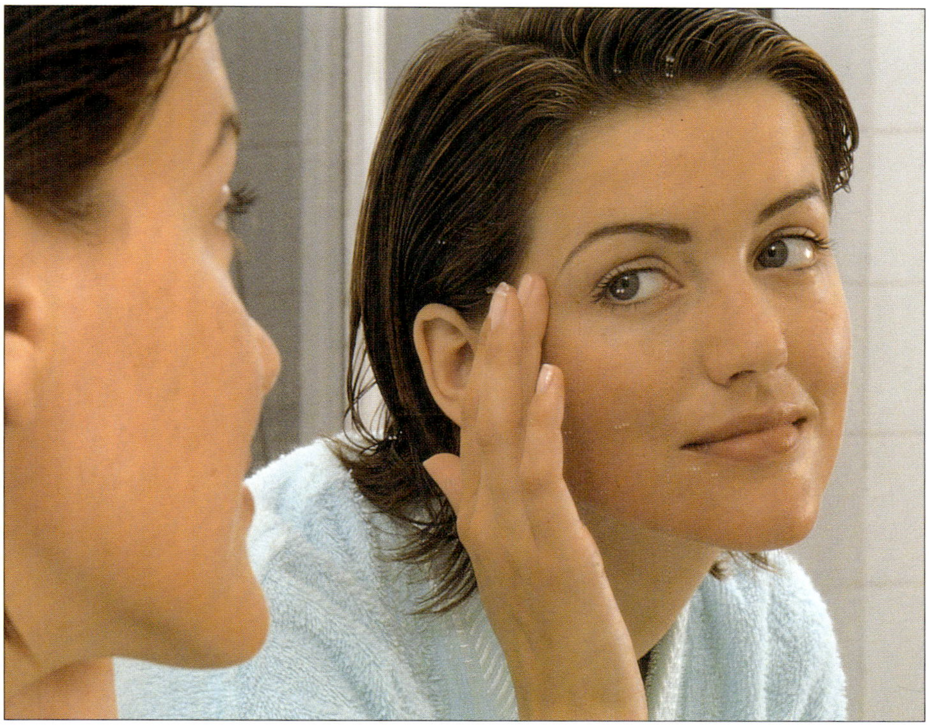

Oben: Verwenden Sie Feuchtigkeitscreme mit wirksamem Sonnenschutz – prüfen Sie den LSF.

LSF
Diese Abkürzung steht für Lichtschutzfaktor und sagt Ihnen, wie lange die Sonnencreme oder die Feuchtigkeitscreme Sie vor den UVB-Strahlen der Sonne schützt. Je höher die Zahl ist, desto länger sind Sie ausreichend geschützt.

T-Bereich
Dieser Bereich erstreckt sich von der Stirn zur Gesichtsmitte, wo sich die meisten Fett- und Schweißdrüsen des Gesichts befinden.

Ultraviolette (UV) Strahlen
Ultraviolettes Licht kann die Haut schädigen. Einen wirksamen Schutz bieten zahlreiche verschiedene Sonnencremes, die sowohl UVA- als auch UVB-Filter enthalten.

Vitamin E
Dieses Vitamin ist häufig in Feuchtigkeitscremes enthalten, da es gegen Trockenheit und altersbedingte Hautveränderungen schützt. Zusätzlich hilft es, Narben und Verbrennungen zu heilen.

Wasserlöslich
Reinigungsprodukte werden dann wasserlöslich genannt, wenn sie Fette enthalten, die Schmutz und Make-up von der Haut lösen, und leicht mit Wasser abgewaschen werden können.

Unten: Testen Sie die heilende Wirkung von Vitamin E auf der Haut.

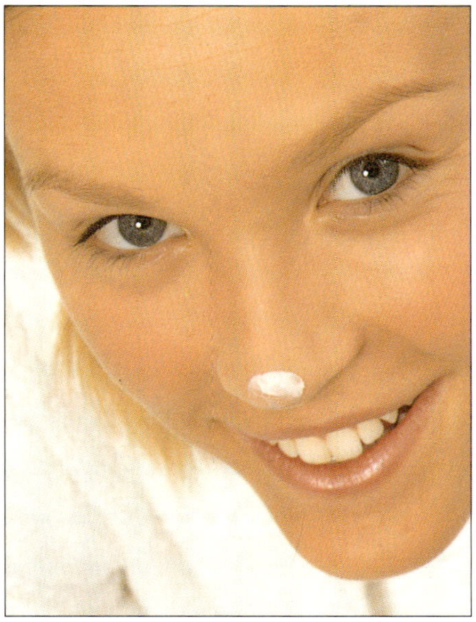

EIN SCHÖNER KÖRPER

Körperpflege ist mehr als eine tägliche Dusche oder ein Bad. Pflegen Sie sich von Kopf bis Fuß und machen Sie sich mit den besten und neuesten Methoden vertraut. Mit unseren speziellen Tips und einfachen Programmen wird Ihr Körper schnell und problemlos schön. Etwas zusätzliche Pflege ist alles, was Sie brauchen, um sich besser zu fühlen und länger gut auszusehen.

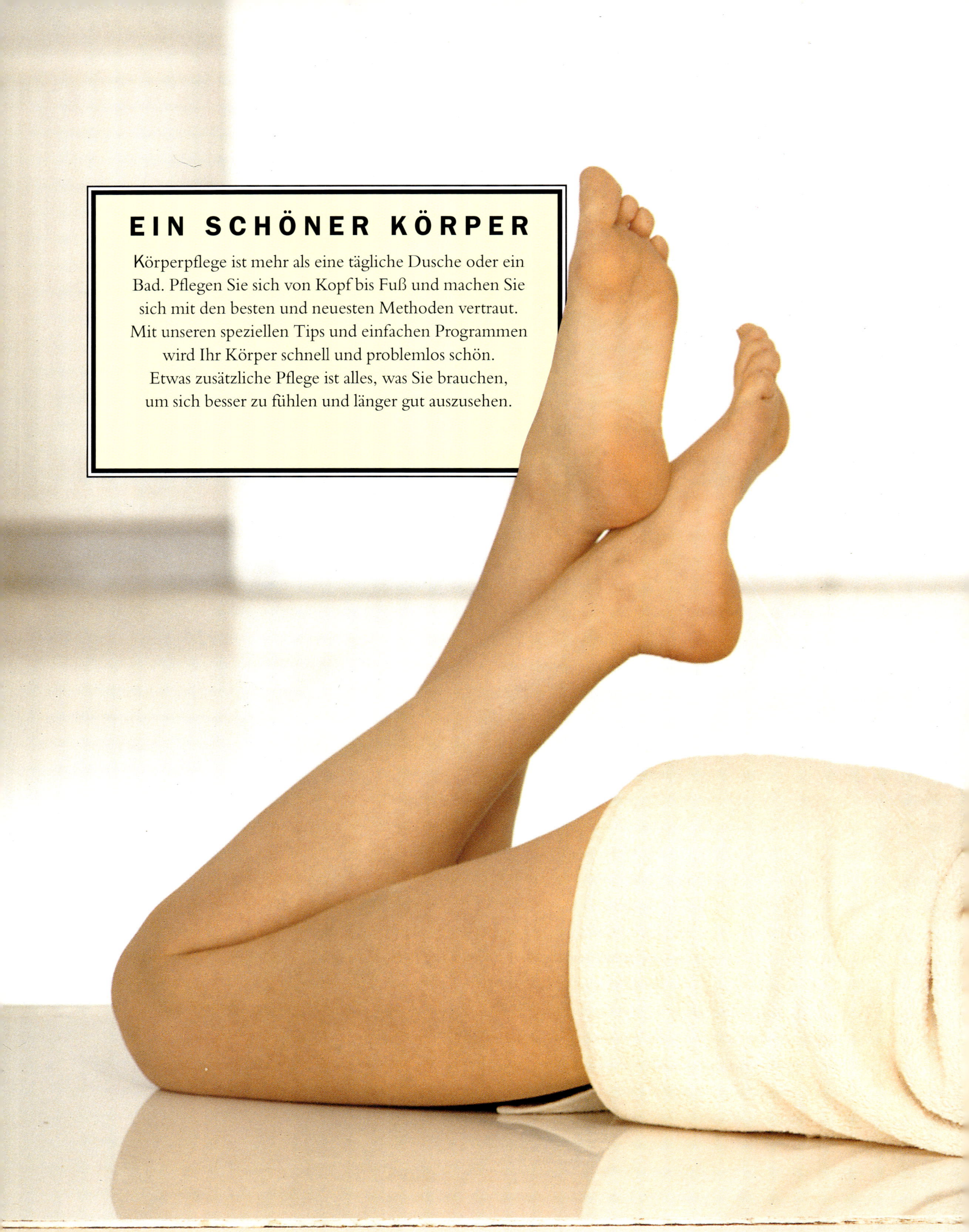

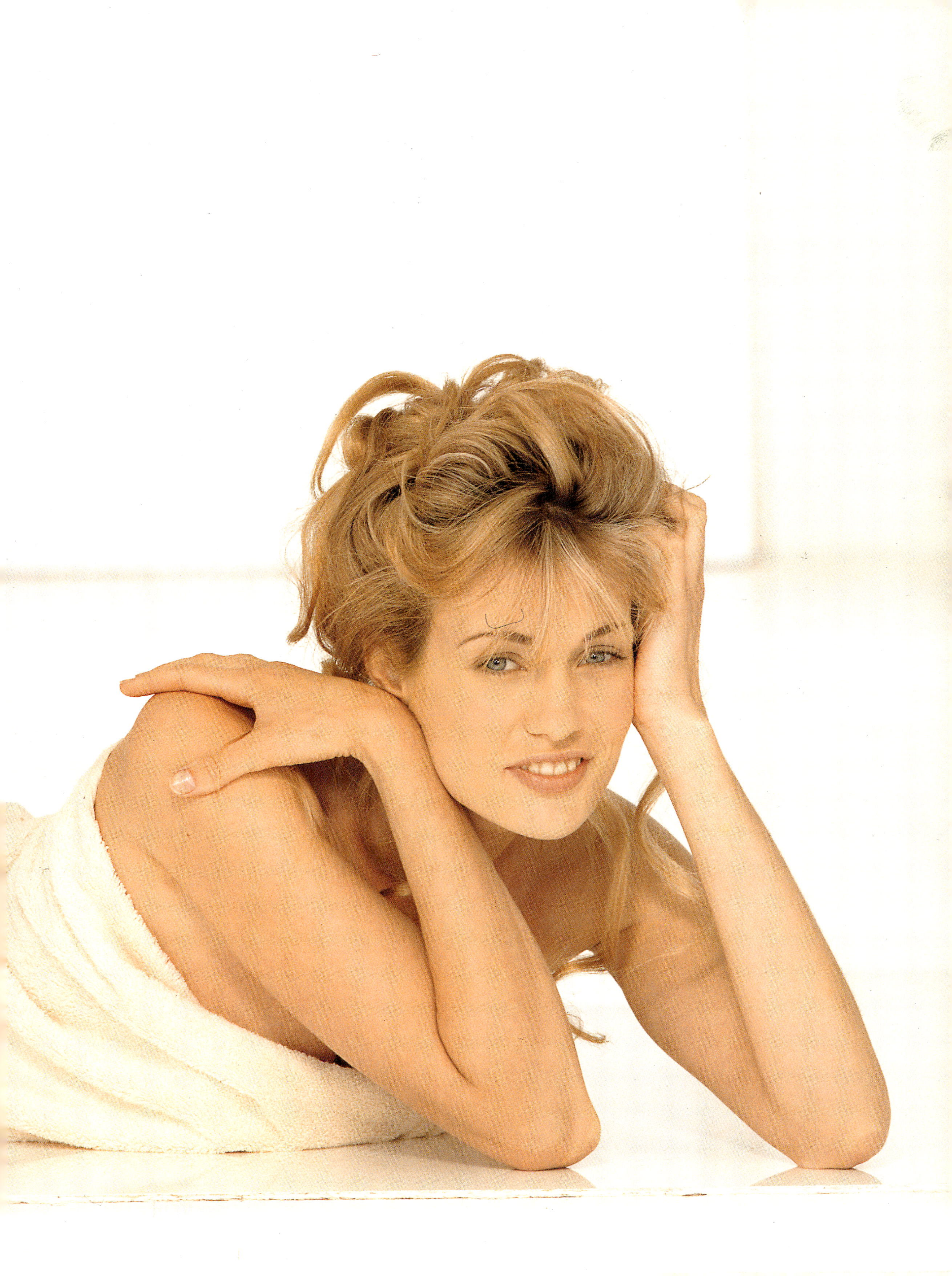

WIE GUT PFLEGEN SIE IHREN KÖRPER?

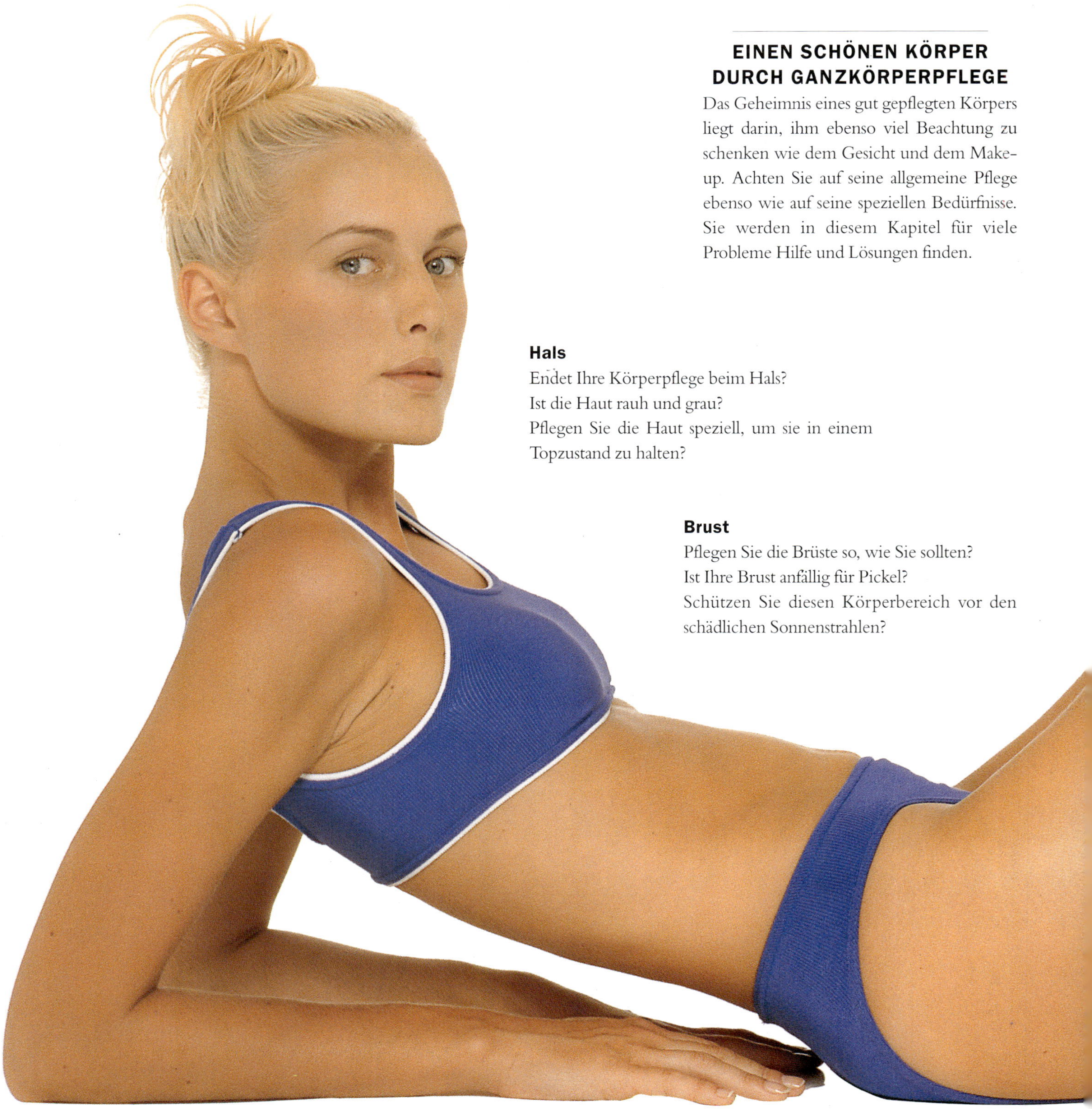

EINEN SCHÖNEN KÖRPER DURCH GANZKÖRPERPFLEGE

Das Geheimnis eines gut gepflegten Körpers liegt darin, ihm ebenso viel Beachtung zu schenken wie dem Gesicht und dem Make-up. Achten Sie auf seine allgemeine Pflege ebenso wie auf seine speziellen Bedürfnisse. Sie werden in diesem Kapitel für viele Probleme Hilfe und Lösungen finden.

Hals

Endet Ihre Körperpflege beim Hals?
Ist die Haut rauh und grau?
Pflegen Sie die Haut speziell, um sie in einem Topzustand zu halten?

Brust

Pflegen Sie die Brüste so, wie Sie sollten?
Ist Ihre Brust anfällig für Pickel?
Schützen Sie diesen Körperbereich vor den schädlichen Sonnenstrahlen?

Arme

Sind Ihre Ellenbogen grau und fahl?
Ist die Haut weich und geschmeidig oder rauh und trocken?
Sollten Sie die dunklen Haare auf den Unterarmen bleichen?
Haben Sie bei der Entfernung von Haaren an Ihren Unterarmen bereits die Methode gefunden, die Ihren Ansprüchen genügt?
Haben Sie eine Lösung gefunden, das jugendliche Aussehen der Unterarme zu bewahren?

Hände

Leiden sie unter zu viel Hausarbeit?
Brauchen sie Feuchtigkeitspflege?
Sind Ihre Nägel schön gefeilt und geformt?
Würde ihnen etwas Nagellack oder eine Maniküre guttun?

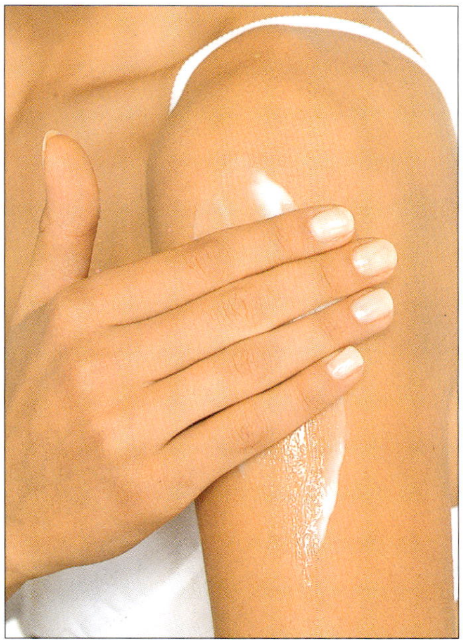

Oben: Die Oberarme und besonders die Innenarme brauchen ebenfalls Pflege, um weich, geschmeidig und straff zu bleiben.

Beine
Sind sie frei von Haarststoppeln?
Ist Ihre Haut so weich, wie sie sein könnte?
Würden Ihre Beine von etwas Bräunungscreme profitieren?
Neigen sie zu Cellulitis?
Würde mehr Badepflege das Aussehen Ihrer Haut verbessern?

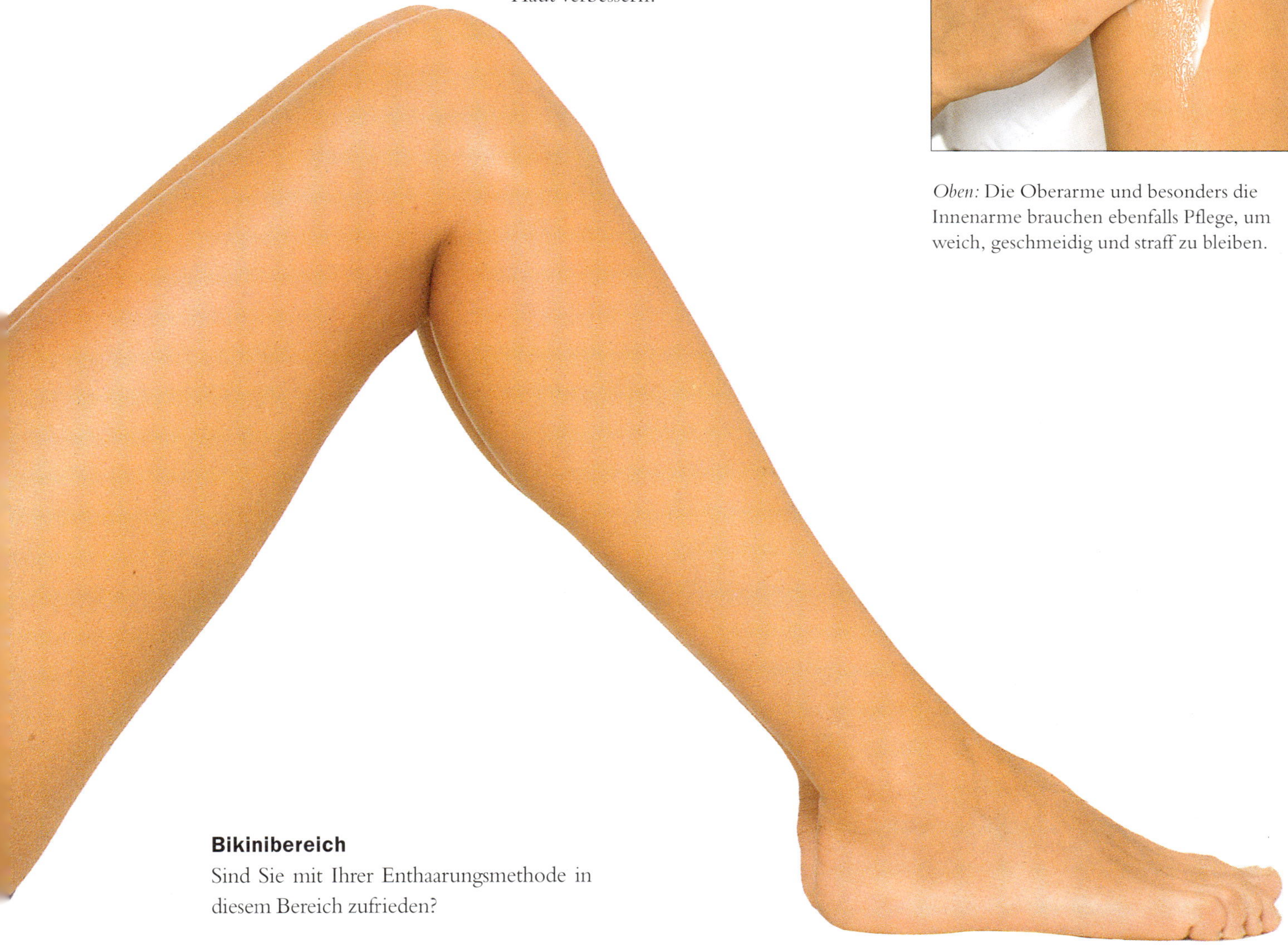

Bikinibereich
Sind Sie mit Ihrer Enthaarungsmethode in diesem Bereich zufrieden?

Füße
Haben Sie keine harte Haut, Hühneraugen oder Hornhaut?
Sind die Nägel schön geschnitten?
Tragen Sie regelmäßig Fußcreme auf, damit die Haut geschmeidig bleibt?

ALLES FÜRS BAD

Ihr Körper wird Ihnen seine Pflege reich belohnen. Halten Sie also verschiedene Schönheitsprodukte bereit, um die Haut täglich zu verwöhnen und speziell zu pflegen.

SCHÖN DURCH BADEN

Je nach Tages- oder Jahreszeit werden Sie unterschiedliche Produkte bevorzugen. Nehmen Sie die Gelegenheit wahr, ab und zu auch neue Produkte auszuprobieren.

Unten: Seifen können Wunder wirken.

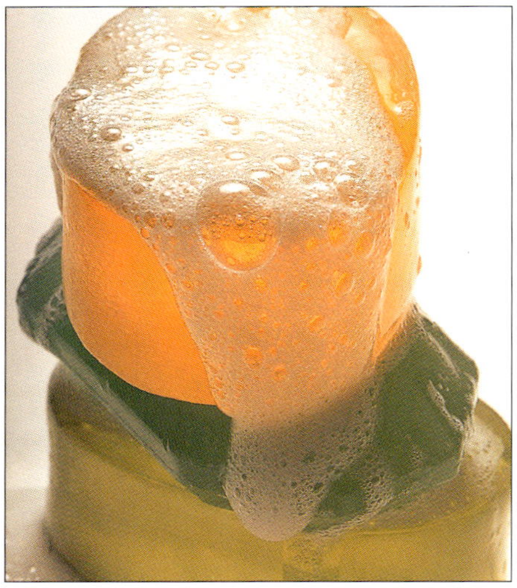

Seifen und Reinigungsprodukte

Sie sind eine billige und wirksame Art der Körperreinigung. Wenn Sie Ihre Haut zu sehr austrocknen, wählen Sie feuchtigkeitsspendende Produkte. Die meisten Menschen verwenden jedoch ohne Probleme normale Seifen und Reinigungsprodukte. Haben Sie aber besonders trockene oder empfindliche Haut, sollten Sie zu einem pH-neutralen Produkt greifen.

Duschgels und Schaumbäder

Diese milden Produkte reinigen den Körper, während Sie das Bad genießen. Es gibt hundert verschiedene Mittel, die die unterschiedlichsten Zusätze, wie Kräuter oder ätherische Öle, enthalten. Sind diese zu scharf für Ihre Haut, greifen Sie zu 2-in-1-Produkten. Sie spenden zusätzlich Feuchtigkeit und pflegen die Haut.

Schwämme und Waschlappen

Sie sind nützliche Hilfsmittel, um Seifen und Gels auf der Haut aufzuschäumen und Schmutz vom Körper zu lösen. Reinigen Sie den Waschlappen regelmäßig und lassen Sie ihn trocknen, bevor Sie ihn wieder verwenden. Naturschwämme sind teurer, halten aber länger. Drücken Sie den Schwamm nach der Verwendung in klarem, warmen Wasser aus und lassen Sie ihn trocknen. Benutzen Sie auch Ihre Hände bei der Körperreinigung. Sie halten Sie über den Zustand Ihres Körpers auf dem laufenden und weisen Sie auf Knoten und Veränderungen im Körpergewebe hin.

Badeöle

Sie pflegen vor allem die trockene Haut wunderbar. Da sie auf der Wasseroberfläche schwimmen, überziehen sie Ihren Körper mit einem feinen Film, wenn Sie aus der Wanne steigen. Die meisten Kosmetikfirmen stellen Badeöle her, doch können Sie auch einige Tropfen Pflanzenöl, wie zum Beispiel Oliven-, Mais- oder Erdnußöl verwenden, wenn Sie keinen speziellen Duft wünschen.

Badesalze

Sie werden aus Natriumkarbonat hergestellt und helfen den Härtegrad des Wassers zu verringen und Ihre Haut vor zu starker Austrocknung zu schützen. Sie eignen sich ebenso zur Linderung von Schmerzen.

Unten: Schaumkronen lassen Anstrengungen und Probleme vergessen!

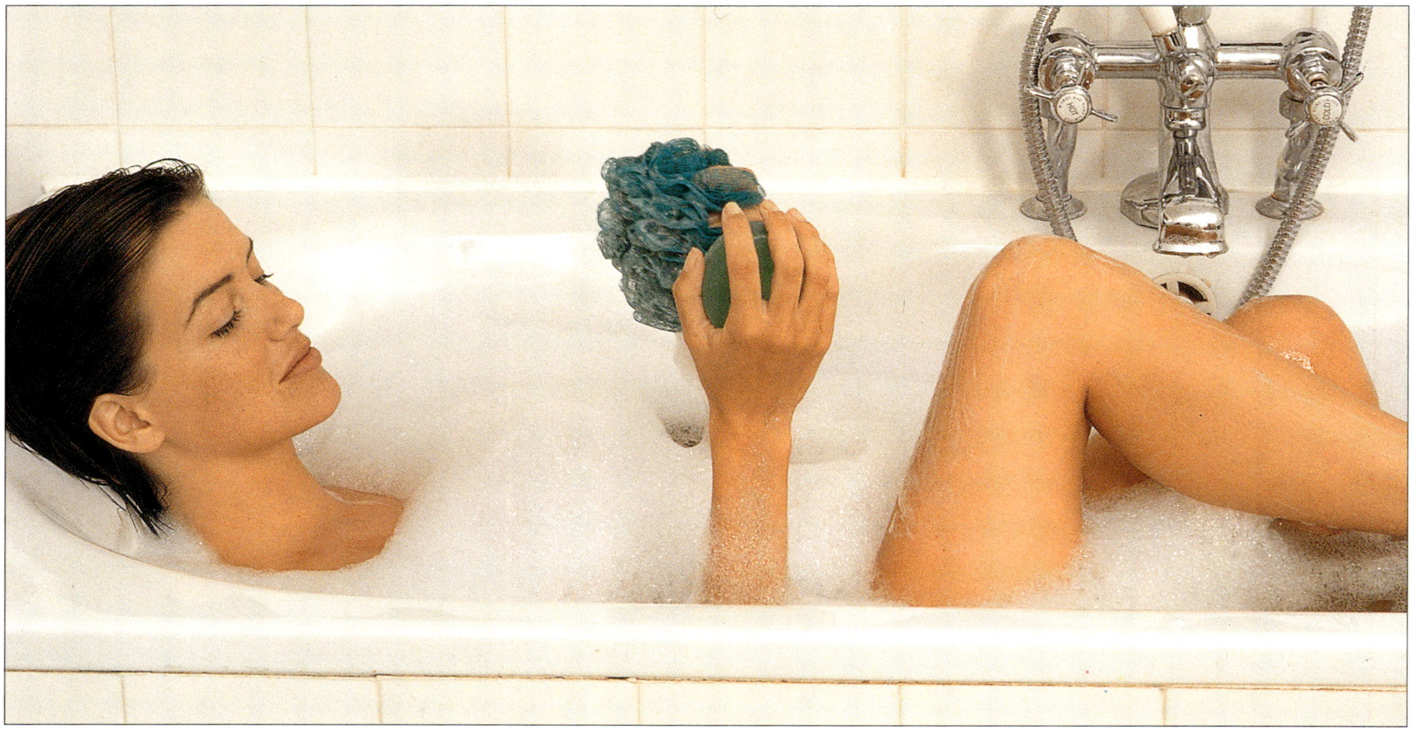

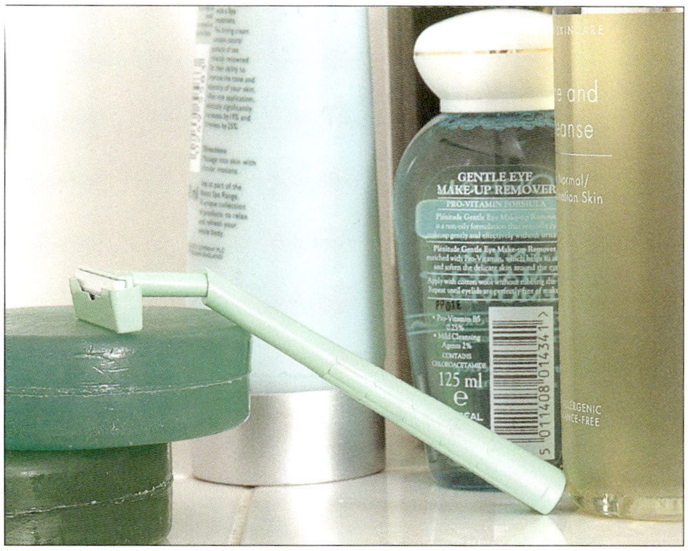

Oben: Füllen Sie Ihr Badezimmer mit Frische für den ganzen Körper...
Rechts: Profitieren Sie von den Vorteilen der Badeprodukte!

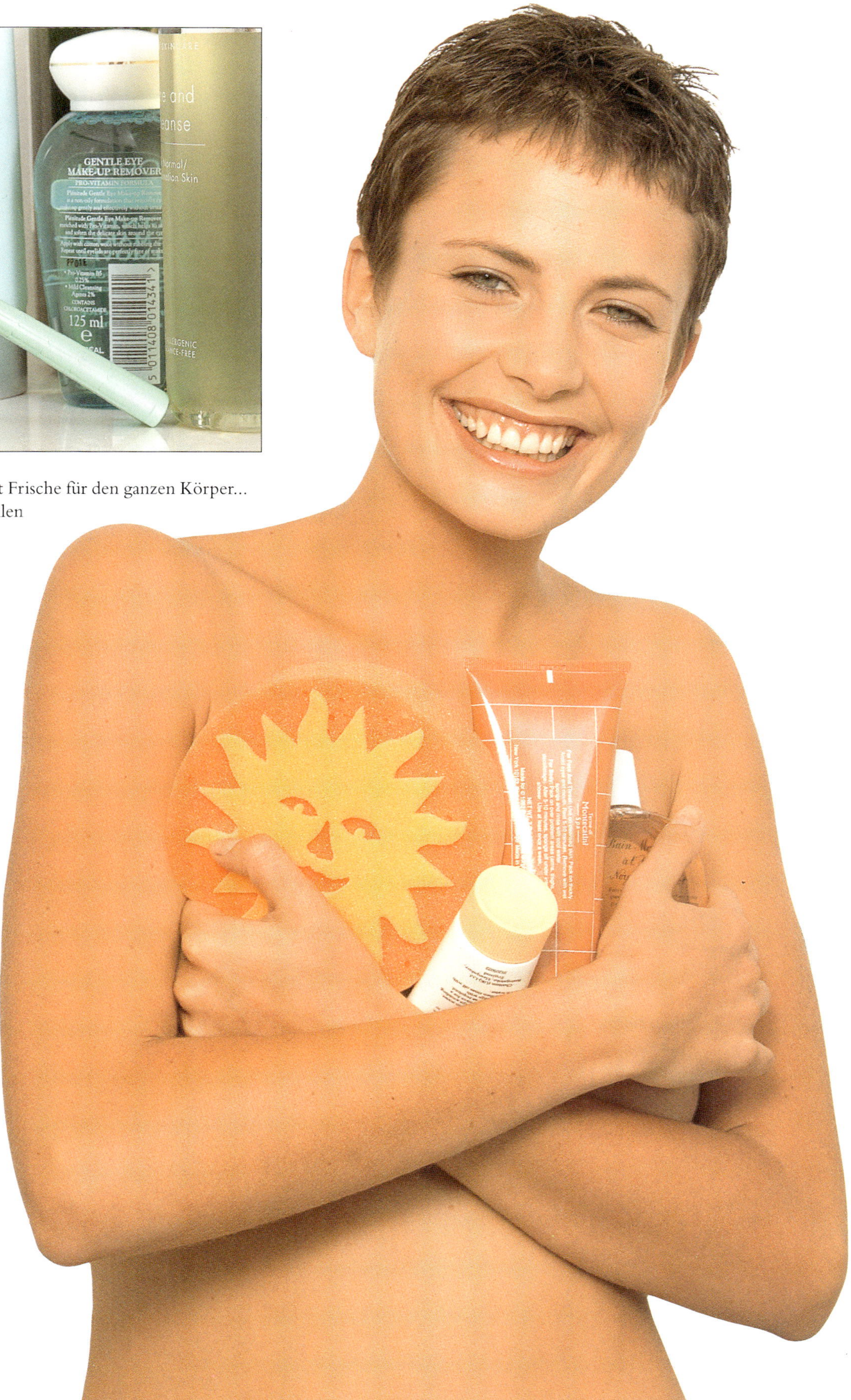

PFLEGE IM BAD

Ein Bad oder eine Dusche bietet nicht nur die Möglichkeit, den Körper zu reinigen, sondern auch die Chance, die Haut zu pflegen, ihre Struktur zu verbessern und etwas für die Schönheit zu tun.

SUPERWEICHE HAUT

Verwenden Sie regelmäßig einige der folgenden wirksamen Pflegeprodukte.

Körperlotionen und Öle

Sie speichern Feuchtigkeit in der Haut und machen sie sanft und geschmeidig. Tragen Sie diese Produkte vor allem auf den trockeneren Zonen wie Füße, Ellenbogen und Knie auf. Bei fettiger und normaler Haut helfen Lotionen, bei trockenerer Öle und Cremes.

Peelingprodukte

Sie helfen, rauhe Stellen und Pickel auf der Haut zu bekämpfen. Machen Sie ein- bis zweimal in der Woche ein Peeling in der Badewanne oder der Dusche und spülen Sie es mit warmem, klarem Wasser ab.

Bimsstein

Er besteht aus sehr porösem Vulkangestein und wirkt am besten, wenn Sie die Haut einseifen, bevor Sie die harten Stellen mit kreisenden Bewegungen entfernen. Reiben Sie nicht zu fest, da Sie sonst die Haut verletzen.

Luffa oder Rückenbürste

Luffaschwämme eignen sich gut für ein Peeling. Man erreicht mit ihnen auch problemlos die schwierigen Stellen am Rücken. Sie werden aus den Fasern einer ägyptischen Pflanze gewonnen und müssen speziell behandelt werden, sollen sie länger halten. Spülen und winden Sie den Schwamm nach der Verwendung sorgfältig aus, damit er nicht schwarz und weich wird. Vermeiden Sie bei der Reinigung der Schwämme Essig und Zitronensaft – beides ist zu scharf. Rückenbürsten sind leichter zu pflegen; sie müssen nur mit kaltem Wasser abgespült und getrocknet werden.

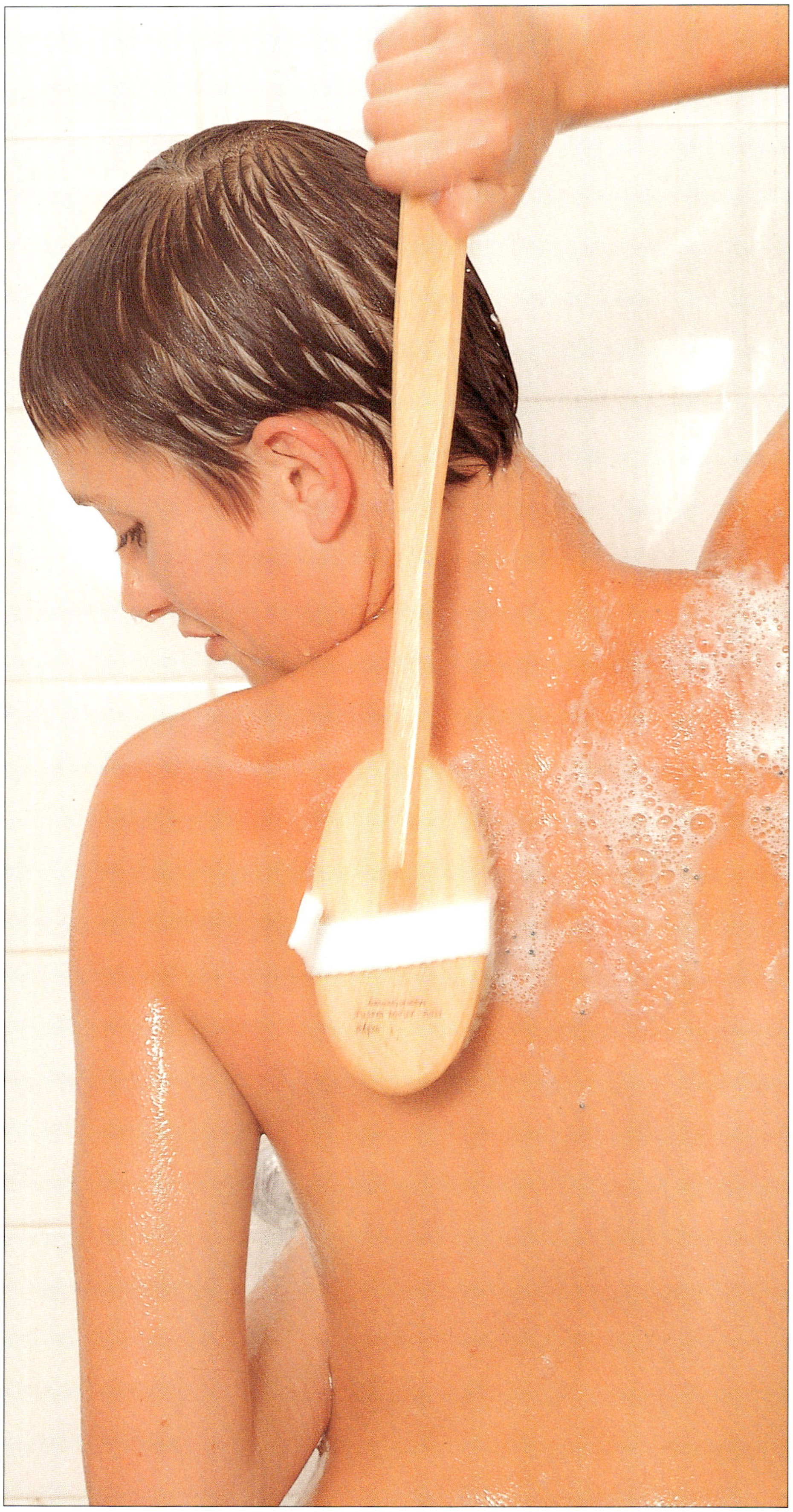

Rechts: Eine Bürste wirkt altmodisch, doch erreicht man so auch schwierige Stellen.

MACHEN SIE SICH FRISCH!

Hier finden Sie alles, was Sie über Zahnpflege und Achselschweiß wissen müssen!

Zahnbürste

Wählen Sie die richtige Zahnbürste. Eine Nylonbürste eignet sich am besten, da Naturborsten sich leicht spalten und schnell die Form verlieren. Greifen Sie zu einer Bürste mit kleinem Kopf, damit Sie problemlos die hinteren Zähne putzen können. Eine weiche oder mittlere Bürste ist besser als eine harte, da diese Zahnschmelz und Gaumen verletzen kann. Wechseln Sie die Zahnbürste regelmäßig einmal im Monat.

Zahnseide

Verwenden Sie mindestens einmal am Tag Zahnseide, um die Zahnzwischenräume zu reinigen, die Sie mit der Bürste nicht erreichen. Zu empfehlen ist eine gewachste Zahnseide, da sie sich weniger in Plomben oder unregelmäßigen Kanten verfängt. Wickeln Sie ein kurzes Stück Zahnseide um den Mittelfinger jeder Hand. Führen Sie die Seide sehr vorsichtig zwischen zwei Zähnen in Richtung Zahnhals. Ziehen Sie die Seide danach wieder aus den Zahnzwischenräumen. So entfernen Sie alle Essensreste. Gehen Sie so bei allen Zahnzwischenräumen vor.

Schweißhemmende Deodorants

Normale Deos hemmen die Schweißbildung nicht – sie verhindern nur, daß Bakterien den Schweiß zersetzen. Schwitzen Sie stark, sollten Sie ein Produkt verwenden, das Schweißbildung verhindert. Benützen Sie es jedoch nie bei entzündeter Haut, bei Wunden oder kurz nach dem Rasieren.

Talkumpuder

Talkum wird aus fein gemahlenem Magnesiumsilikat hergestellt und ist meist parfümiert. Es wurde in den letzten Jahren unmodern, was schade ist, da es angenehm frischen Geruch verleiht.

Rechts: Puder für frische, trockene Haut.

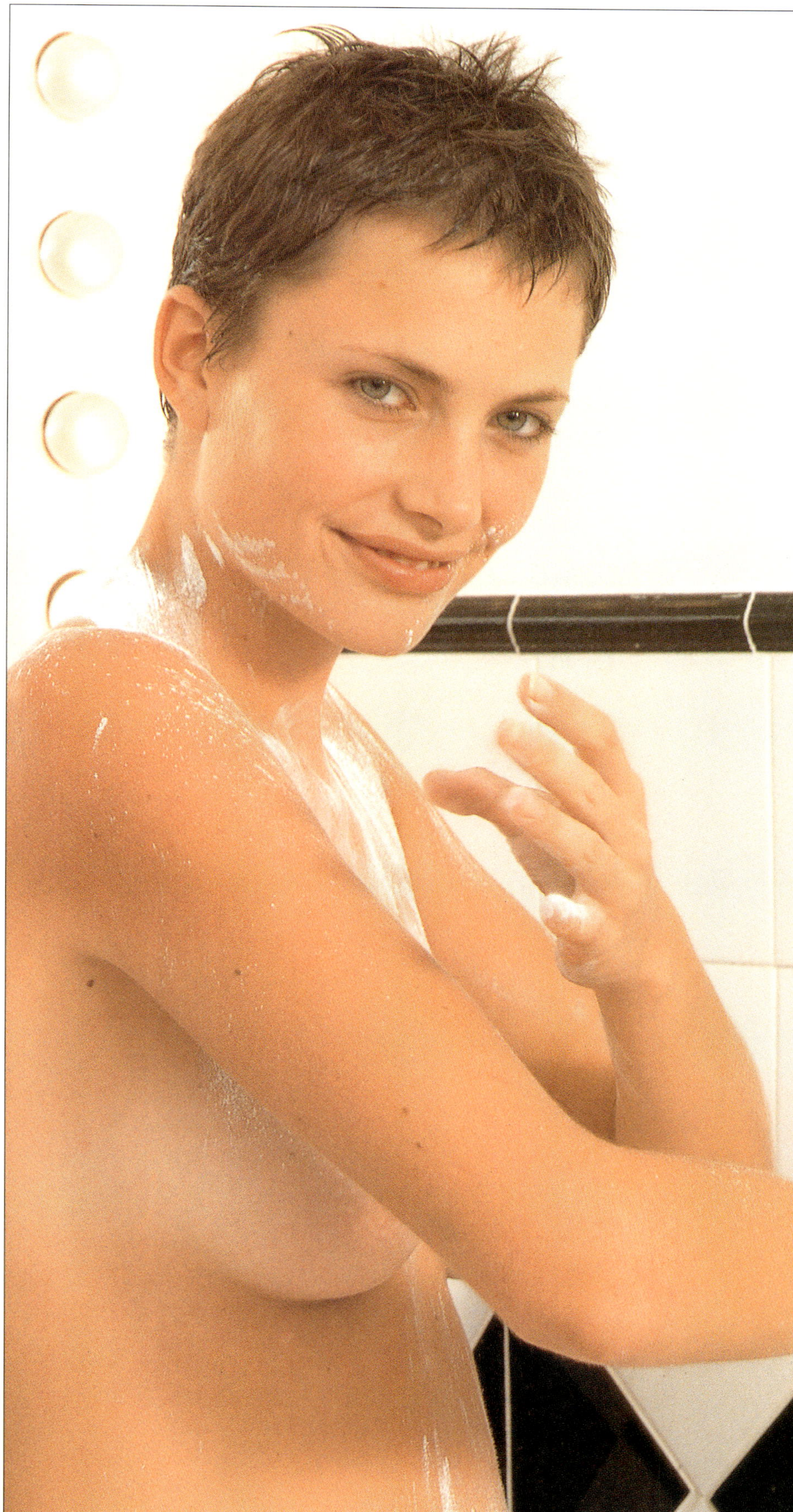

FRISCHE IDEEN FÜR DUSCHE UND BAD

Sind Sie mit der Grundausstattung für Ihr Bad versorgt, können Sie nachstehende Tips befolgen, um Körper, Schönheit und Stimmung zu fördern.

TIPS FÜRS BAD

In einem warmen Bad zu liegen, entspannt hervorragend. Sie spüren förmlich, wie Ihre Sorgen verschwinden, wenn Sie in ein beruhigendes Bad eintauchen. Sie können die Badezeit aber auch für verschiedene andere Schönheitsrezepte verwenden.

Ein Sitzbad und ab ins Bett

Die Kombination von Hitze und Kälte ist sehr wirksam, um Sie zum Einschlafen zu bringen. Probieren Sie ein Sitzbad. Es wird Ihnen helfen, sich zu entspannen, da es Energie aus dem Kopf abzieht und die Gedanken beruhigt. So gestalten Sie Ihr Sitzbad:

- Heizen Sie das Badezimmer und füllen Sie die Wanne 7,5-10 Zentimeter hoch mit kaltem Wasser.
- Wickeln Sie den Oberkörper in ein warmes Handtuch oder Sweatshirt und setzen Sie sich 30 Sekunden lang bis zur Hüfte ins kalte Wasser.
- Steigen Sie aus der Wanne und trocknen Sie sich ab. Dann legen Sie sich ins Bett und versuchen einzuschlafen.

Lernen Sie, sich zu entspannen

Setzen Sie die Aromatherapie im Bad ein, indem Sie einige Tropfen entspannender ätherischer Öle wie Kamille und Lavendel ins Wasser träufeln. Lehnen Sie sich zurück, inhalieren Sie die Dämpfe und entspannen Sie sich. Badesalze und Schaumbäder, die Mineralien und Seetang enthalten, wirken ebenfalls entspannend und reinigen überdies noch die Haut. Baden Sie bei Kerzenlicht und hören Sie beruhigende Musik, um die Wirkung noch zu erhöhen. Legen Sie sich für zehn Minuten Augenklappen auf die Lider.

Schönheit aus der Natur

Sie müssen kein Vermögen für teure Badezusätze ausgeben – verwendenen Sie Ihre eigenen:

- Eine Tasse Apfelessig, ins laufende Wasser geleert, beruhigt gereizte Haut.
- Eine Tasse Milchpuder glättet rauhe Haut.

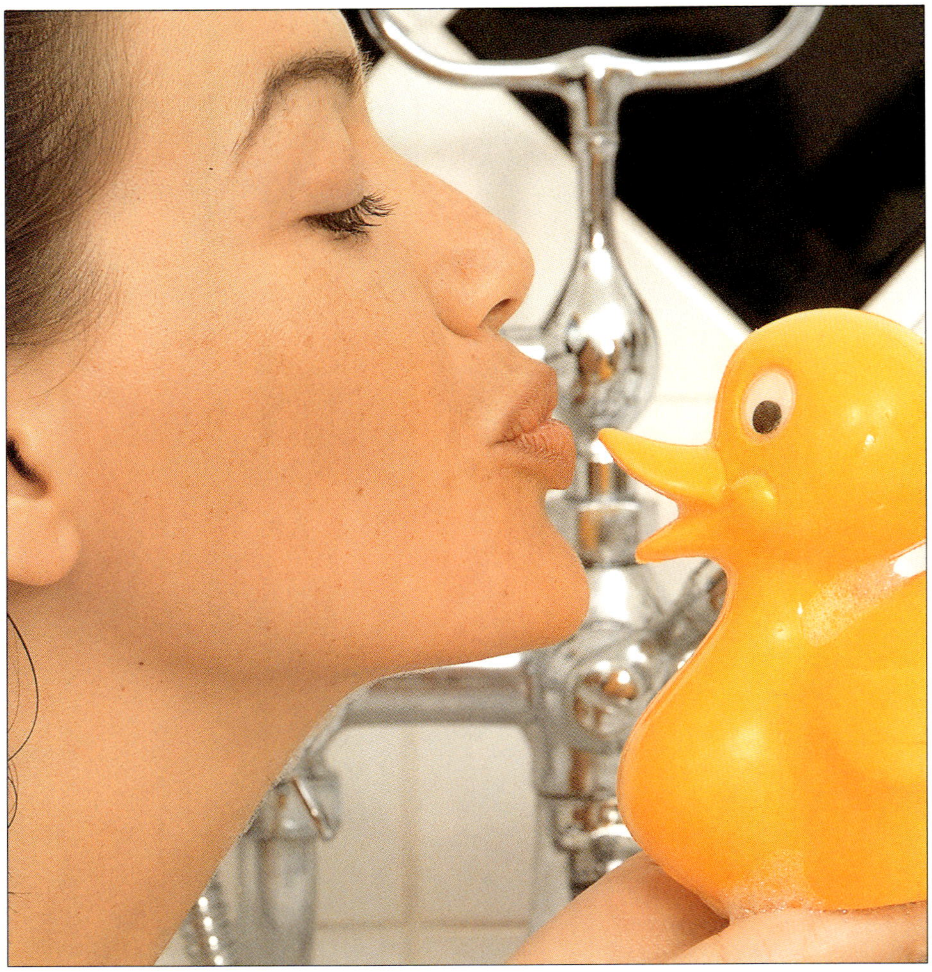

Oben: Baden zu zweit macht mehr Spaß!

- Hafermehl oder Haferflocken reinigen, bleichen und beruhigen die Haut.

Straffe Haut

Tragen Sie vor dem Bad Körperöl auf. Bleiben Sie zehn Minuten im Wasser und reiben Sie die Haut danach mit einem weichen Waschlappen ab – Sie werden über die Menge abgestorbener Haut, die Sie entfernen können, überrascht sein!

Wunderbarer Duft

Schütten Sie Parfümproben ins Badewasser. Sie kosten nichts und duften wunderbar.

TIPS FÜR DIE DUSCHE

Eine Dusche ist eine wunderbare Möglichkeit, den Körper rasch und kostengünstig zu reinigen und dabei aufzuwachen. Aber sie besitzt noch weitere Vorteile.

Bessere Durchblutung

Duschen Sie zum Abschluß kalt. Das fördert die Durchblutung und Ihnen wird auch wärmer sein, wenn Sie aus der Dusche steigen. Ein kalte Dusche wirkt besonders effizient, wenn Sie das kalte Wasser auf die Bereiche konzentrieren, welche für Cellulitis anfällig sind, da es die Durchblutung an diesen Stellen anregt.

Mehr Energie

Wenn Sie sich nach einem Bad trocken tupfen, wirkt das entspannend – rubbeln Sie sich allerdings kräftig mit einem Handtuch ab, steigert dies Ihre Energie.

Duscherlebnis

Leeren Sie ,ein paar Tropfen eines ätherischen Öls in die Duschwanne. Wenn das Öl verdampft, sind Sie in einer wohlriechenden Wolke eingehüllt, während Sie Ihren Körper reinigen.

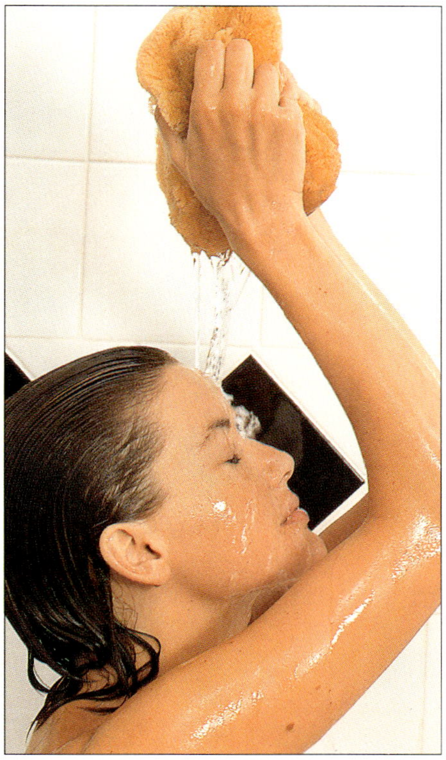

Oben: Plitsch, platsch! Ein Bad bedeutet Entspannung und Spaß.
Rechts: Ihre tägliche Dusche gibt Ihnen Power.

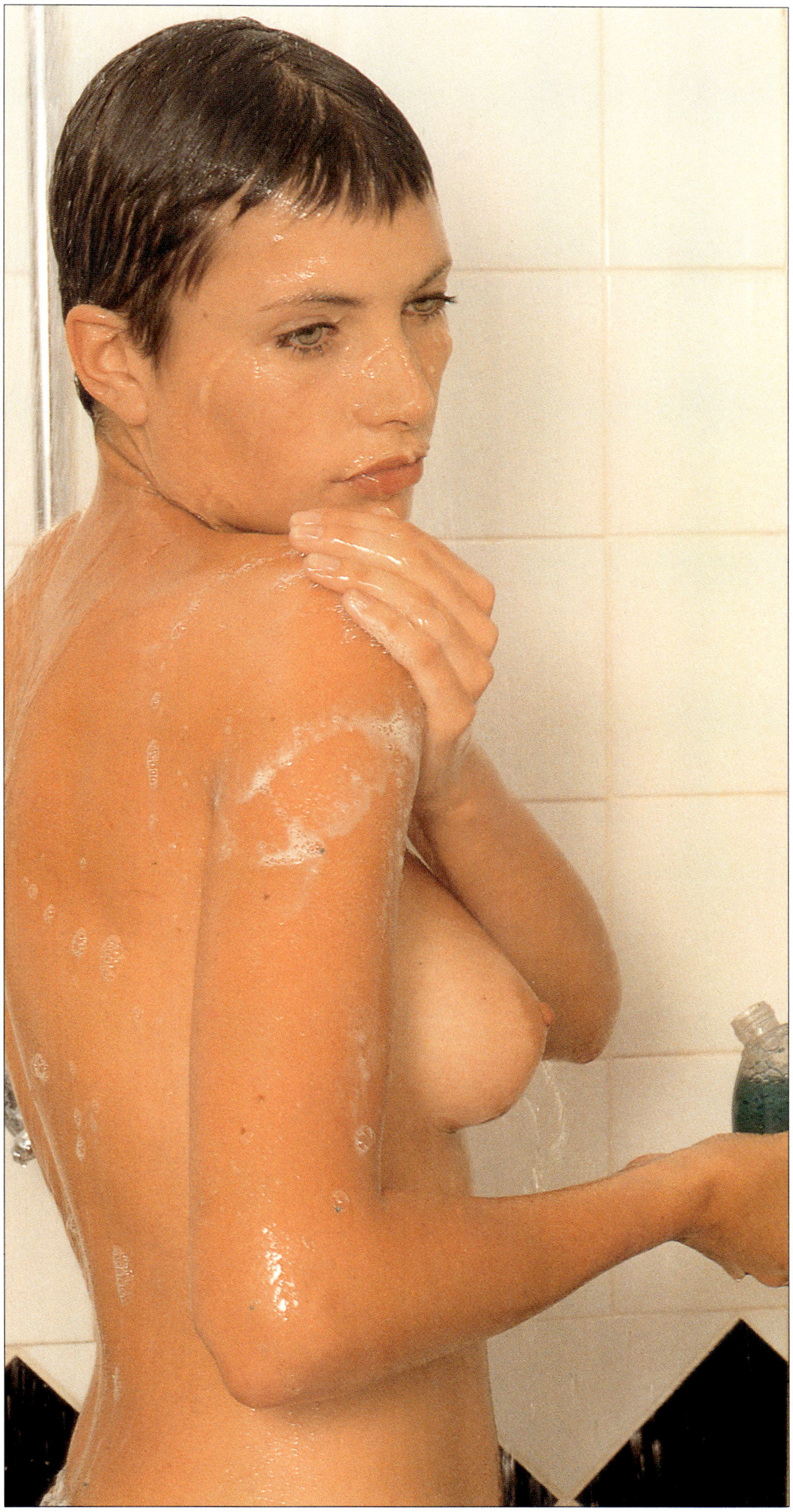

RUBBELN SIE IHRE HAUT WEICH

Ihre Haut wirkt von Kopf bis Fuß frischer, wenn Sie sie regelmäßig peelen. Diese schnelle Pflege ist leicht anzuwenden und bringt tolle Erfolge.

Auch wenn Sie nicht zu Pickeln oder Schuppen neigen, ist Ihre Haut von Zeit zu Zeit schlaff und in schlechtem Zustand. Dann ist die Zeit gekommen, ein Peeling vorzunehmen. Peelingprodukte lösen die abgestorbenen Zellen von der Hautoberfläche und bringen die jüngeren, frischeren Zellen zum Vorschein. Dadurch wird die Durchblutung der Haut angeregt, und sie wird frisch und rosig.

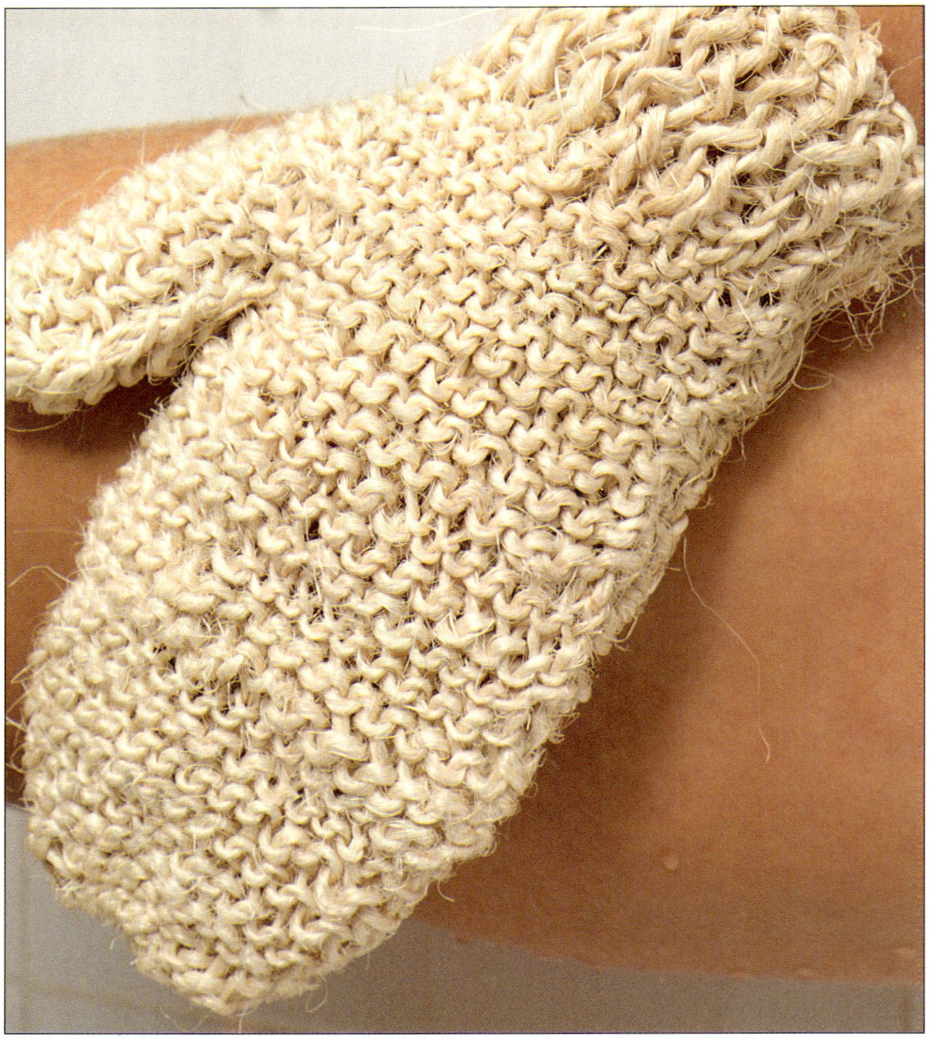

Oben: Wollen Sie samtweiche Haut, nehmen Sie einen Sisalfäustling zur Hand.
Rechts: Regelmäßiges Peeling wirkt!

VERSCHIEDENE METHODEN

Es gibt viele verschiedene Peelingmethoden – es sollte also für jede Brieftasche und für jeden Geschmack das Richtige dabei sein.

- Sie können ein Peelingprodukt kaufen, das auf Creme- oder Gelbasis aufgebaut ist und kleine Reibepartikel enthält. Verwenden Sie Produkte mit runden Partikeln, da diese nicht kratzen oder die empfindliche Haut reizen. Massieren Sie das Peeling einfach in die feuchte Haut und spülen Sie es dann gründlich mit viel warmem Wasser ab.
- Badefäustlinge aus Luffa oder Sisal sind einfach anzuwenden und billig. Sie können jedoch ziemlich kratzen, wenn Sie zu fest aufdrücken – gehen Sie also sanft mit ihnen um. Waschen Sie den Fäustling nach der Verwendung sorgfältig aus und lassen Sie ihn trocknen. Spülen Sie den Körper in der Dusche oder Wanne ab.
- Sie können auch einen gewöhnlichen Waschlappen oder Schwamm benutzen. Schäumen Sie ihn mit viel Seife oder Duschgel ein, bevor Sie damit die feuchte Haut massieren und anschließend mit klarem Wasser abspülen.
- Machen Sie es den Kuranstalten gleich und stellen Sie ein großes Gefäß mit Meersalz zur Dusche, welches Sie vor dem Duschen in die feuchte Haut einmassieren. Spülen Sie die Haut gründlich ab.
- Stellen Sie auch Ihr eigenes Peeling her, indem Sie Meersalz mit Körperöl oder Olivenöl vermischen. Lassen Sie die Mischung einige Minuten einwirken, damit sich das Salz auflösen kann, und spülen Sie sie dann ab.
- Körperbürsten wirken ebenfalls sehr gut, besonders, wenn man die trockene Haut vor dem Baden oder Duschen damit abrubbelt. Sie lösen abgestorbene Hautzellen sehr effizient ab. Sie können die Bürste auch im Wasser verwenden, um sich mit ihr einzuseifen.

Achten Sie aber darauf, die Haut beim Bürsten oder Peelen nicht zu verletzen.

So rubbeln Sie perfekt

Bei jeder Methode sollten Sie sich auf die Problemzonen wie Oberarme, Oberschenkel, Po, Fersen und Ellenbogen konzentrieren. Vergessen Sie jedoch nicht den Rest des Körpers und behandeln Sie die empfindliche Haut von Innenarm, Bauch und Innenschenkel besonders sanft. Arbeiten Sie mit weitausholenden Bewegungen zum Herzen hin.

Fettigere Haut sollte zwei- bis dreimal pro Woche gepeelt werden, alle anderen Hauttypen einmal in der Woche. Peelen Sie nie rissige, entzündete oder akneanfällige Haut. Tragen Sie nach dem Peeling immer eine Körperlotion auf, um der neuen, frischen Haut Feuchtigkeit zuzuführen.

SCHÖNHEITSTIP
Möchten Sie sofort samtweiche Haut, dann sollten Sie Ihren Körper mit Öl massieren, bevor Sie in das Bad oder die Dusche steigen. Wenden Sie dann die Peelingmethode an, die Ihnen zusagt.

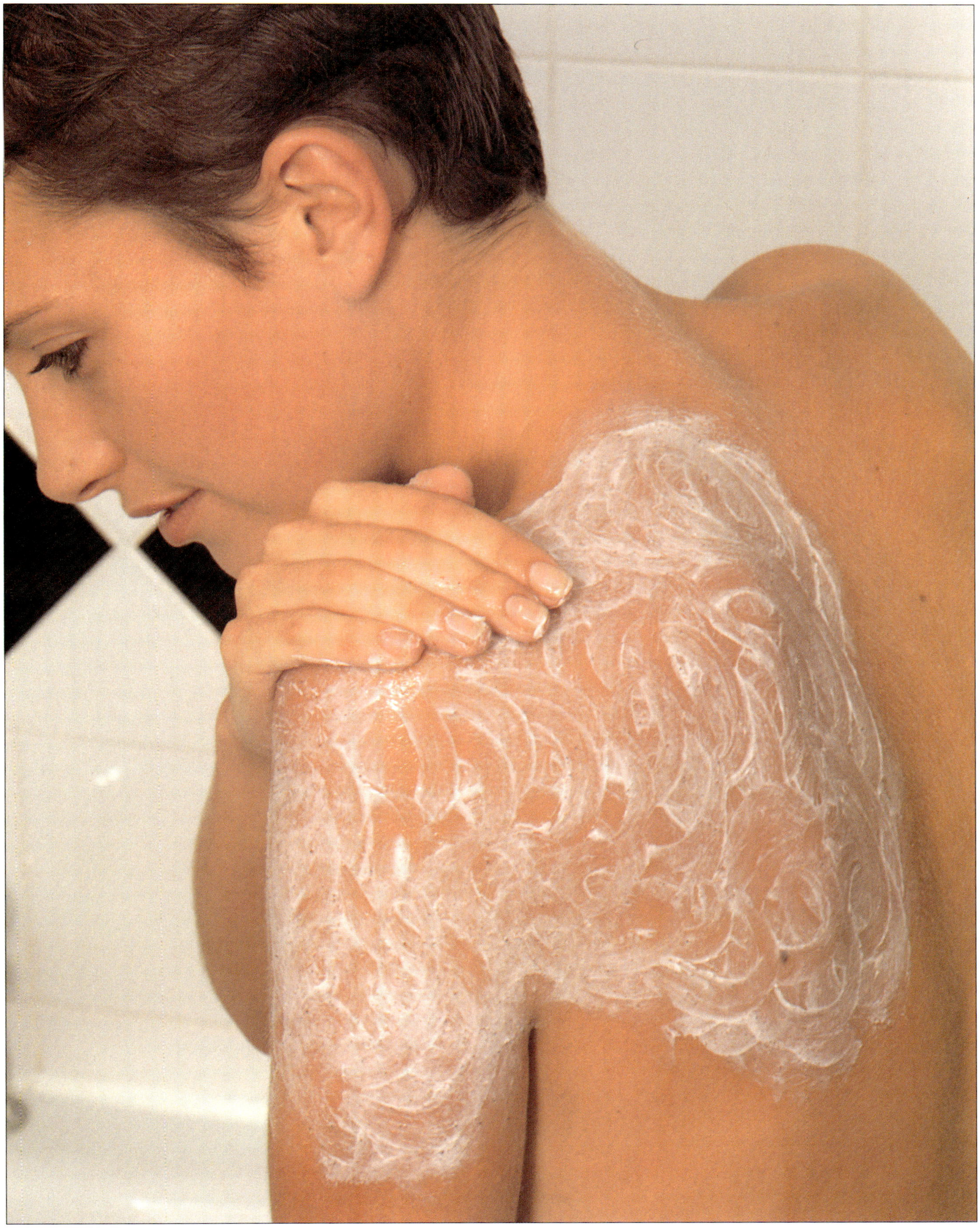

EINFACH GESCHMEIDIGE HAUT

Verwenden Sie eine Feuchtigkeitspflege, damit der Körper seidig glatt wird. Wenn Sie täglich eine Feuchtigkeitscreme benutzen, werden Sie schnell das Ergebnis sehen.

FEUCHTIGKEIT MACHT DEN UNTERSCHIED

Genauso sorgfältig wie Sie eine Feuchtigkeitscreme für das Gesicht aussuchen, sollten Sie auch das beste Produkt für Ihren Körper wählen.

- Gels sind die leichtesten Produkte und wunderbar für die heiße Jahreszeit und für fettige Haut. Sie enthalten zudem viele nährende Wirkstoffe.
- Lotionen und Öle eignen sich für beinahe alle Hauttypen. Sie sind leicht aufzutragen und kleben nicht.
- Cremes wirken vor allem für sehr trockene Zonen besser.

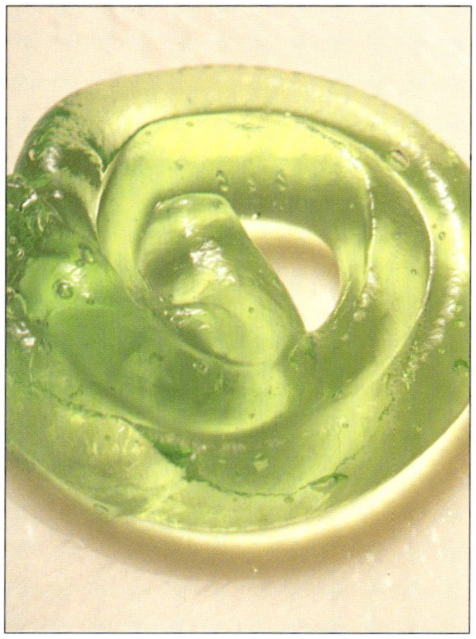

Machen Sie das Beste aus Ihrer Feuchtigkeitspflege

- Massieren Sie die Pflege mit festen Handbewegungen ein, um die Blutzirkulation anzuregen.
- Tragen Sie die Feuchtigkeitspflege direkt auf die reine, feuchte Haut auf – möglichst nach einem Bad oder einer Dusche. Das hilft, zusätzliche Feuchtigkeit in den oberen Hautschichten zu speichern; dadurch wird die Haut geschmeidiger.
- Rissige Füße werden weicher, wenn man sie mit reichhaltiger Körperlotion eincremt, Baumwollsocken anzieht und damit schläft. Am nächsten Morgen sind sie wunderbar weich!
- Reiben Sie besonders die trockenen Bereiche wie Fersen, Knie und Ellenbogen mit Feuchtigkeitscreme ein. Auch die Unterschenkel trocknen leicht aus, da sie nicht viele Fettdrüsen enthalten.
- Wenn Sie keine Zeit haben, nach einem Bad Feuchtigkeitspflege aufzutragen, geben Sie einige Tropfen Körperöl ins Wasser. Wenn Sie aus dem Bad steigen, wird Ihre Haut mit einem feinen, pflegenden Ölfilm überzogen sein. Vergessen Sie nicht, die Wanne danach zu reinigen, damit Sie das nächste Mal, wenn Sie hineinsteigen, nicht ausrutschen!
- Ihre Brüste enthalten vom Schulterblatt bis zur Brustwarze kein Muskelgewebe und die Haut ist hier sehr fein. Festigende Cremes wirken keine Wunder, aber sie können die Haut elastisch und geschmeidig erhalten. Wenn Sie regelmäßig Körperlotion verwenden, zeigt dies dieselbe Wirkung.

Toller Geruch!

Greifen Sie von Zeit zu Zeit zu einer parfümierten Körperlotion. Ihr Duft hält oft länger als der eines Parfums. Sie können sie aber auch als Teil einer „Duftschicht" verwenden. Das bedeutet, daß Sie verschiedene Duftprodukte miteinander kombinieren. Beginnen Sie mit parfümiertem Badeöl und Seife, tragen Sie eine passende Körperlotion, später Puder auf und besprühen Sie sich abschließend mit einem entsprechenden Duft. Achten Sie jedoch darauf, daß die Düfte zusammenpassen. Wählen Sie parfümfreie Produkte, wenn Sie Parfum verwenden, außer Sie besitzen die passende Körperlotion. Es ist nicht sinnvoll, wenn billige Produkte mit Ihrem teuren Parfum konkurrieren.

Oben links: Ein feuchtigkeitsspendendes Gel macht die Haut geschmeidig.
Rechts: Nehmen Sie sich vor dem Ankleiden Zeit, eine Feuchtigkeitspflege aufzutragen. Sie kann einwirken, während Sie sich die Zähne putzen oder das Haar trocknen.

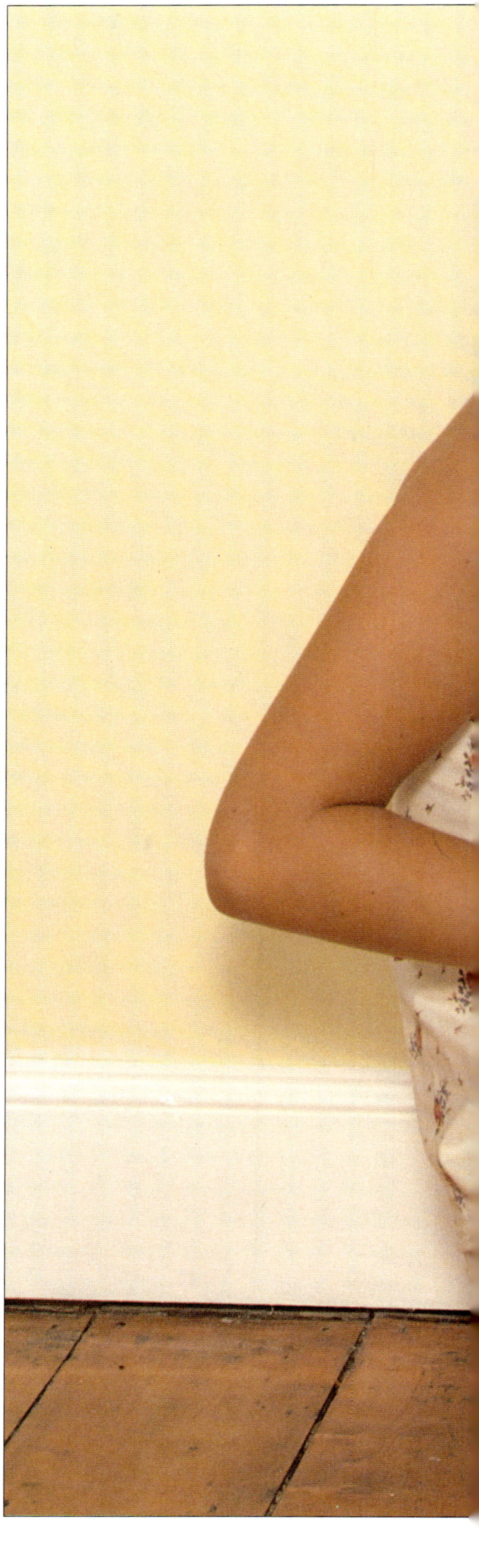

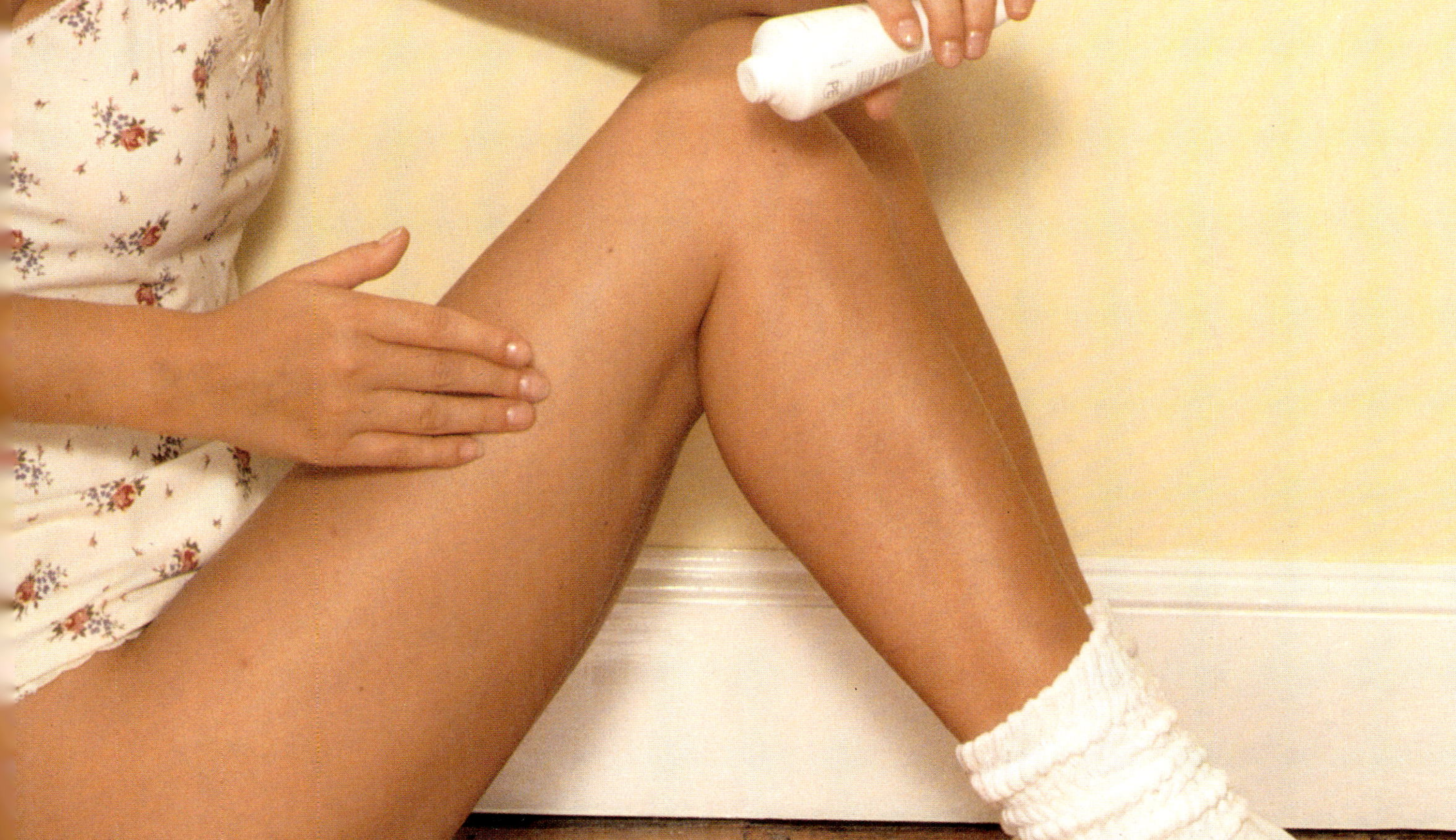

SAMTWEICHE HAUT

Behaarung auf dem weiblichen Körper ist normal, doch diktieren Mode und Kultur für gewöhnlich, daß sie entfernt wird. Nachfolgend finden Sie die wichtigsten Enthaarungsmethoden.

DIE WICHTIGSTEN METHODEN

Es gibt verschiedene Möglichkeiten, Haare zu entfernen.

Rasieren

Beim Rasieren werden die Haare an der Hautoberfläche mit der Rasierklinge abgeschnitten. Diese Methode eignet sich besonders für Beine und Unterarme.

Plus: Billig, schnell, schmerzlos.

Minus: Die Haare wachsen innerhalb weniger Tage wieder nach.

TIPS ZUM RASIEREN

- Verwenden Sie feuchtigkeitsspendenden Rasierschaum oder ei Gel für ein gründliches Resultat. Tragen Sie danach Feuchtigkeitscreme auf, um die Haut zu pflegen.
- Wenn man gründlich rasiert, muß man dies nicht so oft wiederholen. Lassen Sie die Rasiercreme kurz einwirken, damit die Haare geschmeidig werden, bevor Sie mit dem Rasieren beginnen.

Auszupfen

Die Haare werden einzeln ausgerissen. Da dies mehr Zeit beansprucht, können nur kleine Zonen, z. B. die Augenbrauen, enthaart werden, oder man zupft nach dem Wachsen die restlichen Haare aus.

Plus: Gute Kontrolle über die Form.

Minus: Kann schmerzhaft sein und eine Rötung der Haut hervorrufen. Kontrollieren Sie das Ergebnis regelmäßig im Spiegel.

TIPS ZUM ZUPFEN

Drücken Sie einen feuchtwarmen Waschlappen auf die Haare, um sie geschmeidig zu machen. Dadurch werden die Poren geöffnet, und das Auszupfen wird einfacher. Sie können auch einen Eiswürfel auf den Bereich pressen, um ihn schmerzunempfindlich zu machen.

Wachs

Das Haar wird mit der Wurzel ausgerissen. Entweder man trägt Wachs auf die Haut auf und zieht es in Streifen ab, oder man verwendet vorgefertigte Wachsstreifen. Diese Form der Enthaarung kann gefahrlos am ganzen Körper angewendet werden.

Plus: Das Ergebnis hält 2–6 Wochen.

Minus: Kann schmerzhaft sein und die Haut verletzen, oder Haare können einwachsen. Außerdem müssen die Haare lang genug sein. Sie werden also eine Zeitlang sichtbare Härchen haben. Sind die Haare zu kurz, werden sie nicht oder nur teilweise entfernt.

TIPS ZUM WACHSEN

- Wenn Sie den Bikinibereich wachsen, tragen Sie antibakterielle Creme auf, um Infektionen oder Ausschläge zu vermeiden.
- Tragen Sie nach dem Wachsen lose Kleidung.
- Tragen Sie niemals Wachs auf eine Hautverletzung auf.

Enthaarungscremes

Sie enthalten Chemikalien, welche die Haarwurzel schwächen, daß so das Haar weggewischt werden kann. Tragen Sie die Creme auf, lassen Sie sie 5-10 Minuten einwirken und spülen Sie sie ab (Beachten Sie die Gebrauchsanweisung auf der Packung!). Sie können Enthaarungscreme am ganzen Körper verwenden, und es gibt auch Produkte für die verschiedenen Bereiche.

Testen Sie die Creme 24 Stunden vor der Anwendung, um Reizungen oder Allergien auszuschließen.

Plus: Die Produkte sind billig und das Ergebnis hält bis zu einer Woche.

Minus: Langwierige, etwas unsaubere Anwendung. Der Geruch ist oft abstoßend, auch wenn die Produkte bereits verbessert wurden.

Bleichen

Bleichen ist keine Enthaarungsmethode, hilft aber lästige Haare weniger sichtbar zu machen. Zum Bleichen der Haare wird eine Wasserstoffperoxid-Lösung verwendet. Diese Methode eignet sich am besten für Arme, Oberlippe und Gesicht.

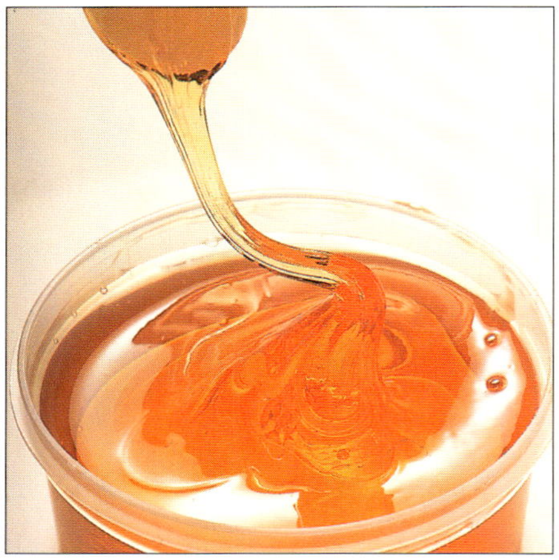

Oben: Zuckern – die süße Lösung für überflüssiges Haar.
Rechts: Rasieren ist die bequemste Lösung für seidenglatte Beine.

Plus: Das Ergebnis hält 2-6 Wochen.

Minus: Nur für feine Härchen geeignet.

TIPS FÜRS BLEICHEN

Wenn Sie ein neues Produkt verwenden, testen Sie es auf der Haut, um festzustellen, ob Sie das Mittel vertragen.

Zuckern

Funktioniert wie Wachsen, doch wird hierbei eine Paste aus Zucker, Zitronensaft und Wasser verwendet. Diese Methode stammt aus dem Nahen Osten und wird immer beliebter.

Plus: Dieselben Vorteile wie Wachsen. Am ganzen Körper anwendbar.

Minus: Kann ziemlich schmerzhaft sein, und Haare können einwachsen.

Elektrolyse

Durch eine nadelähnliche Sonde wird elektrischer Strom in das Haarfollikel geleitet, worauf das Haar abstirbt. Vor allem für kleine Bereiche wie Brüste und Gesicht geeignet. Wenden Sie sich an einen Spezialisten.

Plus: Eine dauerhafte Lösung.

Minus: Teuer; für einige Menschen schmerzhafter als für andere. Vor oder während der Periode ist man schmerzempfindlicher.

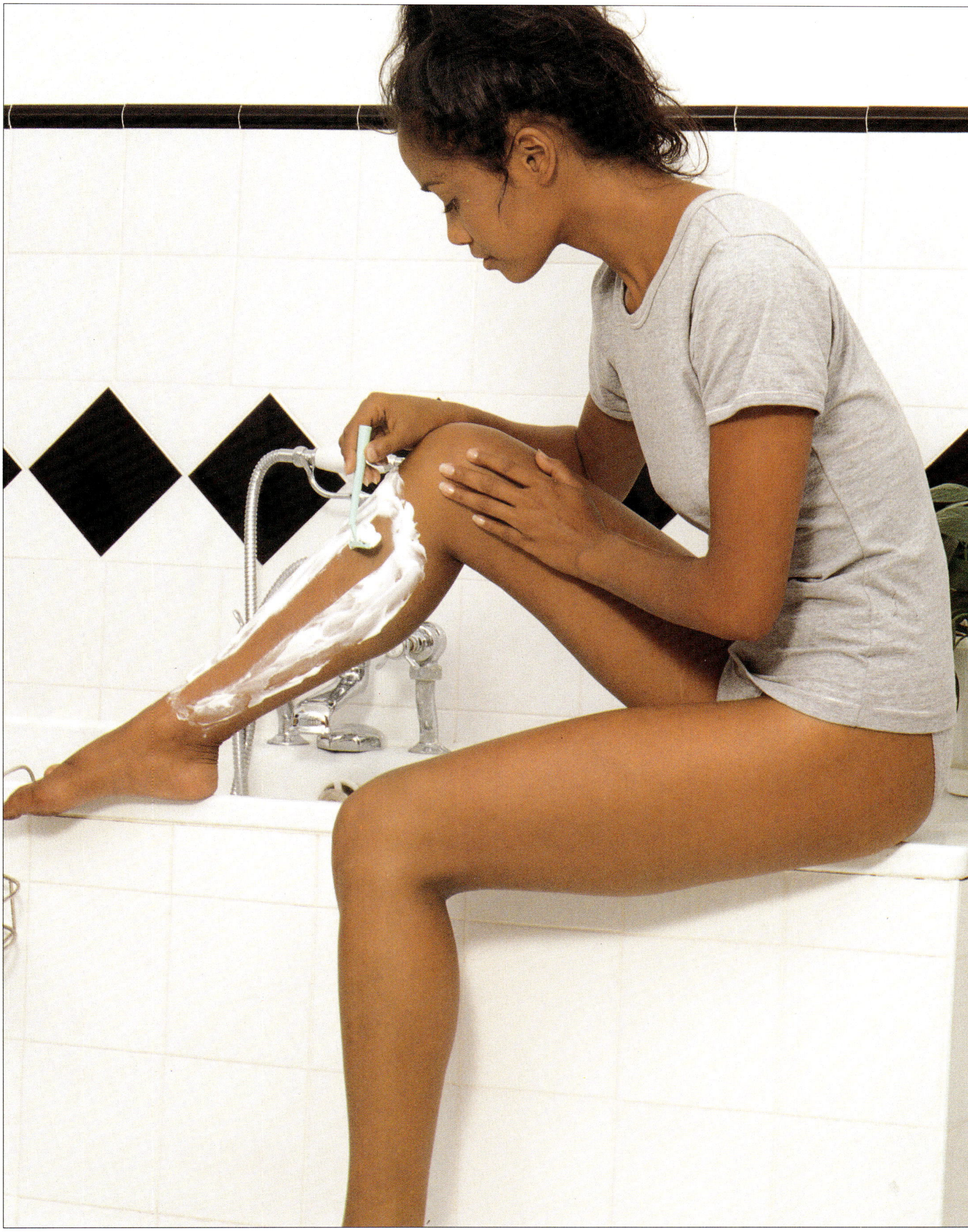

GENIESSEN SIE DIE AROMATHERAPIE

Viele Menschen nutzen heutzutage die Vorteile der Aromatherapie, welche eine wunderbare Heilungsmethode darstellt. Da die Produkte leicht erhältlich sind und rasch wirken, ist diese Therapieform sehr beliebt.
Hierbei werden ätherische Öle verwendet, die aus destillierten Extrakten von Kräutern, Blumen und Bäumen gewonnen werden. Die Öle duften gut und sind einfach zu handhaben. Sie werden für ein weites Spektrum physischer und psychischer Beschwerden, von Hautkrankheiten bis Streß, eingesetzt. Es gibt im wesentlichen drei Anwendungsmethoden.

Als Badeöl

Geben Sie fünf bis zehn Tropfen ins Badewasser, steigen Sie in die Wanne und entspannen Sie sich. Das Inhalieren der Duftstoffe beruhigt die Seele, und das Öl hat eine positive Wirkung auf Haut und Körper. Tropfen Sie das Öl erst in die mit Badewasser gefüllte Wanne, sonst verdampft es und verliert seine therapeutische Wirkung, noch bevor Sie im Wasser sind!

Als Massageöl

Mischen Sie drei bis vier Tropfen eines ätherischen Öls mit 10 ml (2 Teelöffel) Basisöl, zum Beispiel Mandelöl, und massieren Sie es am ganzen Körper ein, oder lassen Sie sich damit einmassieren. Oder Sie erwerben eine Ölkombination aus dem Handel. Die meisten Aromatherapeuten meinen, daß wir instinktiv jene Öle wählen, die uns guttun. Probieren Sie also gleich einen der hier beschriebenen Duftstoffe.

Als Raumduft

Genießen Sie den wohltuenden Duft in Ihrem Heim und verwenden Sie eine Duftlampe, welche das Öl gleichmäßig verteilt. Bevor Sie die Kerze (Teelicht) anzünden, füllen Sie die Duftschale mit Wasser und tropfen Sie das Öl ein. So kann das Öl nicht verbrennen, sondern langsam verdampfen. Sie können auch sechs Tropfen Ihres Lieblingsöls zusammen mit etwas Wasser in einer Schale an einem warmen Platz aufstellen. Ebenso gibt es Gefäße, die man auf Glühlampen befestigen kann, oder man träufelt ein paar Tropfen Öl in eine Blumenspritze.

Unten: Flower Power – heilende Duftöle aus Blumen, Pflanzen und Kräutern.

Diese Öle sollten Sie probieren!

Es gibt hunderte verschiedene Öle. Damit Sie anfangs nicht die Qual der Wahl haben, finden Sie hier einige beliebte Öle:

Ätherisches Öl	Wirkung	Anwendungsbereich
Kamille	beruhigend	Kopfschmerzen und Beklemmung
Mandarine	beruhigend, anregend	Verdauungsstörungen
Eukalyptus	schleimlösend	Erkältung
Lavendel	beruhigend und ausgleichend	Streß, Erkältungen, Kopfschmerzen, prämenstruelles Syndrom
Pfefferminze	anregend	Verstopfung und Übelkeit
Rose	beruhigend, schmerzlindend	Depression
Rosmarin	antiseptisch und stimulierend	Schmerzen
Sandelholz	entspannend	Streß, trockene Haut
Teebaum	antiseptisch	Pickel und Herpes
Ylang Ylang	aphrodisisch	Steigerung des Sexualtriebes

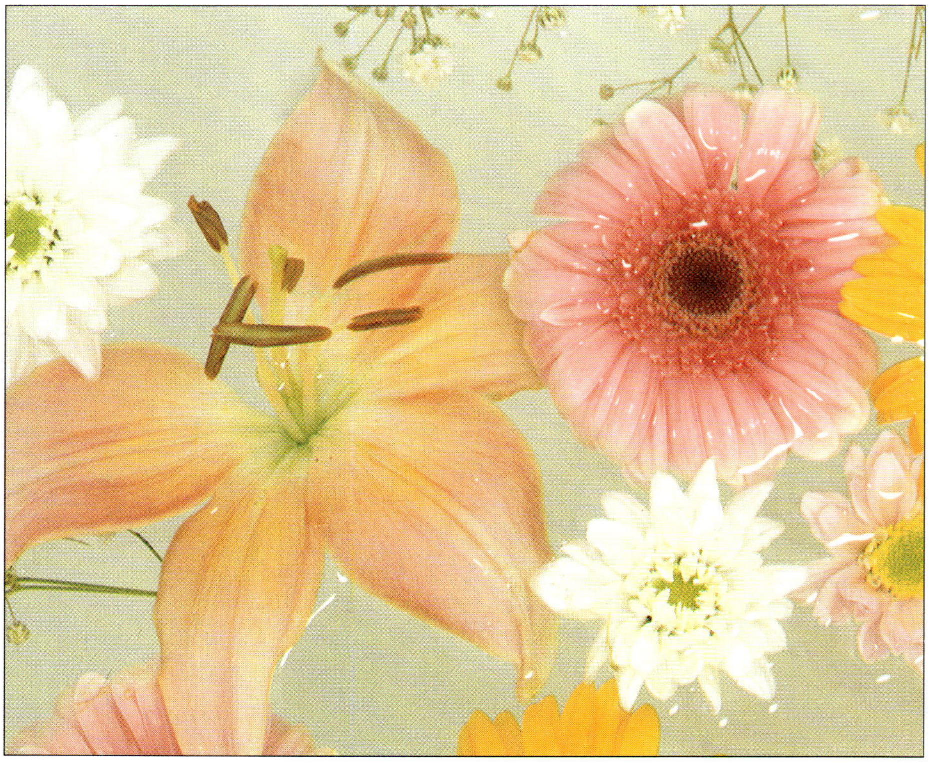

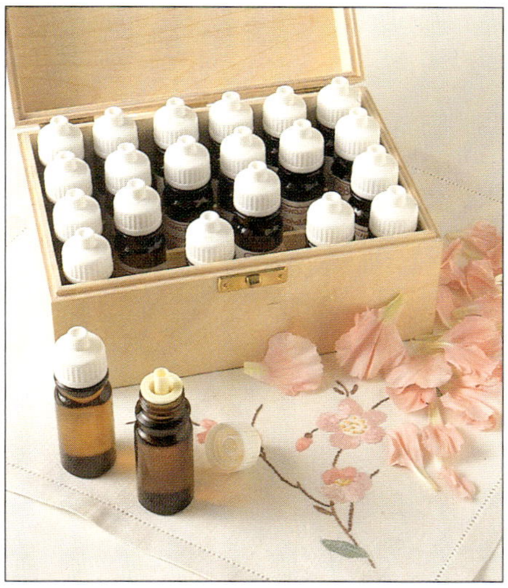

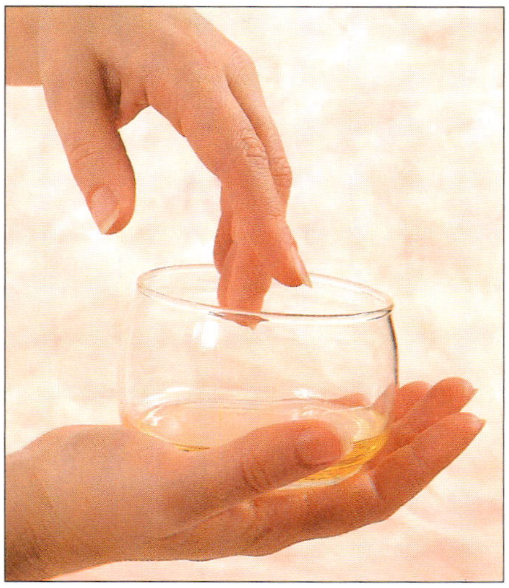

TIPS FÜR DIE AROMATHERAPIE

1 Wenn Sie nicht verschiedene Duftöle kaufen möchten, verwenden Sie Fertigmischungen oder Badezusätze und Körperpflegeprodukte mit ätherischen Ölen.

2 Einige Öle können für Schwangere gefährlich sein. Daher sollte man bei einer vorliegenden Schwangerschaft einen qualifizierten Aromatherapeuten konsultieren.

3 Im Falle irgendeiner Krankheit müssen Sie zuvor einen Arzt konsultieren.

4 Ätherische Öle sind unterschiedlich teuer, doch man kommt sehr lange mit ihnen aus.

5 Tragen Sie die hochkonzentrierten, ätherischen Öle nicht unverdünnt auf die Haut auf. Sie können Entzündungen auslösen. Nur Lavendel kann bei Insektenbissen und -stichen unverdünnt auf die Haut aufgetragen werden. Alle anderen Öle benötigen ein Basisöl.

6 Nehmen Sie ätherische Öle nicht ein. Sie sind 50 bis 100mal stärker als die Pflanze, aus der sie gewonnen wurden.

7 Tragen Sie die Öle nicht auf wunde, entzündete oder erst kürzlich vernarbte Haut auf.

8 Bei jeder Aromatherapie sollten Sie die Fenster und Türen schließen, damit der Duftstoff nicht zu rasch entweichen kann.

9 Inhalieren Sie das Öl, dann wirkt es besonders rasch. Geben Sie ca. vier Tropfen in eine Schale mit heißem Wasser, beugen Sie sich darüber und legen Sie ein Handtuch über den Kopf. Inhalieren Sie dann ca. fünf Minuten lang.

10 Geben Sie einige Tropfen Ihres Lieblingsöls auf ein Tuch, an dem Sie jederzeit riechen können. Eukalyptus ist das beste Öl bei verstopften Nebenhöhlen oder Erkältungen. Sie können auch Ihr Kissen mit Kamille- oder Lavendelöl beträufeln, dann schlafen Sie besser.

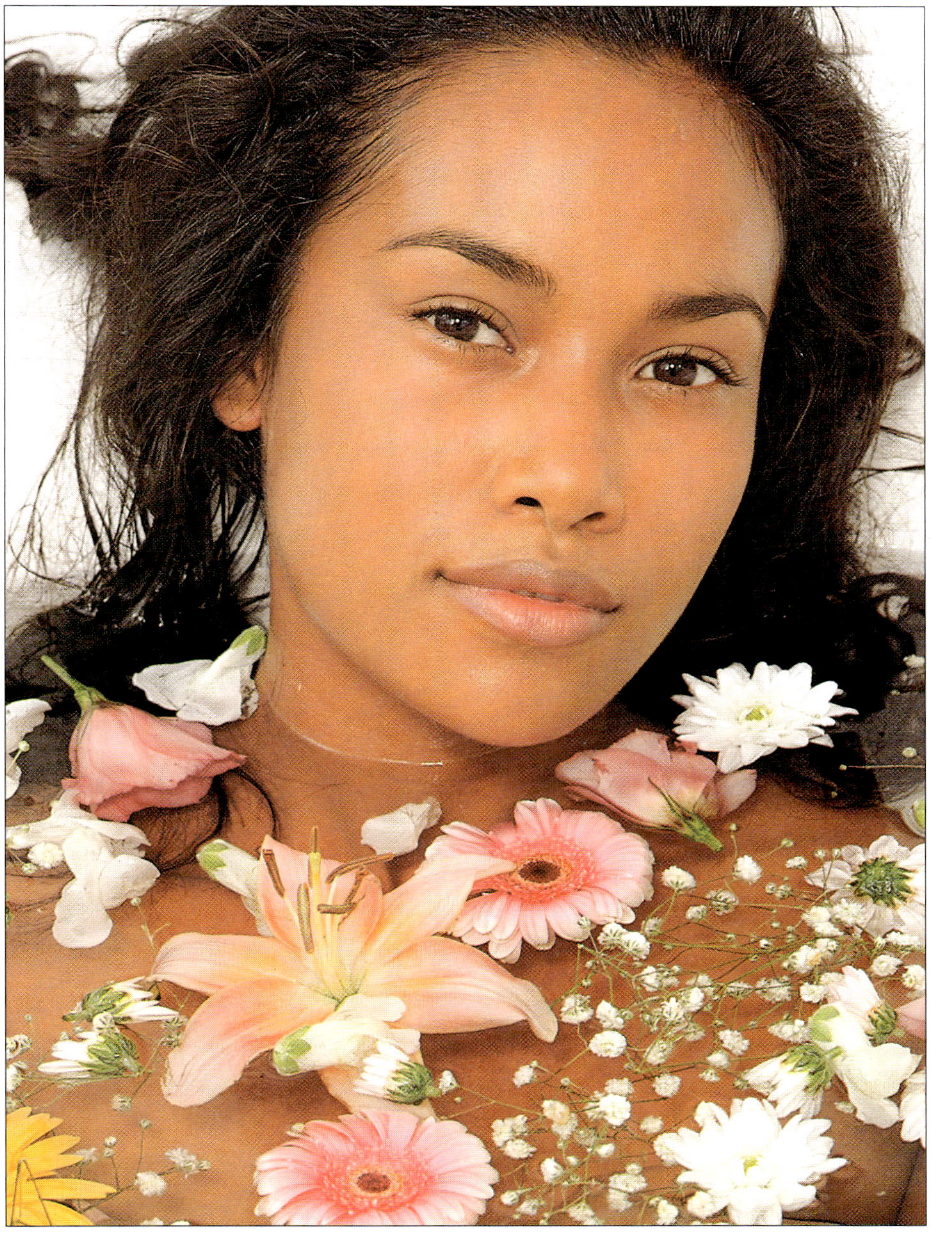

Oben links: Spezielle ätherische Öle regen die Sinne an.
Oben rechts: Verdünnen Sie das Öl und verwöhnen Sie Ihren Körper damit.
Rechts: Vergessen Sie Ihre Sorgen bei einem beruhigenden Aromatherapie-Bad.

KAMPF DER CELLULITIS

Nicht nur mollige oder ältere Frauen haben „Orangenhaut“ auf Schenkeln, Hüfte, Po und Bauch – auch schlanke, junge Frauen leiden darunter. Es gibt trotz gegenteiliger Behauptungen kein Wundermittel gegen Cellulitis. Hier wollen wir einige wirkungsvolle, praktische Tips geben, die Abhilfe schaffen.

ÜBER DIE CELLULITIS

Die tatsächlichen Ursachen der Cellulitis sind ungeklärt. Wahrscheinlich handelt es sich um Fettpolster, Flüssigkeiten und Giftstoffe, die sich zwischen den Elastin- und Kollagenfasern des subkutanen Bindegewebes ansammeln. Dadurch entstehen die charakteristischen Dellen. Die Haut fühlt sich an diesen Stellen oft kälter an, weil der Blutkreislauf eingeschränkt ist, und das Lymphsystem, das Giftstoffe abtransportiert, mangelhaft funktioniert. Deshalb wirkt die Haut geschwollen und schwammig.

HABE ICH CELLULITIS?

Drücken Sie die Haut Ihres Oberschenkels zwischen Daumen und Zeigefinger zusammen. Entstehen Dellen und Vertiefungen, dann leiden Sie an Cellulitis. Ein weiterer Verdacht ist gegeben, wenn die Haut an diesen Stellen heller ist und sich kälter anfühlt.

Häufige Ursachen

Für die Entstehung und Ausbreitung der Cellulitis gibt es folgende Ursachen:

- Durch schlechte Ernährung gelangen mehr Giftstoffe in den Körper und belasten den Stoffwechsel. Nimmt man keine Ballaststoffe, aber viel Fett zu sich, funktioniert die Verdauung nicht so, daß alle Giftstoffe ausgeschieden werden können.
- Durch Streß und Bewegungsmangel wird unser Körper träge, der Blutkreislauf und das Lymphsystem arbeiten langsamer.
- Vererbung – wenn Ihre Mutter Cellulitis hat, werden auch Sie vemutlich darunter leiden.
- Hormonveränderungen durch die Anti-Baby-Pille oder andere Hormonbehandlungen.

EIN VERNÜNFTIGER ANSATZ

Es gibt Dutzende Produkte, die Cellulitis bekämpfen helfen, doch um wirklich Erfolg zu haben, sollte man drei Methoden kombinieren:

- den Kreislauf ankurbeln
- Diät halten
- und sich Bewegung verschaffen.

Den Kreislauf ankurbeln

Hier finden Sie einige Möglichkeiten, wie Sie Kreislauf und Lymphsystem in Schwung bringen. Auf jeden Fall sollten Sie sich täglich 5 Minuten Zeit nehmen.

- Mit einer weichen Körperbürste über die feuchte oder trockene Haut streichen, dabei in Richtung des Herzens bürsten und weit ausholen.
- Dasselbe können Sie auch mit einem Massage- oder Sisalhandschuh machen.
- Verwenden Sie eine Cellulitiscreme. Die natürlichen Inhaltsstoffe wie Roßkastanie, Efeu und Koffein regen die Blutzirkulation an. Wenn Sie die Creme mit den Fingerspitzen gründlich einmassieren, wirkt sie noch besser. Bei einigen Produkten wird ein Plastik- oder Gummihandschuh mitgeliefert, den man zum Massieren benutzen kann.

Entgiftungsdiät

Zur Entgiftung Ihres Körpers müssen Sie viele Ballaststoffe zu sich nehmen, d. h. viel frisches Obst und Gemüse, und Fette meiden. Sie verlieren auch Ihr Übergewicht, wenn Sie sich an folgende Regeln halten:

- Essen Sie mindestens fünfmal am Tag frisches Obst und Gemüse.
- Nehmen Sie weniger Fett zu sich; grillen Sie Fleisch, anstatt es zu braten und schneiden Sie jedes sichtbare Fett weg. Kaufen Sie Leichtprodukte, die es bereits von vielen Lebensmitteln gibt.
- Wasser reinigt den Körper und schwemmt die Giftstoffe heraus, trinken Sie daher jeden Tag mindestens 2 Liter.
- Steigen Sie von koffeinhaltigem Kaffee auf Kräutertees und koffeinfreien Kaffee um. Trinken Sie Fruchtsäfte anstelle kohlesäurehältiger Limonaden.
- Vermeiden Sie nach Möglichkeit Alkohol. Er schadet der Leber, die das größte Entgiftungsorgan im Körper ist.
- Trinken Sie jeden Morgen nach dem Aufstehen frischgepreßten, mit heißem Wasser verdünnten Zitronensaft – dies ist ein wunderbares Entschlackungsmittel.
- Verzichten Sie auf Süßigkeiten – essen Sie statt dessen ein Stück Obst, rohes Gemüse oder Vollwertkekse.

SELBSTGEMACHTE CELLULITIS-CREME

So manche Frau schwört auf Aromatherapie zur Behandlung von Cellulitis. Im Handel sind viele Öle erhältlich. Sie können jedoch Cellulitiscreme auch selbst herstellen. Mischen Sie je zwei Teelöffel Rosmarin- und Fenchelöl mit drei Teelöffeln Basisöl, zum Beispiel Mandelöl. Massieren Sie damit jeden Tag gründlich die betroffenen Stellen.

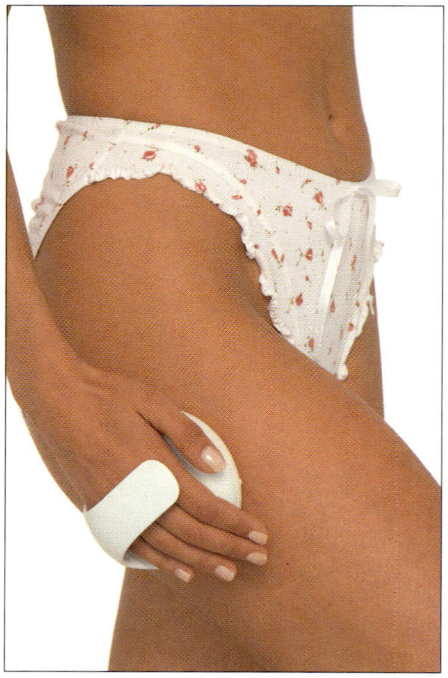

Rechts: Sagen Sie der Cellulitis den Kampf an, indem Sie Kreislauf und Lymphsystem ankurbeln.

Mehr Bewegung

Ausdauertraining bringt Kreislauf und Lymphsystem in Schwung, der Körper kann Giftstoffe leichter abbauen. Trainieren Sie regelmäßig, d. h. drei- bis fünfmal in der Woche, 20–40 Minuten lang. Gute aerobe Übungen sind: rasches Gehen, Joggen, Schwimmen, Radfahren, Tennis, Badminton, Aerobics oder Laufen. (Sie sollten immer einen Arzt konsultieren, bevor Sie mit einer neuen Sportart beginnen.)

Schöne Beine

Diese Übungen verhelfen Ihnen zu straffen, wohlgeformten Beinen. Wenn Sie täglich trainieren, wirken sie auch gegen Cellulitis.

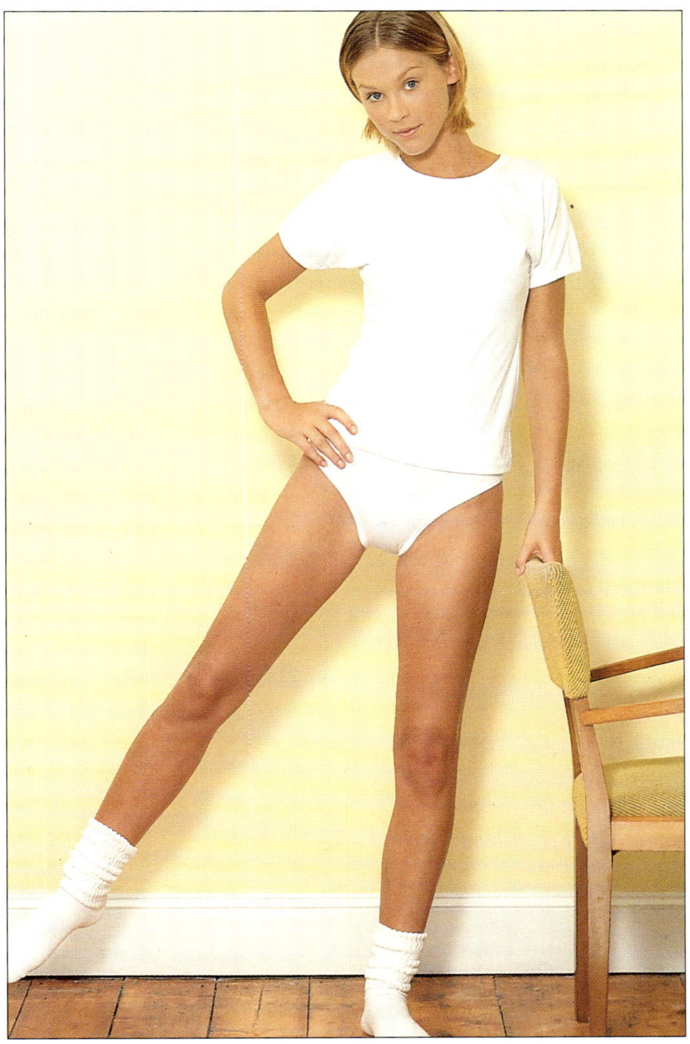

Schlanke Hüften

Stellen Sie sich seitlich neben einen Stuhl und legen Sie eine Hand auf die Lehne. Die Knie sind leicht gebeugt und die Schultern entspannt. Heben Sie langsam das rechte Bein. Ihr Körper und das gehobene Bein sind nach vorn gerichtet. Bewegen Sie das Bein langsam auf und ab. Wenn Sie die Übung zehnmal wiederholt haben, wechseln Sie das Bein.

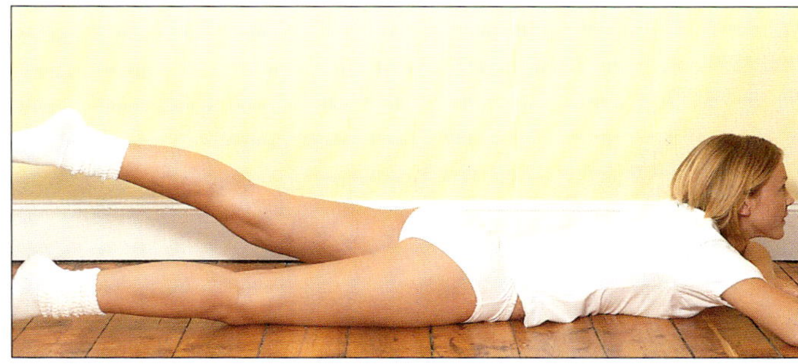

Knackiger Po

Legen Sie sich auf den Bauch. Sie können auch das Kinn auf den übereinandergelegten Händen abstützen. Heben Sie ein Bein ca. 13 cm hoch. Halten Sie es in der Luft und zählen Sie dabei bis 10. Danach legen Sie es wieder am Boden ab. Wiederholen Sie die Übung mit jedem Bein 15–20mal.

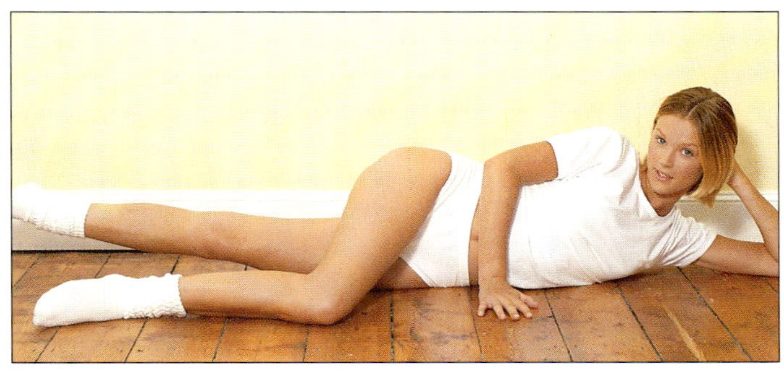

Straffe Innenschenkel

Legen Sie sich seitlich auf den Boden. Stützen Sie den Kopf ab. Das nach oben gerichtete Bein liegt vor dem Körper, das untere Bein wird soweit wie möglich angehoben, ohne daß es schmerzt. Dann vorsichtig ablegen und 10mal wiederholen. Danach drehen Sie sich um und trainieren mit dem anderen Bein.

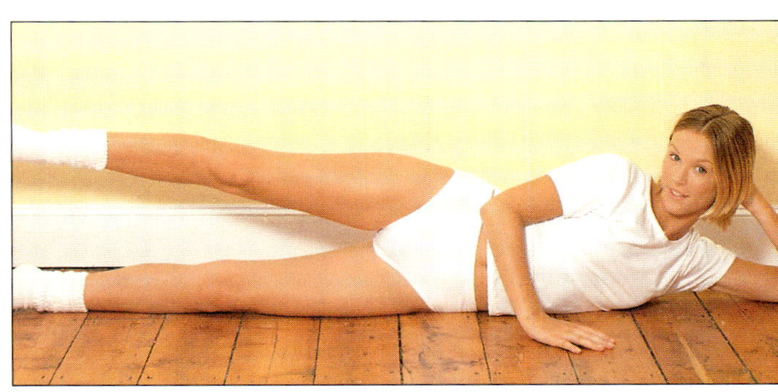

Straffe Außenschenkel

Stützen Sie, seitlich liegend den Kopf mit der Hand. Das untere Bein wird nach hinten gebeugt und die Hüfte leicht nach vorn gedrückt. Mit der anderen Hand stützen Sie sich vor dem Körper ab. Heben und senken Sie langsam das obere Bein. Beim Absenken soll es das untere berühren. Sechsmal wiederholen, danach das Bein wechseln.

TIPS FÜR GESUNDE BRÄUNE

Nichts hebt die Stimmung so rasch wie ein paar Stunden in der Sonne. Schützen Sie jedoch Ihre Haut gegen die möglichen Gefahren einer Sonnenbestrahlung und achten Sie darauf, einen ausreichenden Lichtschutzfaktor zu verwenden. So werden Sie langsam und anhaltend braun.

DAS RICHTIGE PRODUKT

Es gibt unzählige Sonnencremes und -lotionen, daher ist es wichtig, das richtige Produkt zu finden, mit dem Sie Sonnenbrand vermeiden, der die Haut altern läßt und das Hautkrebsrisiko erhöht. Gehen Sie auf Nummer sicher.

1. SCHRITT: DER RICHTIGE LSF

Die Abkürzung LSF (engl. SPF) steht für Lichtschutzfaktor. (Je höher diese Zahl, desto besser schützt das jeweilige Produkt gegen schädliche ultraviolette B-Strahlen (UVB). LSF 2 bedeutet, daß Sie doppelt so lange in der Sonne bleiben können, ohne einen Sonnenbrand zu bekommen, mit LSF 8 können Sie sich achtmal so lang in der Sonne aufhalten.

2. SCHRITT: IHR HAUTTYP

Sie müssen wissen, wie anfällig Ihre Haut gegenüber UVB-Strahlen ist. Dermatologen unterscheiden sechs Hauttypen, die alle einen anderen LSF brauchen. Wenn Sie Ihren Hauttyp kennen, können Sie sich immer und überall ausreichend schützen.

Hauttyp 1

Stark sonnenbrandgefährdet. Keine Bräunung. Helle Haut, oft mit Sommersprossen. Rotes oder blondes Haar. Irischer oder angelsächsischer Hauttyp.
Nordeuropa/GB: Nur Sunblocker verwenden oder nicht in die Sonne gehen.
USA/Tropen/Afrika: Nur Sunblocker.
Mittelmeerländer: Nur Sunblocker.

Hauttyp 2

Sonnenbrandgefährdet. Kaum Bräunung. Helles Haar, helle Haut. Nordeuropäischer Hauttyp.
Nordeuropa/GB: Zuerst LSF 20; Sunblocker für empfindliche Stellen. Dann kann LSF 15 verwendet werden.
USA/Tropen/Afrika: Zuerst Sunblocker, dann kann LSF 20 verwendet werden.
Mittelmeerländer: Zuerst LSF 20; Sunblocker für empfindliche Stellen. Dann kann LSF 15 verwendet werden.

Hauttyp 3

Sonnenbrandgefährdet, leichte Bräunung möglich. Hellbraunes Haar, mittlere Hautfarbe. Ebenfalls typisch nordeuropäisch.
Nordeuropa/GB: Zuerst LSF 10, dann LSF 8.
USA/Tropen/Afrika: Zuerst LSF 20, dann LSF 15, in weiterer Folge LSF 10.
Mittelmeerländer: Zuerst LSF 15, dann LSF 10.

Hauttyp 4

Selten Sonnenbrand, gute Bräunung. Haare und Augen normalerweise braun, mittlere Hautfarbe. Südeuropäischer Hauttyp.
Nordeuropa/GB: Zuerst LSF 8, dann LSF 6.
USA/Tropen/Afrika: Zuerst LSF 15, dann LSF 8.
Mittelmeerländer: Zuerst LSF 10, dann LSF 6.

Hauttyp 5

Kaum Sonnenbrand, sehr gute Bräunung. Haare und Augen dunkel, mittlere Hautfarbe. Fernöstlicher und asiatischer Hauttyp.
Nordeuropa/GB: Nur LSF 6 verwenden.
USA/Tropen/Afrika: Zuerst LSF 8, dann LSF 6.
Mittelmeerländer: Zuerst LSF 8, dann LSF 6.

Hauttyp 6

Kein Sonnenbrand. Augen und Haare dunkel. Afrikanischer oder Afro-karibischer Hauttyp.
Nordeuropa/GB: Kein Sonnenschutz erforderlich.
USA/Tropen/Afrika: Zuerst LSF 8, dann LSF 6.
Mittelmeerländer: Nur LSF 6 verwenden.

GREIFEN SIE NACH DEN STERNEN

Viele Hersteller verwenden Sterne, um ihre Produkte zu kennzeichnen. Die Anzahl der Sterne gibt Aufschluß über den Schutz gegen UVA-Strahlen, die altersbedingte Hautveränderungen, zum Beispiel Fältchen, verursachen. Bewahren Sie das jugendliche Aussehen Ihrer Haut und verwenden Sie diese Produkte. Je mehr Sterne, desto besser.

★
1 Stern – Schutz vor UVA Strahlung
★★
2 Sterne – stärkerer Schutz
★★★
3 Sterne – hoher Schutz
★★★★
4 Sterne – höchster Schutz

Lesen Sie auf der Packung nach, ob ein Produkt wirksamen Schutz vor UVA-Strahlen bietet. UV = ultraviolettes Licht; das A wie das B hinter dem V bezeichnen lediglich einen Teil des ultravioletten Lichtspektrums (UV-A 320–400 nm, UV-B 280–320 nm). UVA-Strahlen sind das ganze Jahr über stark und führen zu Hautalterung und Faltenbildung. UVB-Strahlen dagegen verbrennen die Haut, wenn Sie zu lange in der Sonne liegen.

GESUNDE BRÄUNE

- Tragen Sie Sonnenlotion (Sunblocker) auf, bevor Sie in die Sonne gehen.
- Verlängern Sie langsam die Zeit in der Sonne. Warten Sie nicht, bis Sie einen Sonnenbrand bekommen, der die Haut schädigt.
- Suchen Sie zwischen 12 Uhr mittags und 3 Uhr nachmittags den Schatten auf. Falls Sie in der Sonne bleiben, dann mit einem T-Shirt und einem breitkrempigen Hut.
- Wenn Sie viel Sport treiben oder schwimmen, wählen Sie einen wasserfesten Sonnenschutz für sportliche Aktivitäten.
- Die Lippen benötigen speziellen Schutz, damit sie nicht verbrennen oder spröde werden.
- Fragen Sie in Ihrer Parfümerie oder Apotheke nach einem allergiegetesteten Sonnenschutz.

Nächste Seite, rechts: Schützen Sie sich mit einer Sonnencreme gegen Sonnenbrand und frühzeitige Hautalterung.
Nächste Seite ganz rechts: Strahlendes Aussehen durch zarte Bräune.

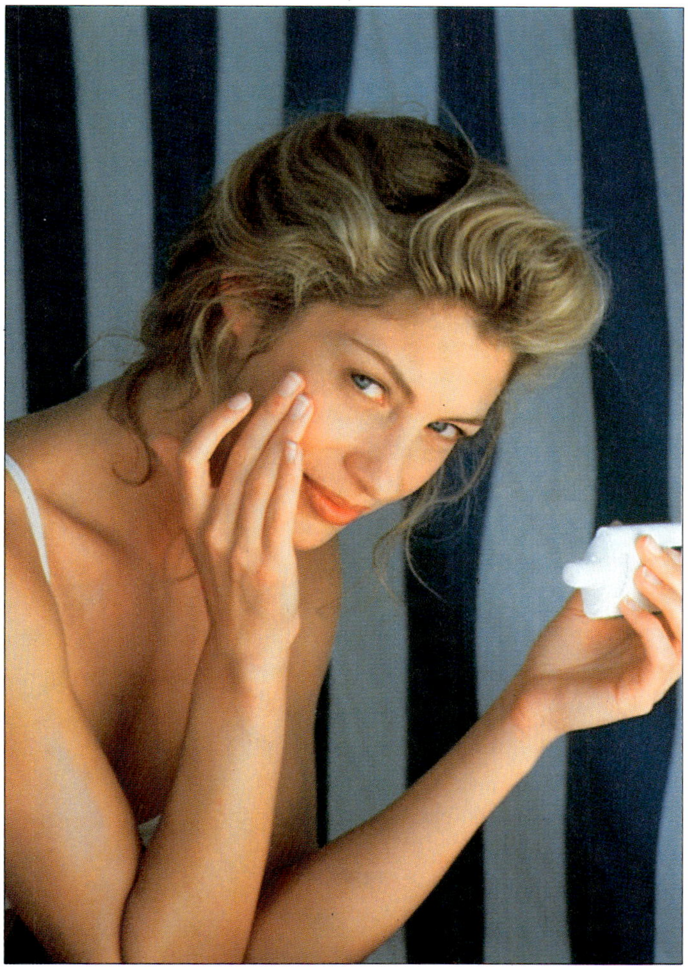

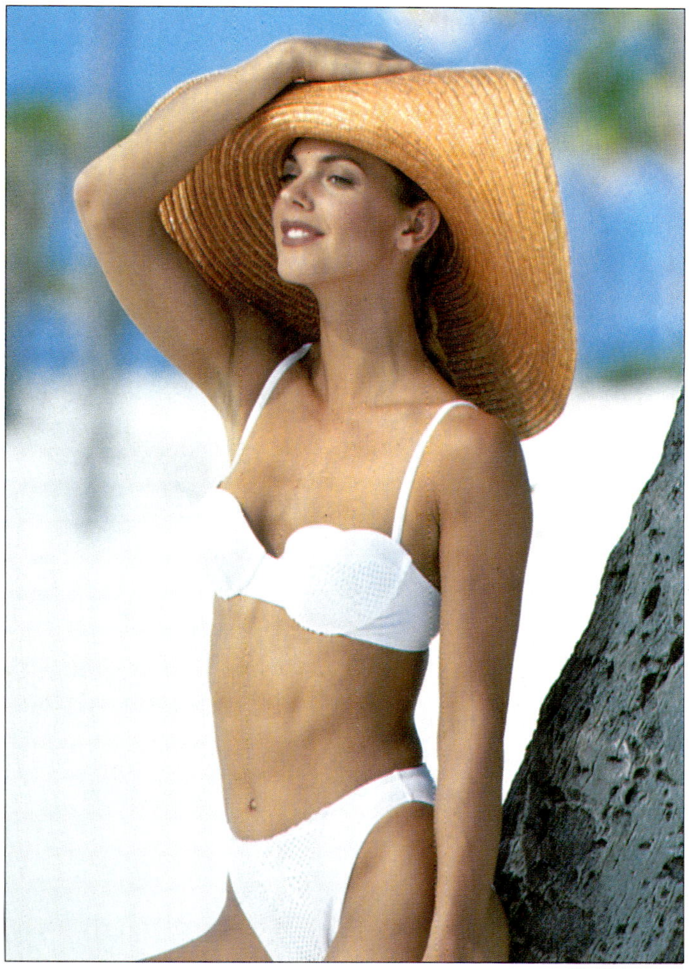

VITALES AUSSEHEN DURCH KÜNSTLICHE BRÄUNE

Die gesündeste Bräune erhalten Sie aus der Tube! Es gibt drei verschiedene Möglichkeiten, diesen Effekt zu erzielen.

Bräunungspuder
Wird fürs Gesicht verwendet und wie Rouge aufgetragen. Verwenden Sie keinen Puder mit Perlmuttglanz, damit die Haut in der Sonne nicht glänzt.

Abwaschbare Selbstbräuner
Die einfachste und rascheste Bräunungsmethode für Gesicht und Körper. Die Creme wird aufgetragen und am Ende des Tages einfach abgewaschen.

Selbstbräuner
Wenn Sie schon lange keinen Selbstbräuner benutzt haben, weil Sie sich an den schrecklichen Geruch und die ungleichmäßige, orangene Farbe erinnern, werden Sie überrascht sein, wie sehr die Produkte in den letzten Jahren verbessert wurden. Heute kann man mit ihnen einen Effekt erzielen, der natürlicher Bräune sehr nahe kommt. Selbstbräuner enthalten Dihydroxylazeton (DHA), das von den Hautzellen absorbiert wird und sich braun verfärbt, wenn es mit Sauerstoff in Berührung kommt – so entsteht die „Bräune" nach ungefähr 3–4 Stunden. Die Wirkung hält ein paar Tage bis maximal eine Woche an, je nachdem, wann die abgestorbenen Hautzellen abgestoßen werden.

TIPS FÜR SELBSTBRÄUNER

- Verwenden Sie zuerst eine Körperbürste, um alte Hautzellen zu entfernen, die möglicherweise zuviel Farbe aufnehmen.
- Massieren Sie an den Stellen, die Sie bräunen wollen, großzügig Körperlotion ein. Dadurch ist die Haut nicht so trocken und bietet eine glatte Unterlage für Selbstbräunungsmittel.
- Verwenden Sie zuerst eine hellere Farbe. Die Bräune wird verstärkt, wenn man den Selbstbräuner mehrmals aufträgt
- Gehen Sie sparsam mit dem Mittel um – Sie können später noch eine zweite Schicht auftragen.
- Massieren Sie den Selbstbräuner gut ein. Reste, die auf der Haut zurückbleiben, können fleckig werden.
- Wenn Sie Selbstbräuner am Körper auftragen, säubern Sie mit Watte jene Stellen, die normalerweise nicht braun werden – Achselhöhlen, Brustwarzen, Fußsohlen und Finger. Wischen Sie auch Augenbrauen, Haar- und Halsansatz ab.
- Manche Selbstbräuner bieten auch einen Schutz gegen die Sonne. Sie sollten jedoch zusätzlich den Sonnenschutz für Ihren Hauttyp auftragen.

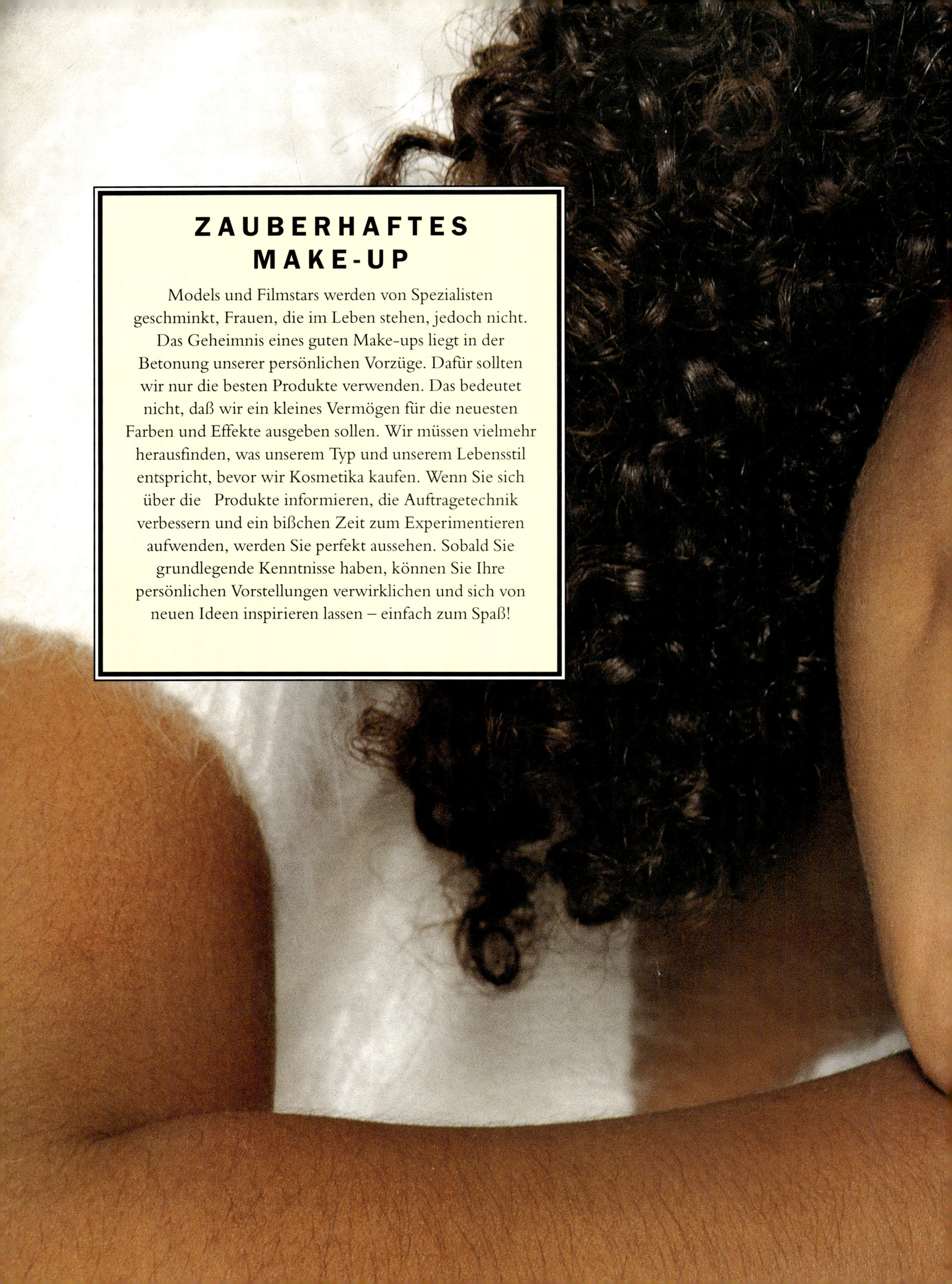

ZAUBERHAFTES MAKE-UP

Models und Filmstars werden von Spezialisten geschminkt, Frauen, die im Leben stehen, jedoch nicht. Das Geheimnis eines guten Make-ups liegt in der Betonung unserer persönlichen Vorzüge. Dafür sollten wir nur die besten Produkte verwenden. Das bedeutet nicht, daß wir ein kleines Vermögen für die neuesten Farben und Effekte ausgeben sollen. Wir müssen vielmehr herausfinden, was unserem Typ und unserem Lebensstil entspricht, bevor wir Kosmetika kaufen. Wenn Sie sich über die Produkte informieren, die Auftragetechnik verbessern und ein bißchen Zeit zum Experimentieren aufwenden, werden Sie perfekt aussehen. Sobald Sie grundlegende Kenntnisse haben, können Sie Ihre persönlichen Vorstellungen verwirklichen und sich von neuen Ideen inspirieren lassen – einfach zum Spaß!

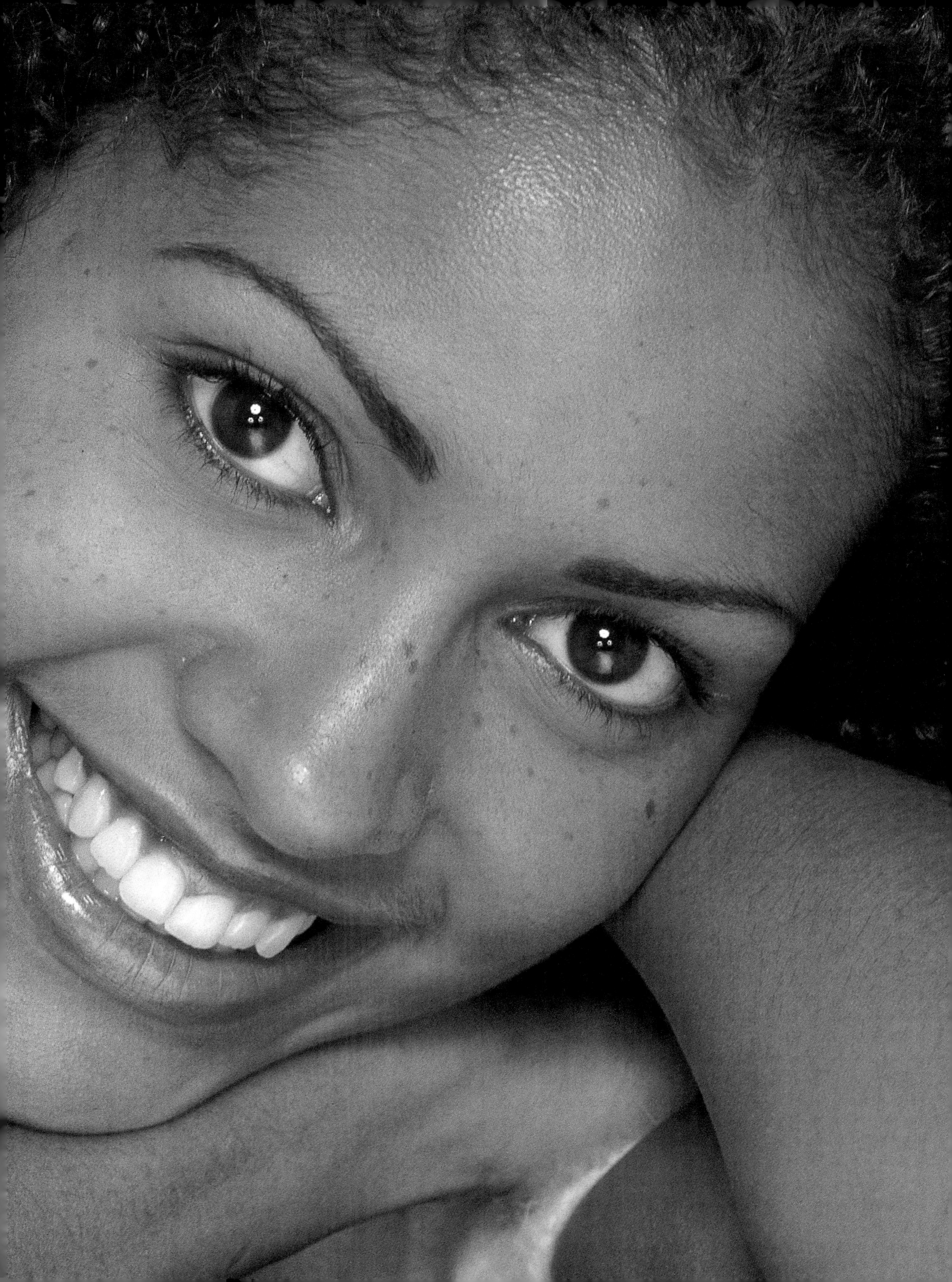

JEDER FRAU IHR MAKE-UP

Heutzutage bedeutet Schönsein nicht mehr, einem allgemeinen Idealbild zu entsprechen. Schönheit wird als Ausdruck von Individualität gesehen. Dabei wird auf den Lebensstil jeder Frau, auf ihre Ansprüche und Wünsche eingegangen. Auch wenn jede Frau um ihr Aussehen besorgt ist, ist doch jede anders. Das Make-up einer blonden Frau mit blauen Augen kann nicht dasselbe sein wie das einer dunkeläugigen Frau mit dunkler Haut.

Mit Hilfe von Make-up kann jedoch jede Frau ihre Vorzüge unterstreichen. Es sollte zart aufgetragen werden, um das Gesicht zu betonen, anstatt es maskenartig zu verdecken.

PRODUKTKENNTNISSE

Keine Frau ist einer anderen ähnlich. Wenn wir Jeans kaufen, wählen wir eine andere Größe, Farbe und Form als unsere Freundin, weil wir andere Ansprüche besitzen. Das gleiche gilt für das Make-up. Wir müssen aus der Vielzahl an Produkten sorgfältig auswählen, um unser Gesicht individuell zur Geltung zu bringen. Das teuerste Produkt gibt noch keine Erfolgsgarantie, denn vielleicht ist es nicht für unseren Farbtyp und unsere Haut geeignet.

Diese Seiten geleiten Sie durch die Produktvielfalt und helfen Ihnen, diejenigen zu entdecken, die Ihrem Typ am besten entsprechen. Wir zeigen Ihnen hier, wie man sie aufträgt.

Individuelles Make-up

Sobald Sie die richtigen Farben für Ihren Hauttyp und Ihr Haar gefunden haben, können Sie mühelos ein perfektes Make-up gestalten, mit dem Sie Ihre Persönlichkeit unterstreichen und besser aussehen. Es ist nicht schwer, die Haarfarbe festzustellen – gleichgültig, ob es die natürliche ist oder nicht. Etwas schwieriger ist es, herauszufinden, ob die Hautfarbe „warm“ oder „kühl“ ist. Doch gibt es auch hier eine einfache Methode. Blicken Sie in den Spiegel und halten Sie ein Stück Gold oder Silber vors Gesicht. Sie können dafür echtes Edelmetall verwenden oder einfach Folie oder Modeschmuck. Das richtige Metall bringt Ihre Haut zum Leuchten, das falsche läßt sie grau und fahl erscheinen. Wenn Gold zu Ihrer Haut paßt, ist Ihre Hautfarbe „warm“. Wenn Silber das richtige ist, „kühl“. Ein weiterer Hinweis ist, ob Sie leicht oder schwer braun werden – kühle Hautfarben bräunen schwerer.

Lassen Sie sich inspirieren!

Tragen Sie einmal nur zum Spaß ein neues Make-up auf. Werden Sie für einen speziellen Anlaß zu einem Make-up-Künstler. Gleichgültig, ob Sie am Arbeitsplatz oder auf einer Party Eindruck machen möchten, es gibt unzählige Möglichkeiten, perfekt auszusehen.

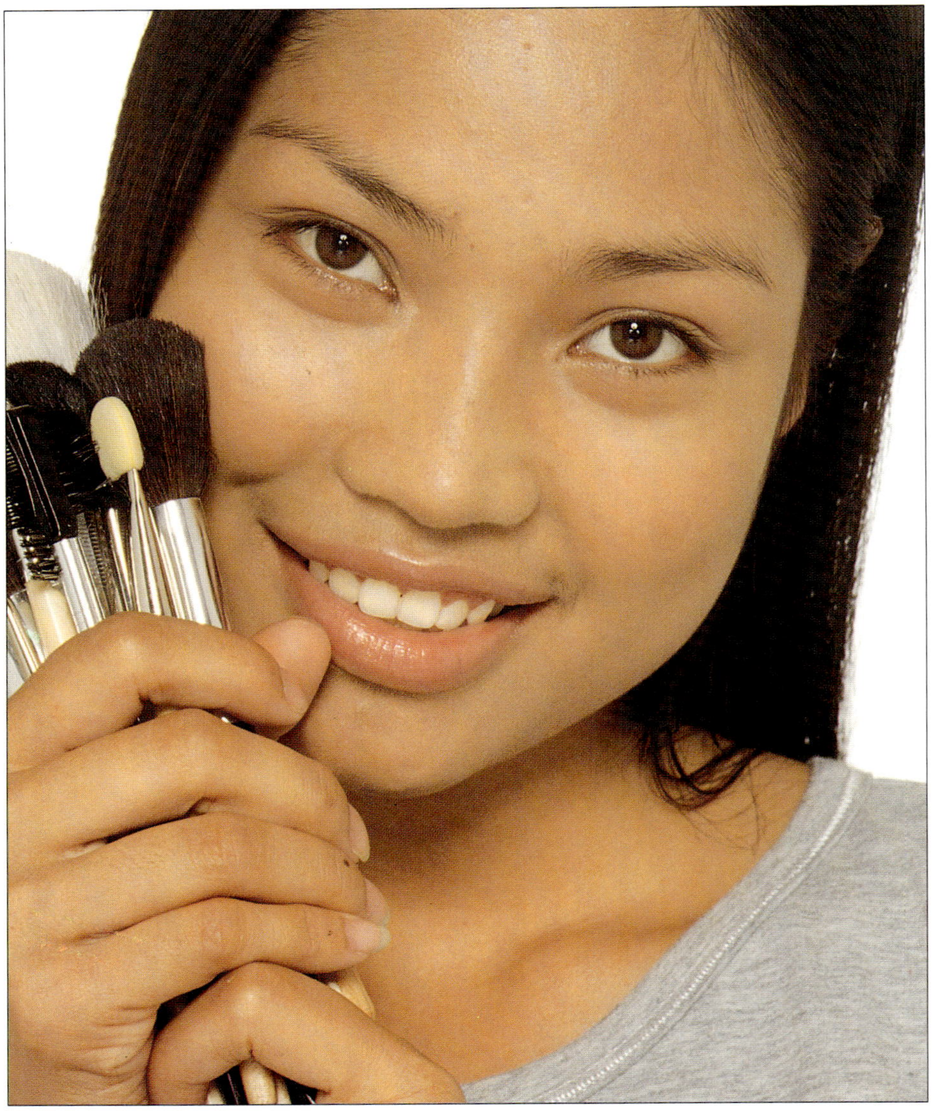

Oben: Jede Frau kann mit Make-up ihre Vorzüge unterstreichen.
Rechts: Wir sind alle verschieden und haben unterschiedliche Ansprüche.

Praktische Tips für Ihre Schönheit

Neue Ideen sollten Sie gleich in die Praxis umsetzen! Hier erfahren Sie Tips und Tricks, mit deren Hilfe Sie das Beste aus sich machen und Ihren Ansprüchen gerecht werden können. Vielleicht brauchen Sie einen Tip für Ihre Brieftasche, eine schnelle Lösung oder fachmännische Unterstützung. Nehmen Sie sich ein bißchen Zeit für Ihre Schönheit.

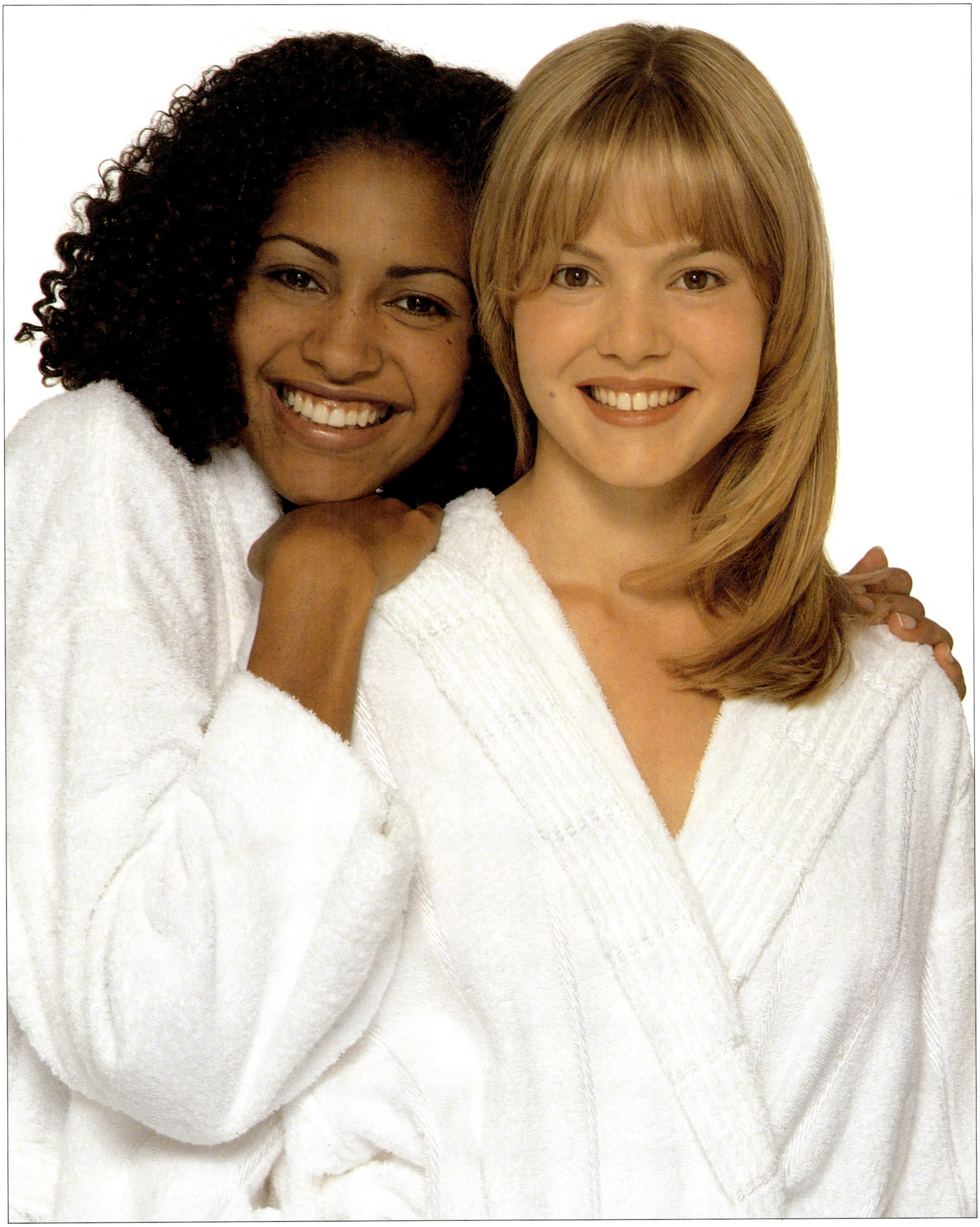

DIE PASSENDE GRUNDIERUNG

Viele Frauen benutzen nicht gerne eine Grundierung, weil sie fürchten, daß ihr Gesicht wie eine Maske aussieht. Doch das richtige Produkt zu finden, ist einfacher als Sie denken. Wichtige Aspekte sind die Wahl des richtigen Produkts und Ihr individueller Farbtyp.

DAS RICHTIGE PRODUKT

Maskenähnliche Grundierungen gibt es schon lange nicht mehr. Sie können aus einer Vielzahl verschiedener Produkte auswählen, um die beste Lösung für Ihren Hauttyp zu finden. Wir zeigen, welche es gibt, und für welchen Hauttyp sie sich eignen.

Getönte Feuchtigkeitscreme

Eine Mischform zwischen Feuchtigkeitscreme und Grundierung, mit der man die Haut gleichzeitig pflegen und etwas tönen kann, ist eine ideale Lösung für junge oder reine Haut, oder für den Sommer, wenn die Bräune verblaßt. Getönte Feuchtigkeitscreme ist die einzige Grundierung, welche mit den Fingern aufgetragen werden kann.

Flüssige Grundierung

Diese ist einfach aufzutragen und wirkt sehr natürlich. Sie zählt daher zu den beliebtesten Grundierungen. Mit Ausnahme der ganz trockenen Haut ist sie für jeden Hauttyp geeignet. Wenn Sie fette Haut oder Hautunreinheiten haben, sollten Sie eine fettfreie, flüssige Grundierung wählen, um die betroffenen Stellen abzudecken, ohne sie zu betonen.

Cremegrundierung

Sie ist dick, reichhaltig und feuchtigkeitsspendend und daher ideal für die trockene oder reife Haut, und sie sollte mit einem feuchten Kosmetikschwamm aufgetragen und gut verteilt werden.

Schaumgrundierung

Ein solches Produkt ist ebenfalls feuchtigkeitsspendend und für trockene Haut geeignet. Sie tupfen davon ein wenig auf den Handrücken und tragen es anschließend mit einem Schwamm auf die Haut auf.

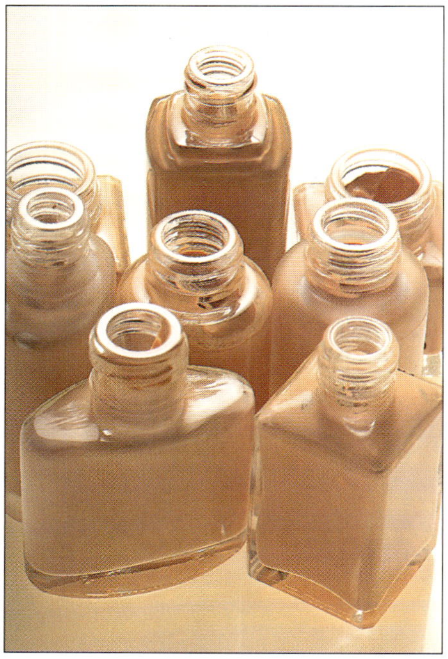

Oben: Nehmen Sie sich Zeit, um den idealen Farbton zu finden.

Kompaktgrundierung

Diese enthält Puder und ist in einem Döschen erwerbbar, in dem sich meist auch ein kleiner Schwamm befindet. Die Abdeckung ist oft geringer als erwartet. Kompaktgrundierungen eignen sich für nahezu jede Haut, außer für ganz trockene.

Abdeckgrundierung

Sie wurde ursprünglich für Hollywood-Filme benutzt, ist sehr dick und eignet sich daher vorwiegend für sehr unreine oder vernarbte Haut. Die Grundierung wird direkt auf die betroffene Stelle aufgetragen und mit einem feuchten Schwamm vorsichtig verteilt.

DIE RICHTIGE FARBE

Sobald Sie die beste Lösung für Ihre Haut gefunden haben, können Sie die Farbe auswählen. Es hat sich unter den Herstellern bereits herumgesprochen, daß wir nicht alle einen tiefbraunen Teint haben möchten. Jetzt ist ein Farbspektrum auf dem Markt, das von zartem Rosa bis Dunkelbraun reicht und von sehr dunklen bis ganz hellen Farben alles bietet. So finden Sie die ideale Farbe für Ihre Haut.

- Testen Sie einen neue Grundierung stets im Tageslicht, damit Sie genau sehen, wie die Haut tagsüber aussehen wird.
- Wählen Sie Farben aus, von denen Sie glauben, daß Sie Ihrem Teint entsprechen.
- Probieren Sie die neue Farbe nicht auf der Hand oder dem Handgelenk aus – hier ist die Hautfarbe anders als im Gesicht.
- Streichen Sie etwas Grundierung auf den Halsansatz – dadurch können Sie sichergehen, daß der Ton zu Gesicht und Hals paßt. Die Farbe, die in der Haut zu „verschwinden" scheint, ist die richtige.

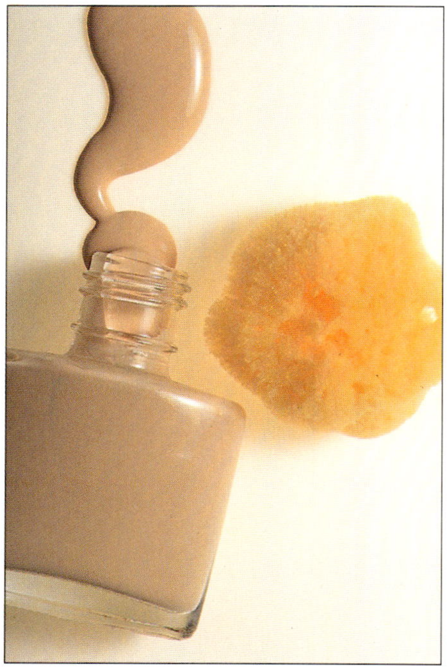

Oben: Flüssige Grundierungen sind sehr beliebt.

AUFTRAGETECHNIKEN

- Tragen Sie die Grundierung unmittelbar nach der Feuchtigkeitspflege auf, wodurch Sie eine perfekte Unterlage erhalten.
- Die meisten Grundierungen werden mit einem Kosmetikschwamm aufgetragen – wenn man die Fingerspitzen verwendet, wird die Grundierung fleckig und ungleichmäßig.
- Tupfen Sie die Grundierung auf und massieren Sie diese mit dem Schwamm ein.
- Feuchten Sie erst den Schwamm an und drücken Sie ihn aus – so saugt er nicht viel von der teuren Grundierung auf.

- Überprüfen Sie die kritischen Stellen wie Halsansatz, Nase, Stirn und Kinn.

HIGH-TECH-GRUNDIERUNGEN

Die Hersteller haben ihre Produkte hervorragend verbessert. Nachstehend finden Sie einige Tips für die Wahl der richtigen Grundierung.

- Viele Hersteller fügen der Grundierung einen Sonnenschutz bei, damit wir auch gegen sonnenbedingte Hautalterung geschützt sind. Achten Sie auf Angaben wie „UV-Filter“ oder „Lichtschutzfaktor (LSF)“ auf der Verpackung.
- Fragen Sie nach den neuen, „lichtreflektierenden“ Cremes, welche ideal für reifere Haut sind. Hunderte winzige, reflektierende Partikel lassen feine Linien, Falten und Unreinheiten verschwinden.

FARBKORREKTUR-GRUNDIERUNGEN

Sie werden unter einer normalen Grundierung aufgetragen und verändern die Hautfarbe. Auf den ersten Blick sehen sie etwas seltsam aus, doch sind sie höchst wirksam, wenn es darum geht, die Haufarbe abzuschwächen oder zu verstärken. Sie sollten nur sparsam eingesetzt werden, um einen wirkungsvollen, aber zarten Effekt zu erzielen.

- Grüne Grundierung gleicht Rotanteile aus und eignet sich für Frauen, die leicht erröten. Lady Diana trug sie an ihrem Hochzeitstag unter der normalen Grundierung.
- Lavendelfarbene Grundierung hellt fahlen Teint auf und ist ideal, wenn man müde ist.
- Aprikosenfarbene Grundierung verleiht blasser Haut einen zarten Schimmer und ist daher im Winter sehr geeignet.
- Weiße Grundierung läßt jeden Teint erstrahlen und ist daher für eine lange Nacht sehr zu empfehlen.

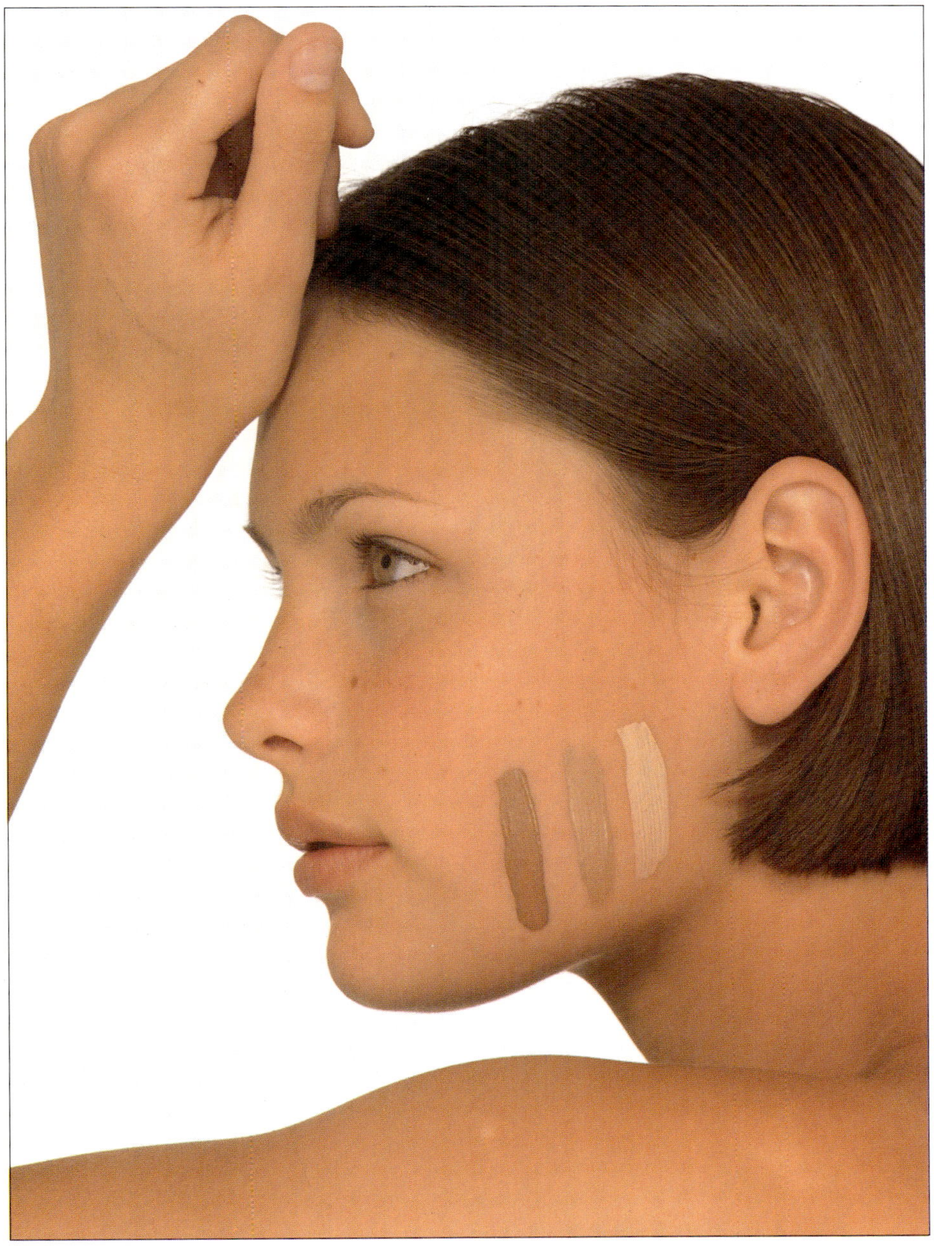

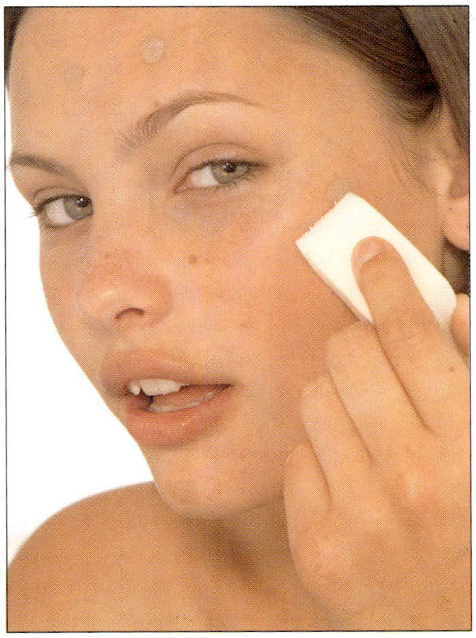

Oben: Um ein perfektes Resultat zu erzielen, massieren Sie die Grundierung so gut wie möglich ein. Dabei vergessen Sie nicht, das Gesicht anschließend nochmals von allen Seiten im Spiegel zu prüfen, damit keine unnatürlichen Streifen bleiben.
Links: Vor dem Kauf sollte man verschiedene Farben auf den Backenknochen ausprobieren, um sicherzugehen, daß der Ton zur Haut paßt.

GEKONNT ABDECKEN

Produkte zum Abdecken sind eine rasche und wirkungsvolle Methode, um Unreinheiten, Schatten, Narben und Äderchen verschwinden zu lassen.

DAS RICHTIGE PRODUKT

Mit Abdeckstiften und -cremes lassen sich viele kleine Mängel korrigieren. Es handelt sich dabei um Grundierungen in konzentrierter Form mit sehr hohem Pigmentgehalt, welche für Problemzonen gedacht sind. Die Make-up-Spezialisten sind sich darin nicht einig, ob die Abdeckprodukte vor oder nach der Grundierung aufgetragen werden sollen. Ich bin der Ansicht, daß es am besten ist, sie nach der Grundierung aufzutragen, um den gewünschten Effekt zu erreichen.

Möchten Sie hingegen nur ein zartes Make-up, ist es ratsam, das Abdeckprodukt direkt auf die gereinigte Haut aufzutragen, und darüber einen Puder oder eine Pudergrundierung.

Abdeckstifte

Sie sind einfach anzuwenden, da sie direkt auf die Haut aufgetragen werden. Einige sind ziemlich stark, daher sollte man sie noch vor dem Kauf im Geschäft ausprobieren.

Abdeckcremes

Meist sind diese in Tuben erhältlich, zu denen ein Schwammapplikator mitgeliefert wird. Abdeckcremes sind nicht so pastös wie Stifte und wirken sehr natürlich.

Flüssige Abdeckungen

Sie sind ebenfalls in Tuben erhältlich. Geben Sie ein wenig auf einen Finger, und verteilen Sie die Abdeckung gleichmäßig auf den betroffenen Stellen. Fragen Sie nach flüssigen Creme-Puder-Produkten, die zu einem samtigen Puder auftrocknen.

TIP

Man sollte für die Abdeckung eher eine Farbe wählen, welche der Hautfarbe entspricht, anstatt eine hellere. Deckt man eine Problemzone mit einer helleren Farbe ab, wird sie noch betont.

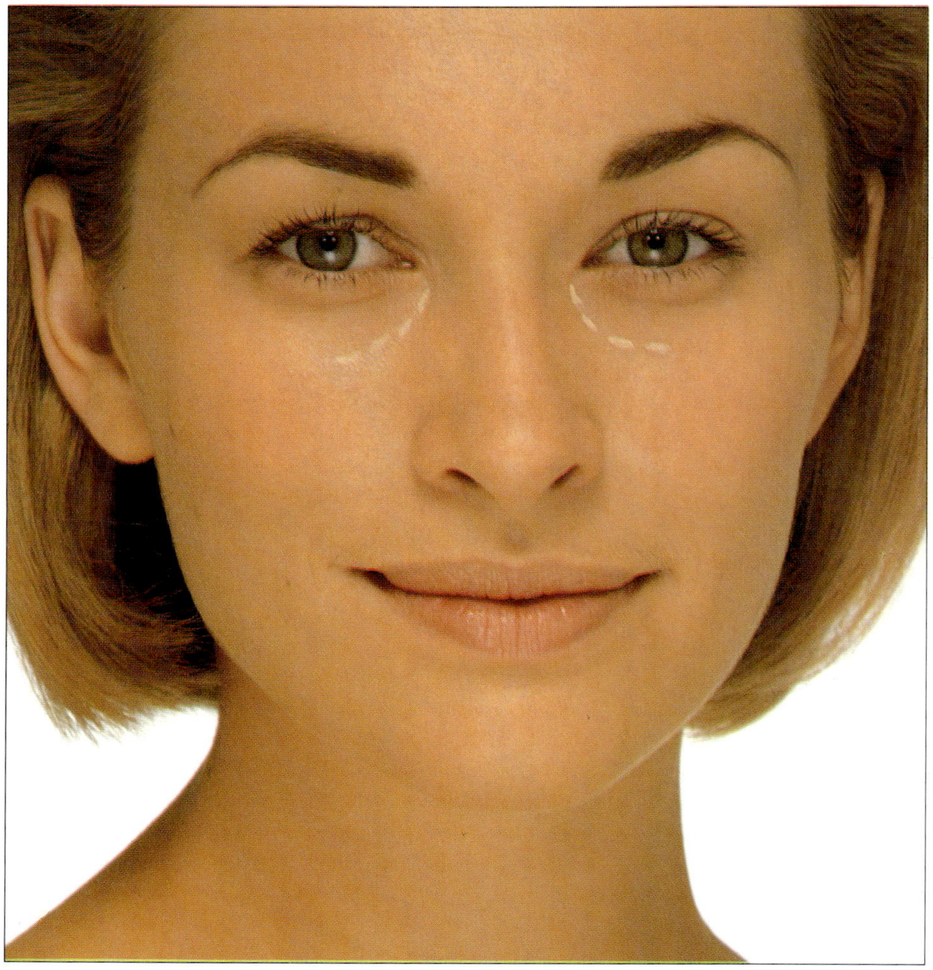

Oben: Augenschatten verschwinden unter einer Abdeckcreme.

UNDER COVER

So können Sie alle Schönheitsfehler in den Griff bekommen.

Pickel und Unreinheiten

Ideal ist es, einen medizinischen Abdeckstift zu verwenden, da dieser auch Unreinheiten wirkungsvoll bekämpft. Man trägt ihn direkt auf die Unreinheit oder den Pickel auf. Verwischen Sie die Ränder mit einem sauberen Wattestäbchen. Wenn Sie den Abdeckstift rund um den Pickel auftragen, wird dieser zusätzlich betont.

Augenschatten

Verwenden Sie einen cremigen Abdeckstift oder flüssige Abdeckung. Austrocknende Produkte verstärken die feinen Linien um die Augen. Verteilen Sie die Creme mit dem Ringfinger, welcher am wenigsten Kraft hat. Dabei wird die empfindliche Haut um die Augen nicht zu stark gezerrt.

Narben

Akne- oder Pockennarben können unter einem Abdeckprodukt verschwinden, es dauert jedoch einige Zeit, bis das gewünschte Resultat erreicht ist. Die Vertiefung muß ausgeglichen werden, indem man mit einem feinen Pinsel mehrere Schichten Abdeckcreme aufträgt. Lassen Sie sich dabei Zeit, damit jede Schicht einsickern kann.

Äderchen

Für diese eignen sich Abdeckstifte oder flüssige Abdeckungen, die mit einem Eyeliner-Pinsel oder einem sauberen Wattestäbchen aufgetragen werden. Verwischen Sie etwaige Ränder, bis sie nicht mehr zu sehen sind.

TOLLE EFFEKTE MIT PUDER

Gesichtspuder wird von Make-up-Spezialisten bevorzugt, da man damit tolle und vielseitige Effekte schaffen kann.

WIRKUNGSVOLLER PUDER

Es gibt vier gute Gründe für die Verwendung von Puder:

- Puder verleiht der Haut einen samtweichen Schimmer – mit oder ohne Grundierung.
- Er „fixiert" die Grundierung, damit sie länger hält und gut aussieht.
- Puder absorbiert Hautfett und befreit die Haut von unschönen, glänzenden Stellen.
- Die Poren werden optisch geschlossen.

DER RICHTIGE PUDER

Sie benötigen zwei verschiedene Puderarten – einen losen Puder und einen Kompaktpuder für die Handtasche.

Loser Puder

Da dieser am besten und längsten hält, ist er ein hochgeschätztes Produkt bei Make-up-Spezialisten und Models. Am besten trägt man ihn mit einem dicken, weichen Pinsel locker auf die Haut auf. Danach entfernt man überschüssigen Puder nochmals mit einem Pinsel.

Kompaktpuder

Sie sind einfach zu verwenden und auch mitzunehmen. Sie passen in jedes Schminktäschchen. Bei den meisten wird ein Schwämmchen mitgeliefert, es ist jedoch zu empfehlen, einen Pinsel zu verwenden. Erwerben Sie einen zusammenklappbaren Pinsel, den Sie im Schminktäschen verstauen können.
Falls Sie ein Schwämmchen benutzen, waschen Sie es regelmäßig und verwenden Sie nicht zuviel Puder. Es saugt sonst immer mehr Hautfett auf.

Die richtige Farbe

Puder gibt es in verschiedenen Farben. Damit er natürlich wirkt, sollten Sie einen Ton wählen, der Ihrer Haut entspricht. Testen Sie die Farbe wie bei einer Grundierung, indem Sie ein bißchen Puder am Halsansatz verstreichen.

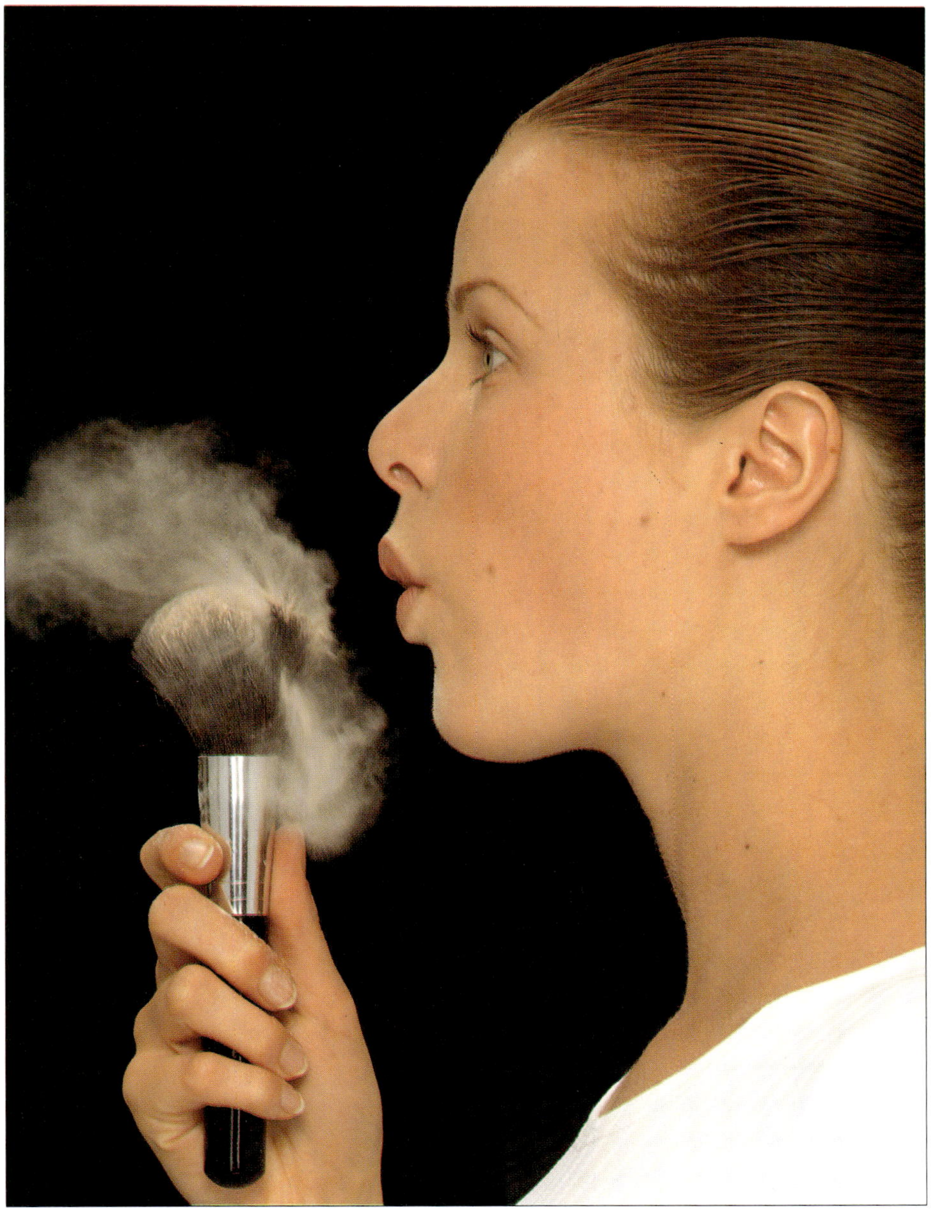

Oben: Puder verleiht Ihrer Haut einen wunderbaren, zarten Schimmer.
Rechts: Wählen Sie den Farbton, der am besten zu Ihrer Hautfarbe paßt.

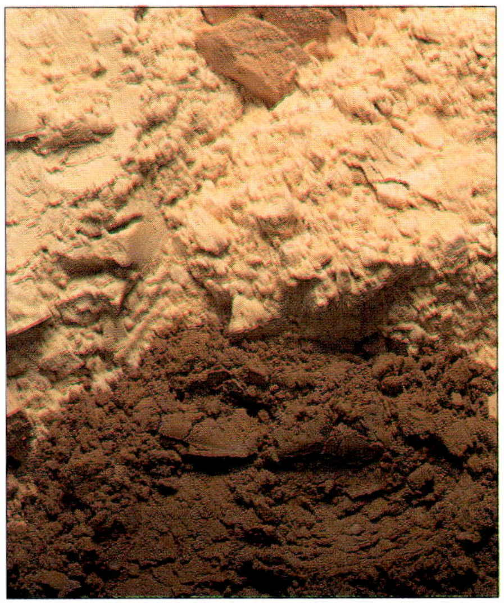

TIP
Streichen Sie beim Abnehmen des überschüssigen Puders mit dem Pinsel vorsichtig von oben nach unten, damit der Puder nicht in den feinen Gesichtshärchen hängenbleibt. Achten Sie speziell auf die seitlichen Gesichtspartien und den Halsansatz, der nicht gut sichtbar ist.

SCHÖNER MIT ROUGE

Mit diesem unerläßlichen Schönheitsmittel können Sie Ihrem Teint frische Farbe verleihen.

JUGENDLICHES AUSSEHEN

Mit Rouge können Sie Ihr Aussehen sofort verbessern. Rouge zum Modellieren des Gesichts zu verwenden, ist überholt, da es unnatürlich wirkt. Stattdessen sollte es so eingesetzt werden, wie dies ursprünglich gedacht war – für ein frisches und jugendliches Aussehen.

Puderrouge

Dieses wird über Grundierung und Gesichtspuder aufgetragen. Streichen Sie mit einem dicken, weichen Pinsel über das Rouge. Wenn zuviel auf dem Pinsel ist, entfernen Sie es, indem Sie den Pinselstiel am Handrücken abklopfen. Es ist besser ein wenig Rouge zu verschwenden, als zuviel aufzutragen! Nehmen Sie nur halb so viel Rouge und verteilen Sie es doppelt so gut, wie Sie es als notwendig erachten würden. Beginnen Sie mit dem Auftragen direkt unter den Augen, dort, wo Ihre Wangen am vollsten sind. Lächeln Sie jetzt und streichen Sie das Rouge über die Backenknochen bis zu den Schläfen. Verteilen Sie das Rouge gut in Richtung Haaransatz, damit die Ränder nicht zu hart wirken. So wird die Farbe dort aufgetragen, wo Sie auch natürlich erröten.

Rechts: Bringen Sie Farbe auf die Wangen.
Unten: Ein wenig Puderrouge läßt Sie auf hinreißende Weise erröten.

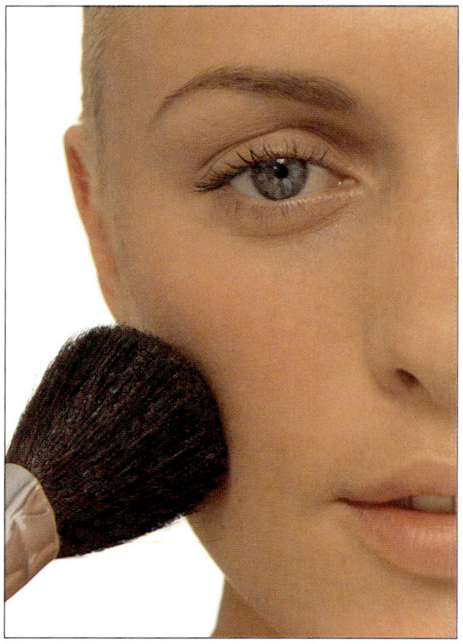

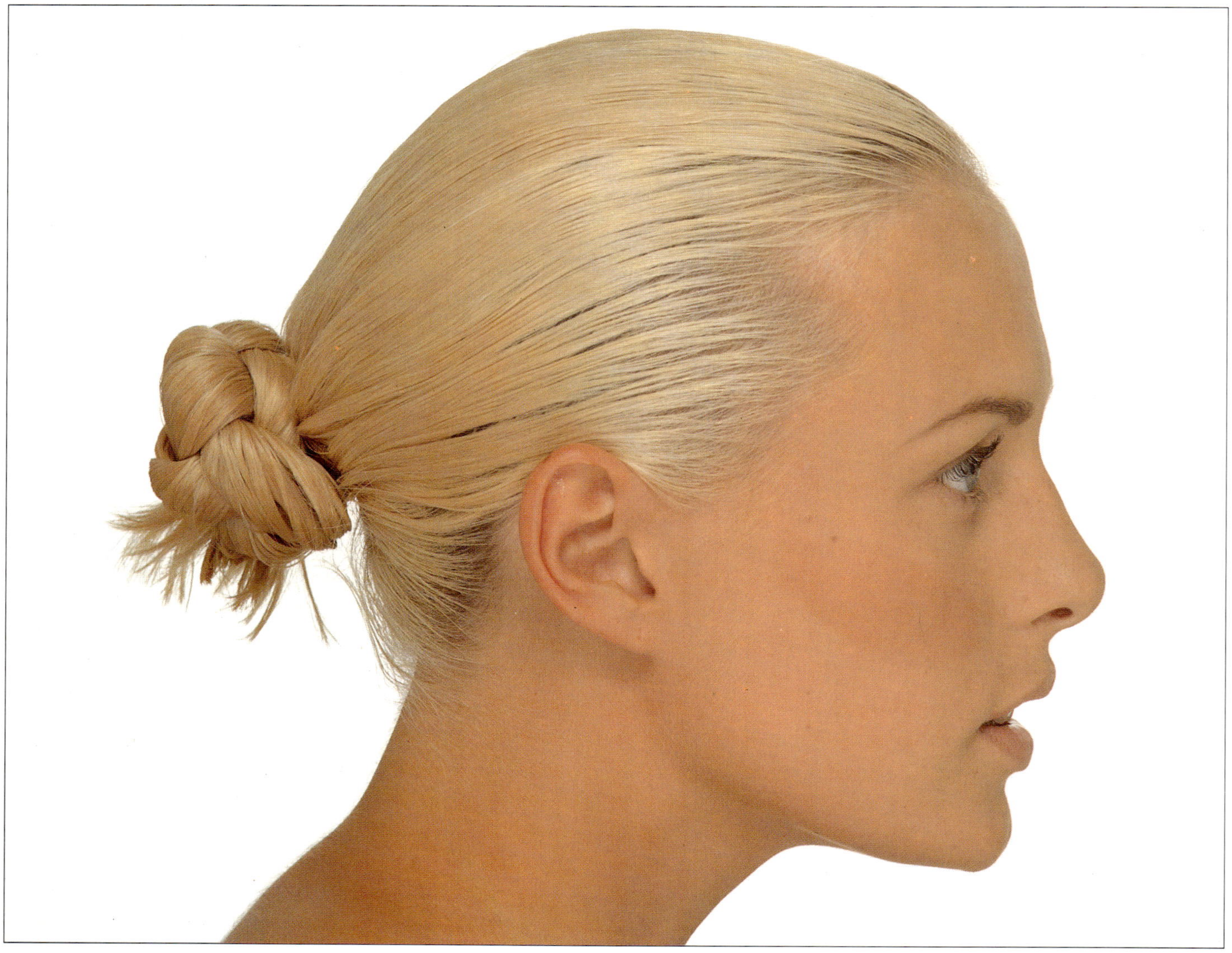

Cremerouge

Cremerouge bricht mit allen herkömmlichen Schminktechniken, denn es wird mit den Fingerspitzen über der Grundierung und unter dem Gesichtspuder aufgetragen. Eine Zeitlang war es aus der Mode, doch jetzt ist es wieder aktuell, denn es verleiht jeder Haut einen zarten, sanften Schimmer.

Tupfen Sie etwas Cremerouge auf die Wangen. Beginnen Sie in der Mitte und verstreichen Sie das Rouge zu den Backenknochen. Danach mit den Fingerspitzen gut verwischen. Wiederholen Sie den Vorgang, bis der gewünschte Effekt erreicht ist. Sie können das Cremerouge auch mit einem Schwämmchen auftragen.

Die richtige Farbe

Es gibt unzählige verschiedene Rougefarben. Am besten eignet sich jedoch meist ein Ton, der gut zu Ihrer Haut paßt und auf das restliche Make-up abgestimmt ist. Je nach Jahreszeit können Sie einen etwas helleren oder dunkleren Ton wählen.

FARBSCHLÜSSEL

Farbtyp	Rouge
Blondes Haar, kühle Haut	Baby Pink
Blondes Haar, warme Haut	Bräunliches Pink
Dunkles Haar, kühle Haut	Cool Rose
Dunkles Haar, warme Haut	Braunrosa
Rotes Haar, kühle Haut	Soft Peach
Rotes Haar, warme Haut	Warm Peach
Dunkles Haar, olivenfarbene Haut	Warmes Braun
Dunkles Haar, dunkle Haut	Terrakotta

Rechts: Puderrouge – eine einfache und rasche Lösung.
Unten: Cremerouge bringt Ihre Haut zum Leuchten.

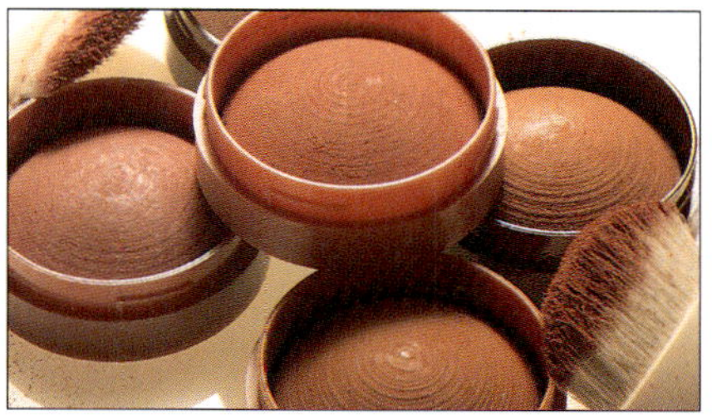

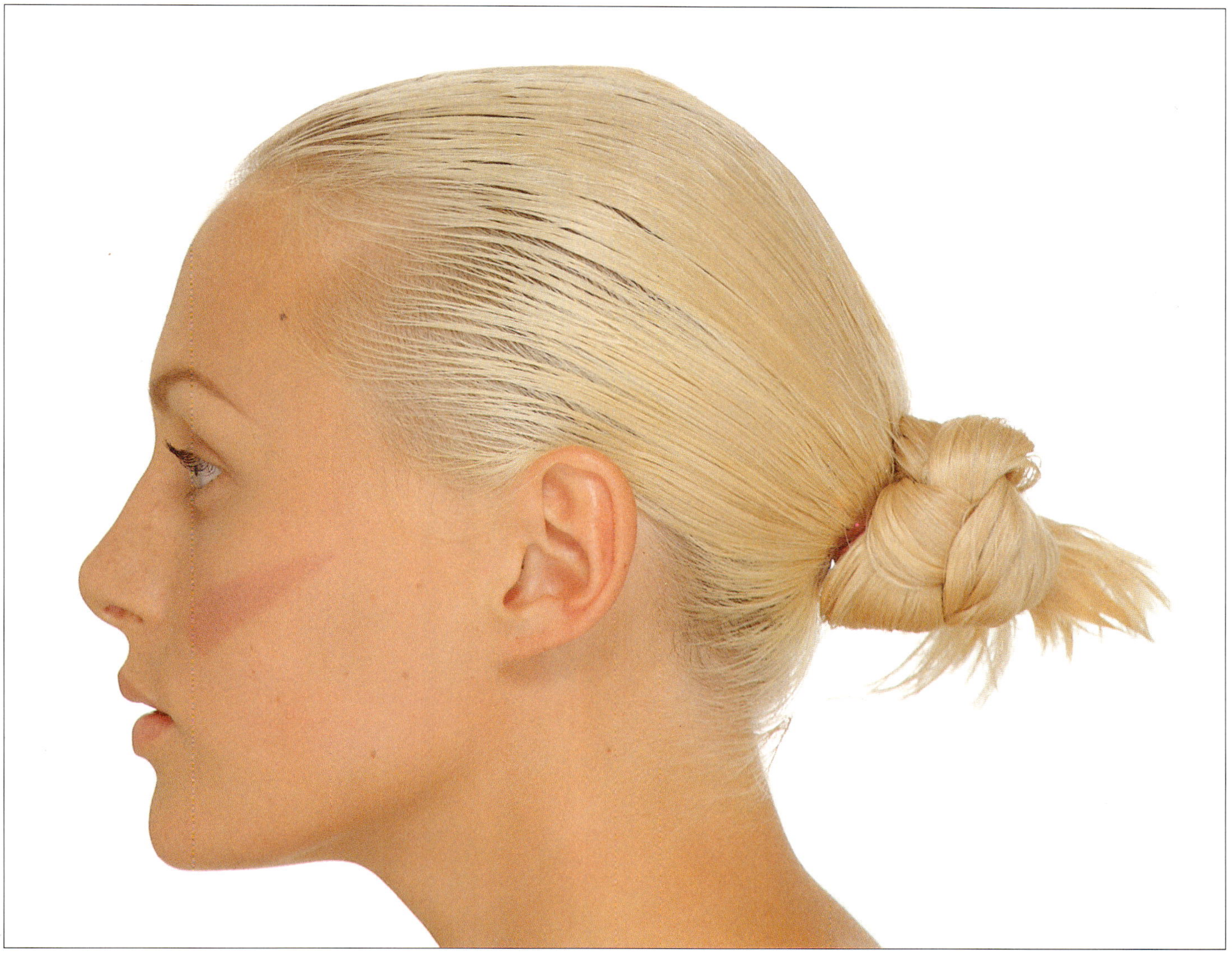

SO MACHEN SIE SCHÖNE AUGEN!

Augen-Make-up gehört zu den beliebtesten Kosmetikprodukten und das aus gutem Grund. Z. B. läßt schon ein Hauch Mascara die Augen größer wirken, und ein einziger Farbtupfen verändert ihr Aussehen. Unabhängig von Form und Farbe können Sie stets schöne Augen zeigen.

GRUNDKENNTNISSE

Viele Frauen verwenden nicht gerne ein neues Augen-Make-up, da sie fürchten, es wäre zu zeitaufwendig und kompliziert. Auch die Masse der Produkte, die im Handel angeboten wird, trägt zur Verwirrung bei. Doch wenn wir uns die grundlegenden Techniken ansehen, können wir eine Vielzahl neuer Möglichkeiten, vom einfachsten bis zum auffälligsten Make-up, entdecken.

AUGENBRAUEN

Viele Frauen vernachlässigen Ihre Brauen, oder zupfen sie zu stark. Die Brauen sind ein wesentlicher Bestandteil des Augen-Make-ups. Sie sollten in Harmonie zum restlichen Gesicht stehen, und Sie sollten sich bemühen, sie korrekt zu formen.

Natürliche Brauen

Um rasch die Brauen zu modellieren, nehmen Sie ein Bürstchen, mit dem Sie Puder- oder Grundierungsreste entfernen.

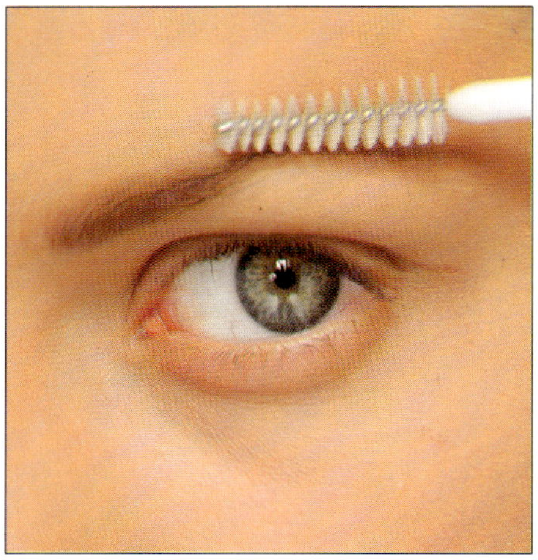

Bürsten Sie die Härchen nach oben und außen. Dadurch wirken die Augen größer. Feuchten Sie die Härchen danach mit etwas Transparentgel an, dann bleiben sie in Form.

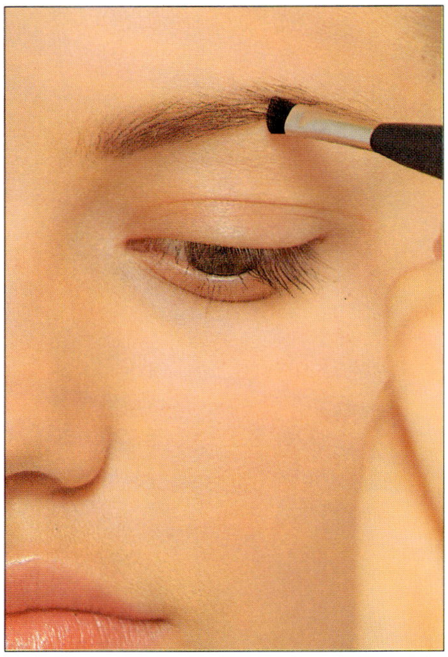

Farbe für die Brauen

Zur Betonung der Brauen verwendet man einen Spezialpuder oder einen Stift. Der Puder wird mit einem Brauenpinsel aufgebürstet. Achten Sie darauf, das kein Puder auf die umliegende Haut gelangt.

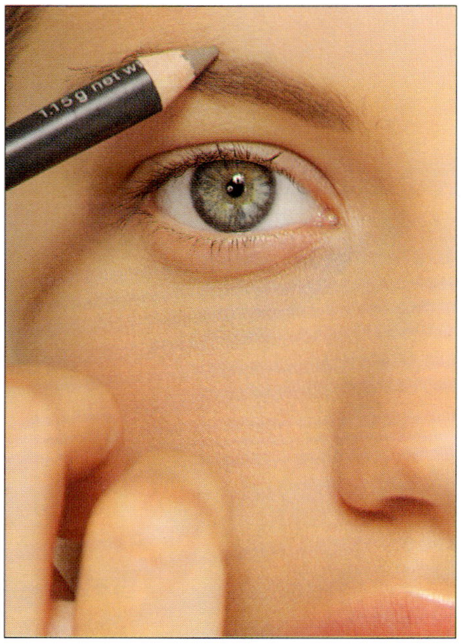

Der Puder wirkt natürlich und muß kaum verwischt werden. Sie können auch einen gut gespitzten Stift verwenden, mit dem Sie die Brauen stricheln. Drücken Sie dabei nicht zu fest auf, sonst wirken die Brauen unnatürlich.

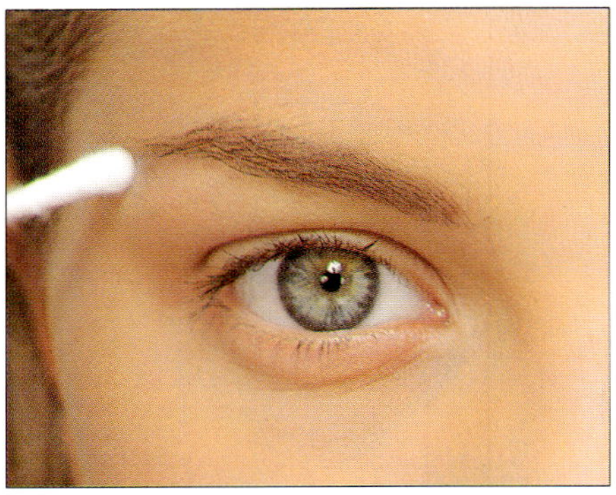

Danach verwischen Sie die Striche mit einem sauberen Wattestäbchen.

EYELINER

Die verschiedenen Methoden des Lidstrichs unterliegen der Mode. Grundsätzlich ist die Verwendung von Eyeliner jedoch empfehlenswert. Er schmeichelt allen Augengrößen und -formen. Wenn Sie noch nie zuvor Eyeliner verwendet haben und unsicher sind, sollten Sie folgendes probieren:
Setzen Sie sich bei ausreichendem Licht an einen Tisch mit Spiegel. Nehmen Sie den Eyeliner in eine Hand und stützen Sie den Ellbogen am Tisch ab, damit Sie nicht zittern. Stützen Sie sich auch mit dem kleinen Finger an der Wange ab, und tragen Sie den Eyeliner nach dem Lidschatten und vor der Mascara auf.

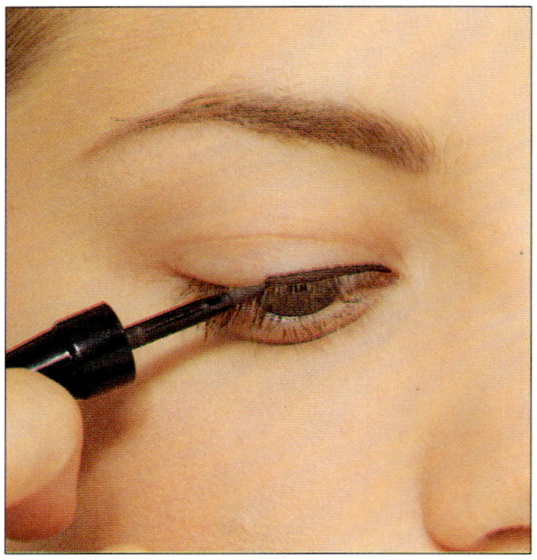

Flüssige Eyeliner

Sie besitzen eine flüssige Konsistenz und einen Pinsel, der am Verschluß befestigt ist. Sie sind jedoch nicht so einfach zu verwenden wie die Eyeliner, die mit einem

Schwämmchen aufgetragen werden. Ist der Pinsel zu dick, können Sie mit einer Pinzette ein paar Härchen entfernen. Blicken Sie beim Auftragen nach unten in den Spiegel, und achten Sie darauf, die Linie nicht zu verwischen. Lassen Sie den Eyeliner danach ein paar Sekunden trocknen.

Augenstifte

Sie sind zur Betonung der Augen die einfachste Methode. Ziehen Sie mit dem Stift eine Linie am Ober- und Unterlid, die jeweils knapp an den Wimpern verläuft. Man sollte den Stift immer vor der Verwendung spitzen, damit die Spitze fein ist und sich keine Bakterien ansammeln.

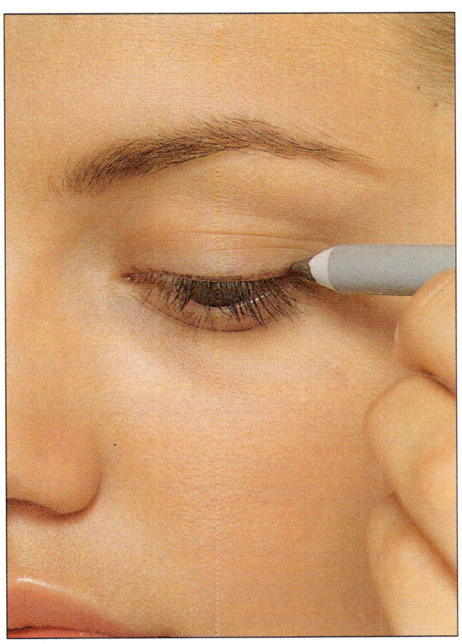

Ziehen Sie knapp über den Wimpern eine feine Linie. Wenn das zu schwierig ist, machen Sie Punkte, die Sie anschließend verbinden. Streichen Sie mit einem Pinsel über die Linie. Sie können auch einen Stift wählen, der am anderen Ende ein Schwämmchen zum Verwischen hat.

Lidschatten als Eyeliner

Make-up-Spezialisten verwenden für den Lidstrich oft Lidschatten. Es lohnt sich, diesen Trick abzugucken, denn der weiche, verschwommene Effekt sieht toll aus! Tragen Sie mit einem Pinselchen Lid-

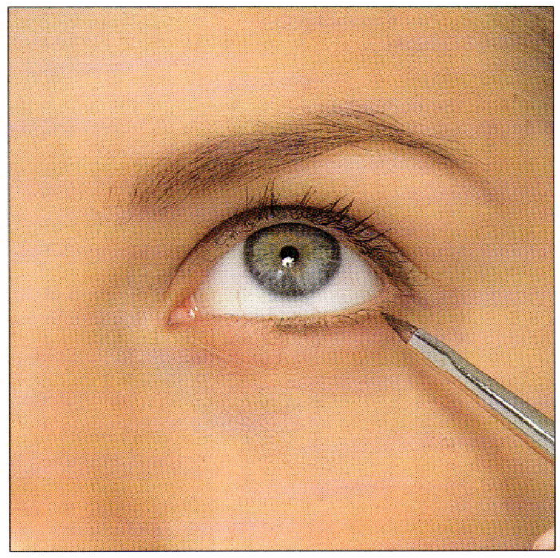

schatten am Unter- und Oberlid auf. Bleiben Sie dabei knapp über und unter den Wimpern.

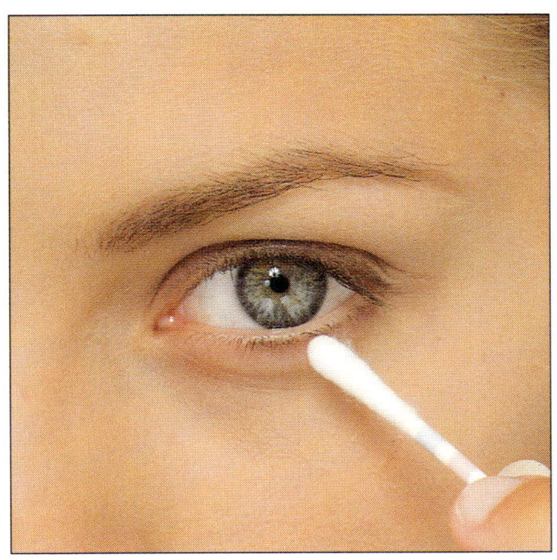

Damit der Effekt noch weicher wird, verwischen Sie die Linie mit einem Wattestäbchen.

MASCARA

Wenn es ein Kosmetikprodukt gibt, welches Frauen mit auf eine einsame Insel nehmen würden, ist es vermutlich Mascara. Mit ihr kann man die Augen hervorragend betonen – besonders, wenn man helle Wimpern besitzt. Die meisten Mascara-Arten werden mit einem Spiralbürstchen aufgetragen und sind daher rasch und einfach anzuwenden. Einige von ihnen enthalten Fasern, um die Wimpern zu verlängern und zu verdichten. Für eine wasserfeste Mascara benötigen Sie allerdings einen speziellen Make-up-Entferner. Für die Verdichtung von Winpern verwendete man früher auch Mascara-Stäbchen. Feuchten Sie das Pinselchen mit Wasser an, streifen Sie über das Mascara-Stäbchen und anschließend über die Wimpern.

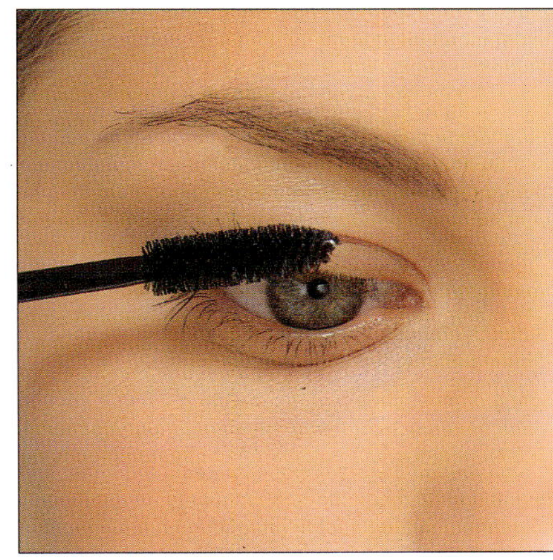

Mascara auftragen

Zuerst werden die oberen Wimpern getuscht. Streichen Sie erst von oben nach unten, danach an der Innenseite der Wimpern von unten nach oben. Machen Sie kleine Zick-Zack-Bewegungen, damit keine Mascaraklümpchen hängen bleiben.

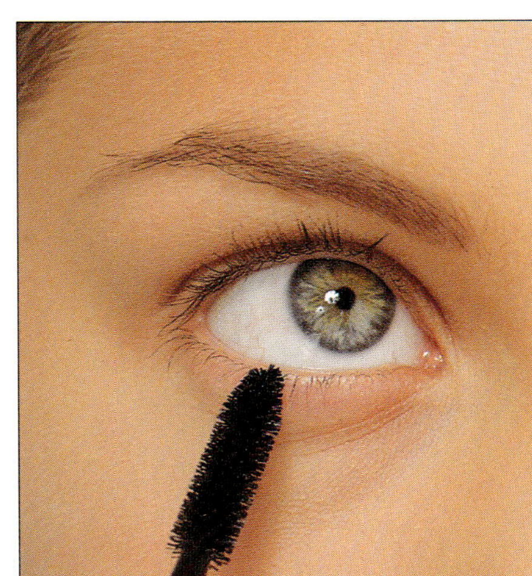

Jetzt tuschen Sie die unteren Wimpern mit der Spitze des Spiralbürstchens. Führen Sie dabei vorsichtige Zick-Zack-Bewegungen aus. Arbeiten Sie mit ruhiger Hand, und versuchen Sie nicht zu blinzeln, solange die Mascara noch feucht ist.

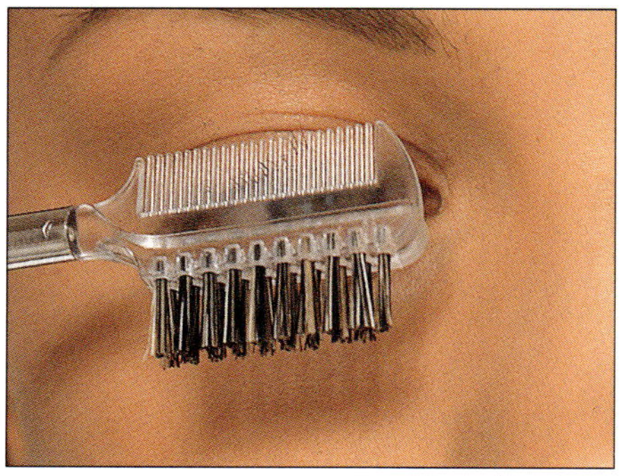

Kämmen Sie die Wimpern mit einem Wimpernkamm, um Klümpchen zu entfernen und das Zusammenkleben der Wimpern zu verhindern. Wenn der Effekt stärker ausfallen soll, wiederholen Sie die beiden letzten Schritte ein- bis zweimal. Jede Mascara-Schicht muß jedoch einige Minuten lang trocknen, bevor die nächste aufgetragen werden darf.

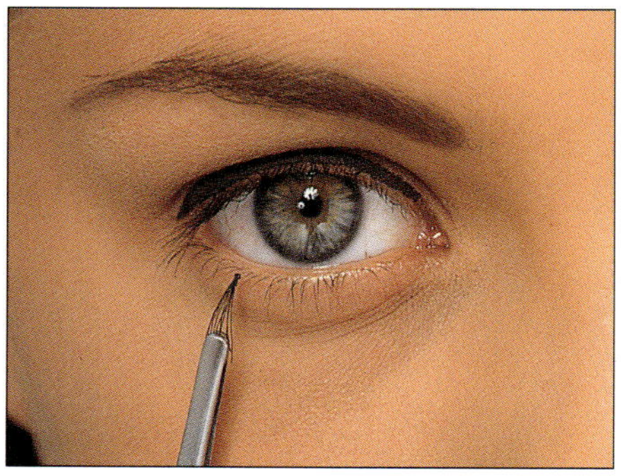

FALSCHE WIMPERN

Eignen sich für große Auftritte, sind jedoch nicht ganz einfach zu verwenden. Die Wimpern, die auf Streifen aufgeklebt sind, müssen perfekt angebracht werden. Es ist daher besser, einzelne Wimpern am äußeren Augenwinkel zu befestigen. Geben Sie ein wenig Kleber auf die Wimper und kleben Sie sie an die gewünschte Stelle.

LIDSCHATTEN

Wählen Sie neutrale Farben, um Ihre Augen dezent zu betonen, oder experimentieren Sie nach Herzenslust.

Puderlidschatten

Die beliebteste Lidschattenart ist in kleinen Döschen, mit einem kleinen Pinsel oder einem Schwämmchen erhältlich. Man kann die Auftragestärke variieren. Wenn Sie abends ausgehen, können Sie zum Auftragen auch einen feuchten Pinsel oder Schwamm verwenden, dadurch werden die Farben intensiver.

Cremelidschatten

Sie enthalten Öle und sind in kleinen Dosen erhältlich. Sie werden mit den Fingerspitzen oder einem Pinsel aufgetragen und eignen sich für trockene oder ältere Haut, welche mehr Feuchtigkeit benötigt.

Lidschattenstifte

Stifte enthalten Wachse und werden direkt auf die Lider gestrichen. Achten Sie darauf, daß sie cremig sind, damit die Haut beim Auftragen nicht gezerrt wird.

Flüssiger Lidschatten

Diese sind in der Regel in Fläschchen mit einem Schwammapplikator erhältlich. Fragen Sie nach flüssigen Creme-Puder-Produkten, die wie ein samtiger Puder auftrocknen.

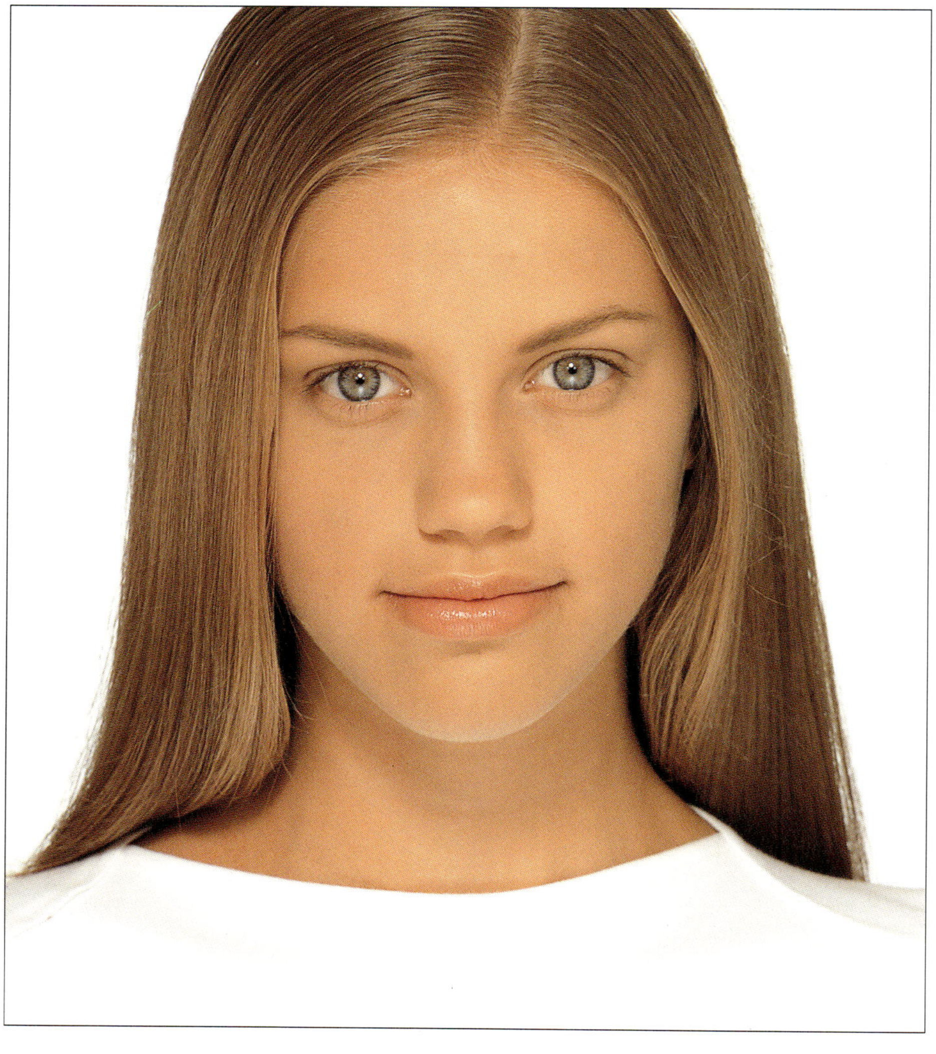

Links: Natürlich schöne Augen.
Unten: Experimentieren Sie mit der großen Vielfalt an Puderlidschatten.

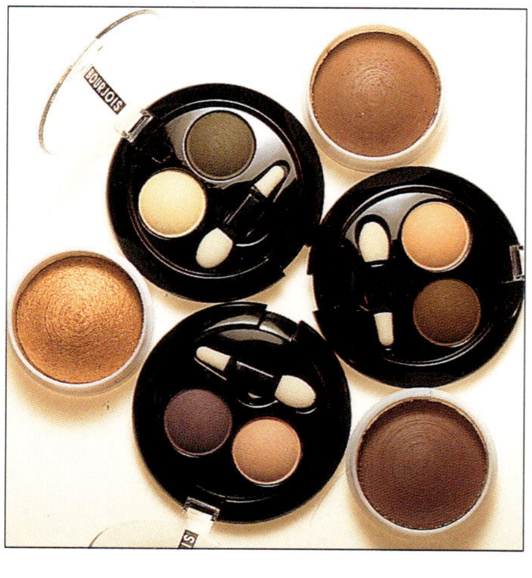

MAKE-UP-UTENSILIEN

Selbst das teuerste Make-up sieht nicht gut aus, wenn es achtlos mit den Fingerspitzen aufgetragen wird.

DIE WICHTIGSTEN UTENSILIEN

Für ein professionelles Ergebnis brauchen Sie das richtige Werkzeug. Sie sollten sich dafür einige gute Pinsel und Schwämmchen zulegen. Hier stellen wir die wichtigsten Utensilien vor.

Make-up-Schwämmchen

Benutzen Sie ein keilförmiges Schwämmchen. Das schmälere Ende verwenden Sie zum Verwischen von Grundierung um Nase und Halsansatz, das breitere für Wangen, Stirn und Kinn. Falls Sie keinen synthetischen Schwamm verwenden möchten, dann empfehlen sich kleine Naturschwämme.

Puderpinsel

Verwenden Sie zum Auftragen von Make-up jedesmal einen Puderpinsel. Damit der Puder nicht verklumpt, sollten Sie mit einem dicken, weichen Pinsel über das Gesicht streichen, um überschüssigen Puder zu entfernen.

Rougepinsel

Verleihen Sie Ihrem Gesicht mit etwas Puderrouge einen zusätzlichen Schimmer. Ein Rougepinsel ist etwas kleiner als ein Puderpinsel und daher einfacher zu führen.

Lidschattenpinsel

Mit diesem Pinsel kann jede Lidschattenfarbe aufgetragen werden.

Lidschattenschwamm

Ein Schwammapplikator ist ideal zum Auftragen von hellem Lidschatten, der nicht stark verwischt werden muß. Man kann mit ihm auch Highlighter auftragen.

Allzweck-Wimpernkamm/bürstchen

Sie eignen sich zum Bürsten der Wimpern beim Auftragen von Mascara. Man kann damit Klümpchen entfernen. Mit dem Bürstchen auf der Rückseite können Sie Ihre Brauen in Form bringen oder den Brauenstift verwischen.

Lippenpinsel

Mit ihnen können Sie die Lippen nachziehen und anschließend Lippenfarbe auftragen.

Pinzette

Es ist wichtig, die Brauen regelmäßig mit einer guten Pinzette in Form zu bringen.

Wimpernzange

Zangen zum Formen der Wimpern stellen ein richtiges Werkzeug dar. Stärker gebogene Wimpern sehen anders aus und vergrößern Ihre Augen optisch.

Unten: Mit den richtigen Utensilien werden Sie zum Make-up-Spezialisten.

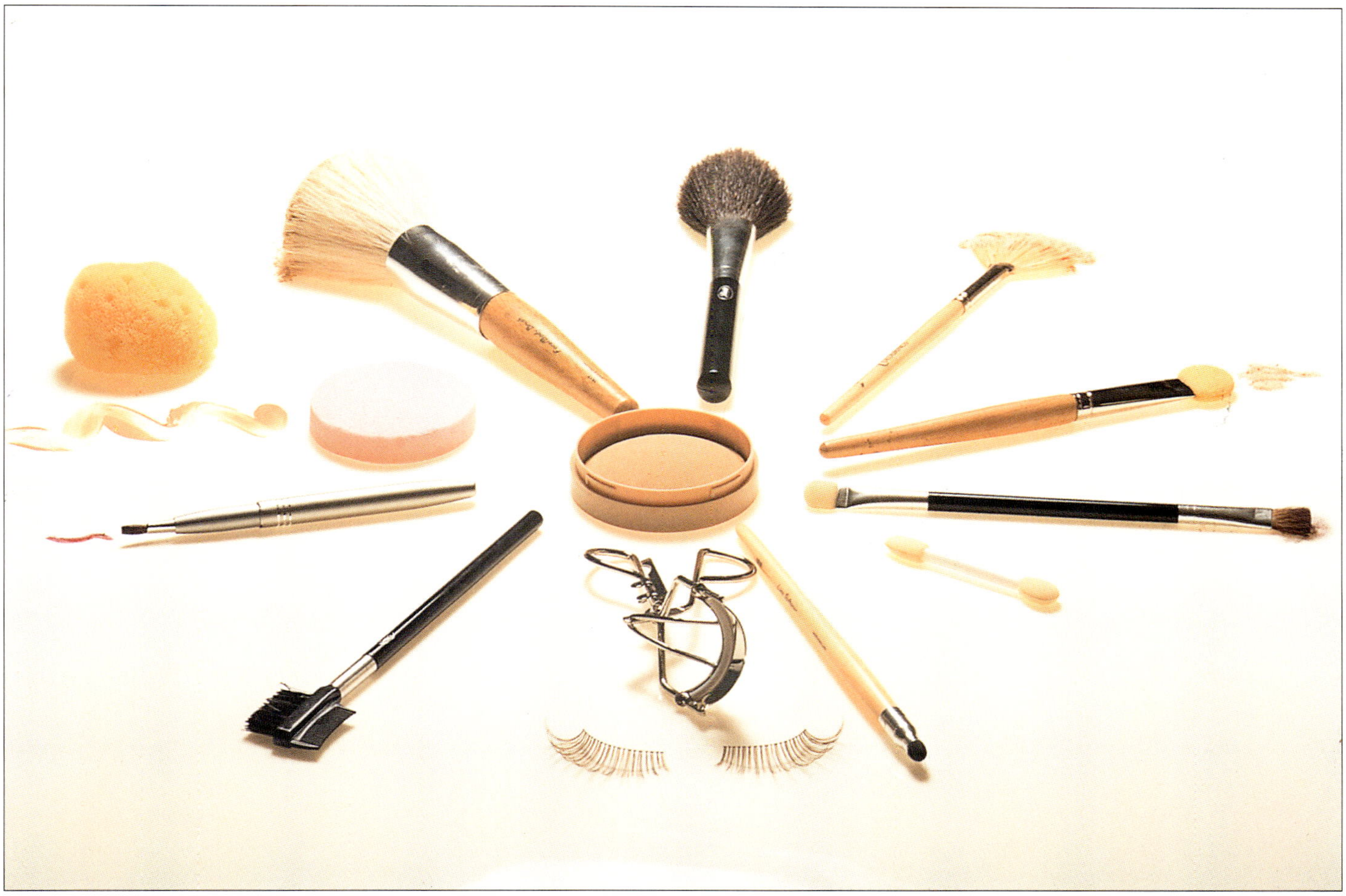

PERFEKTES AUGEN-MAKE-UP

Jetzt kennen Sie die Grundlagen und können daher mit anspruchsvolleren Methoden arbeiten, um Ihr Aussehen immer wieder zu verändern. Probieren Sie das folgende Make-up, bei dem verschiedene Techniken zu einem aufregenden und eleganten Augen-Make-up beitragen.

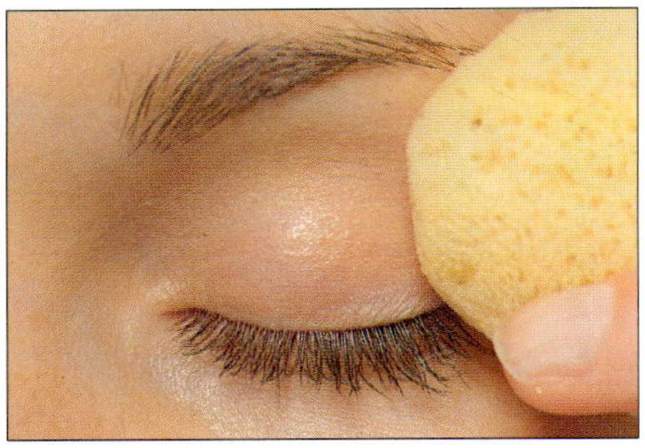

1 Streichen Sie Grundierung auf die Augenlider. So erhalten Sie eine gute Basis für Ihr Make-up, das auf der Grundierung besser haftet.

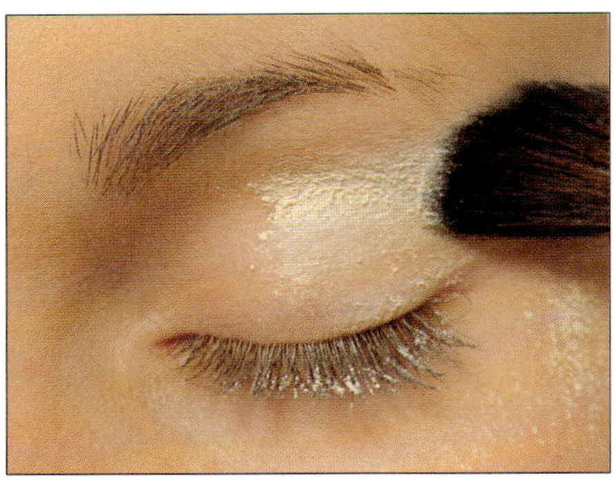

2 Bürsten Sie mit einem Pinsel Transparentpuder auf die Lider.

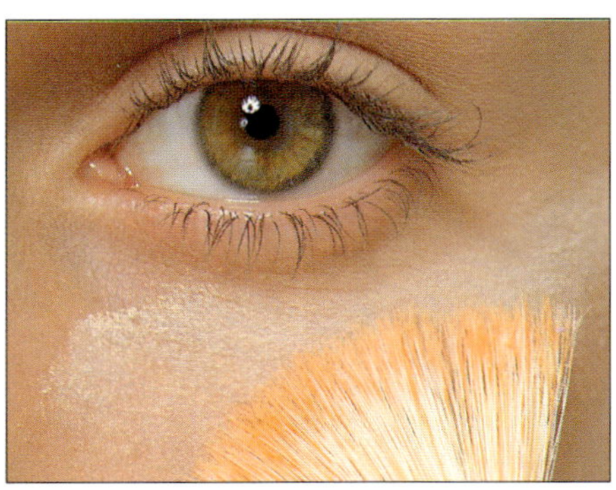

3 Streichen Sie auch ein wenig Transparentpuder unter die Augen, um Lidschattenteilchen aufzufangen.

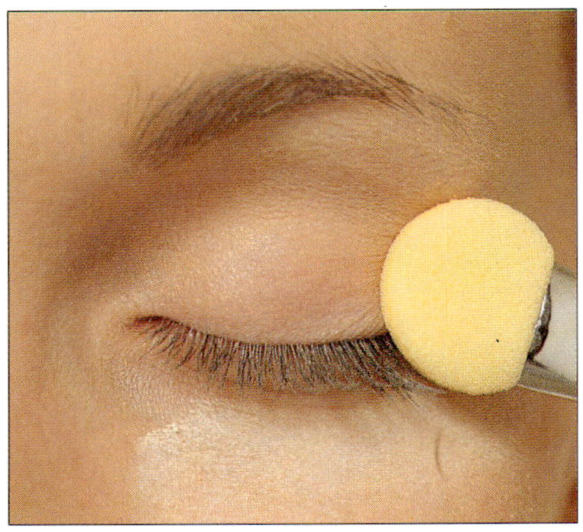

4 Mit einem Schwammapplikator geben Sie neutralen, elfenbeinfarbenen Lidschatten auf die Lider und verstreichen ihn nach oben zu den Brauen.

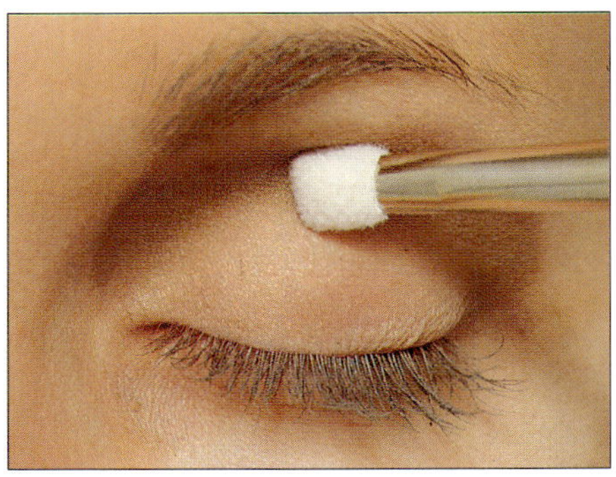

5 Tragen Sie mit einem Schwämmchen braunen Lidschatten in der Lidfalte auf. Wenn dieser sich nur schwer verteilen läßt, können Sie auch einen leicht schimmernden Puder verwenden.

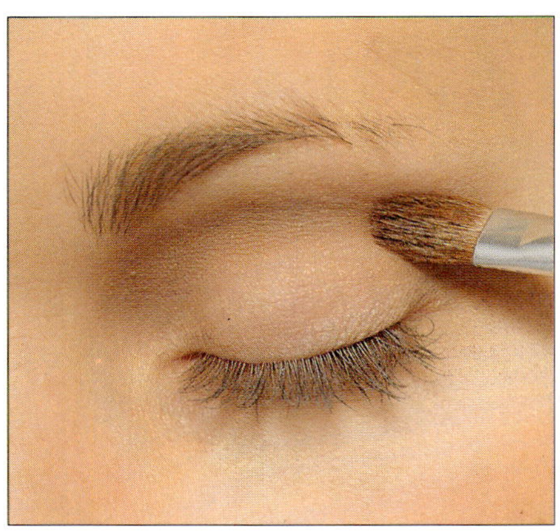

6 Verwischen Sie den braunen Lidschatten mit einem Pinselchen, damit harte Linien abgeschwächt werden.

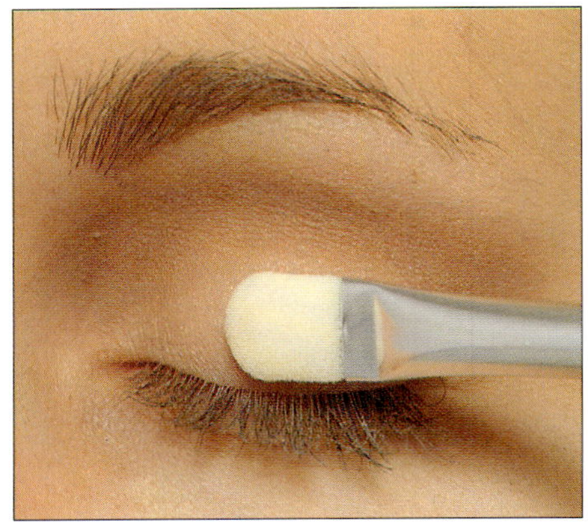

7 Tragen Sie entlang der Ränder des braunen Lidschatttens noch etwas elfenbeinfarbenen auf. Verwenden Sie dazu wieder den Schwammapplikator.

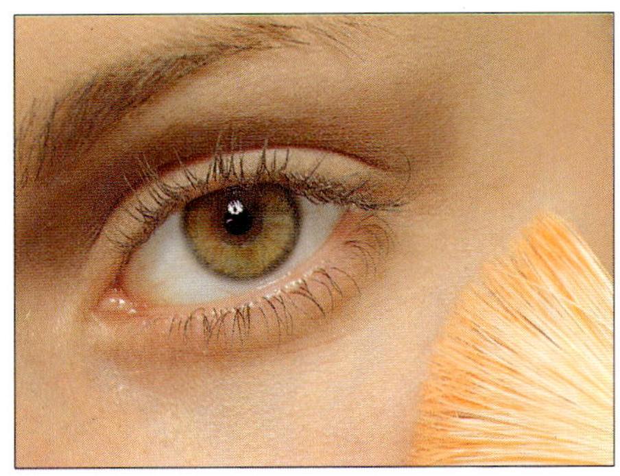

8 Jetzt, wo Sie mit dem Schattieren fertig sind, können Sie den Puder unter den Augen mit einem Pinsel wieder entfernen.

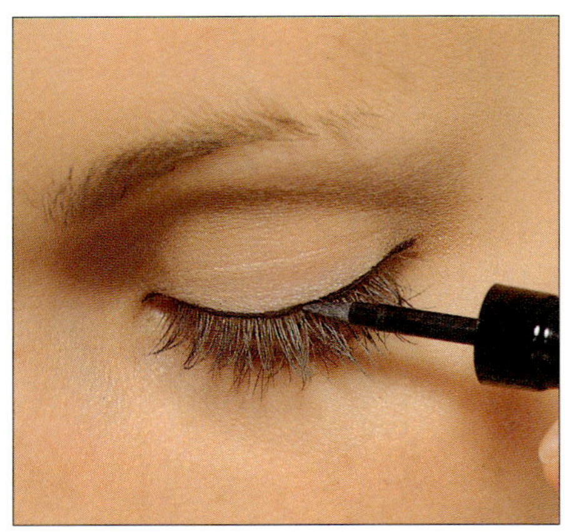

9 Blicken Sie nach unten in einen Spiegel und tragen Sie mit ruhiger Hand flüssigen Eyeliner am oberen Wimpernrand auf.

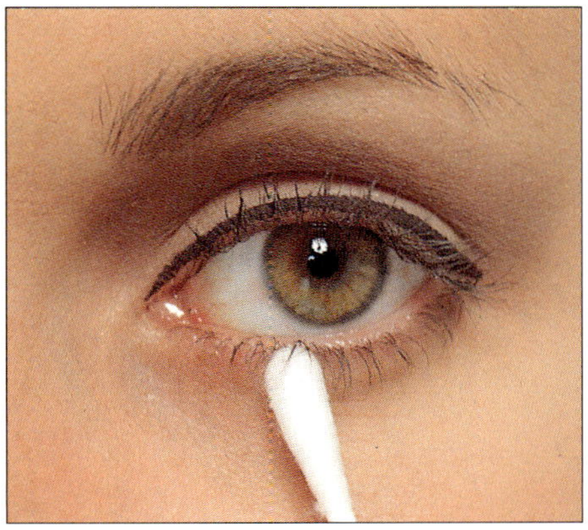

10 Tragen Sie mit einem Wattestäbchen ein wenig braunen Lidschatten unter den Wimpern des Unterlids auf, dann wirkt das Make-up zart.

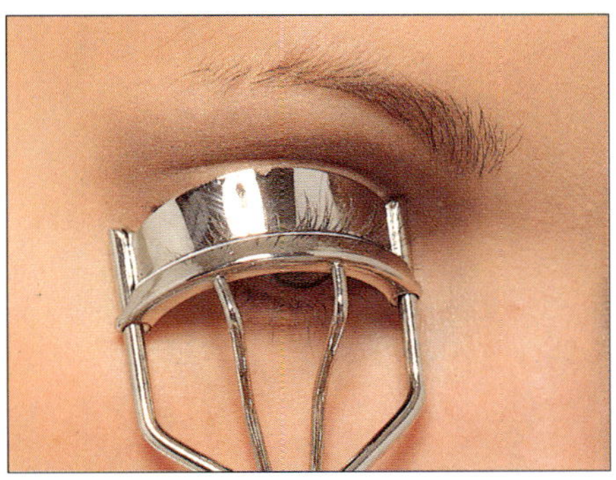

11 Drücken Sie die Wimpern mit der Wimpernzange nach oben, bevor Sie Mascara auftragen. Dadurch werden die Augen „geöffnet".

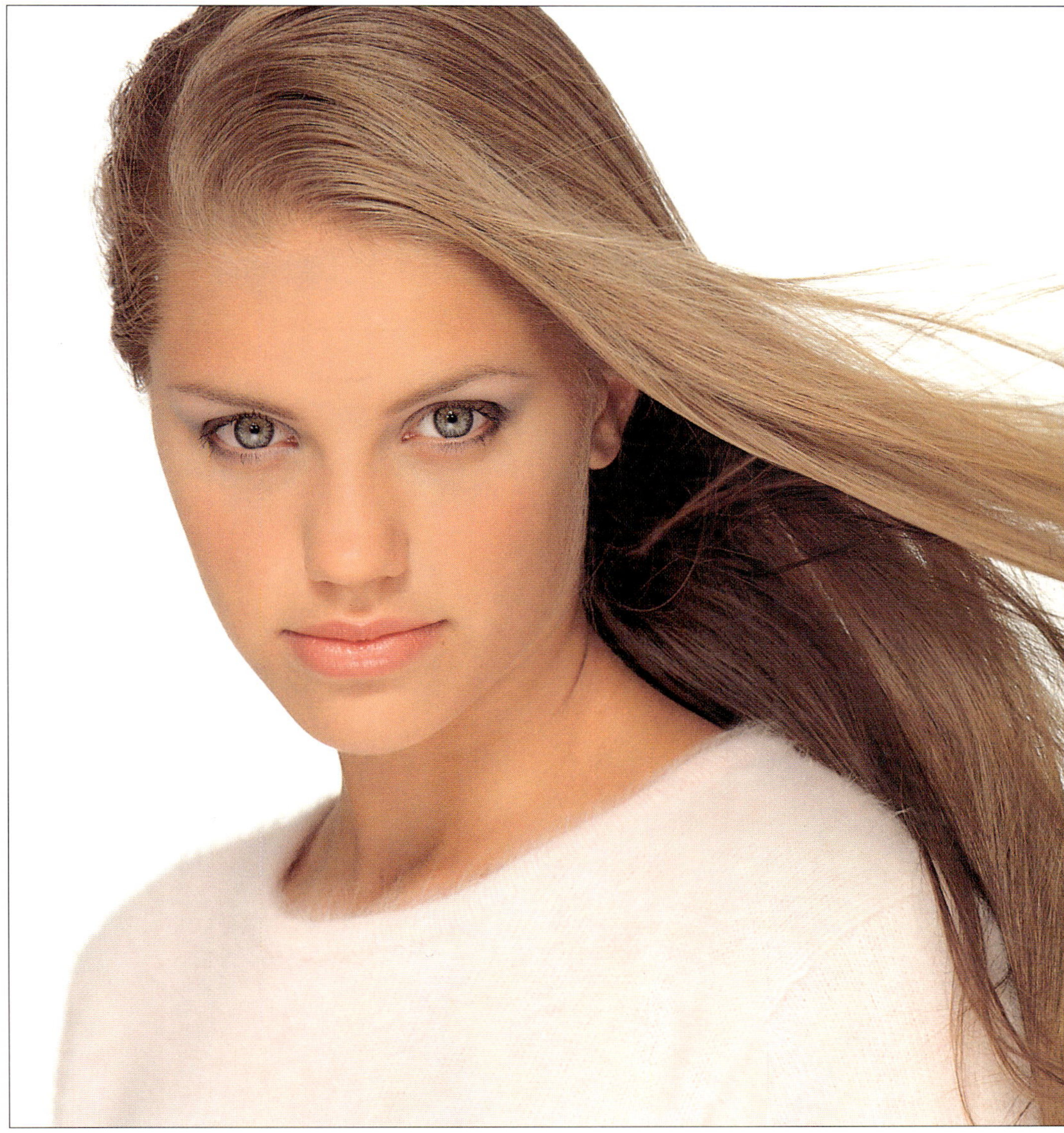

Oben: Für dieses Beispiel verwendeten wir elfenbeinfarbenen und braunen Lidschatten zusammen mit schwarzem Eyeliner und Mascara. Nehmen Sie sich Zeit, mit verschiedenen Farben zu experimentieren, und entdecken Sie das Make-up, das genau zu Ihnen und Ihrem Typ paßt.

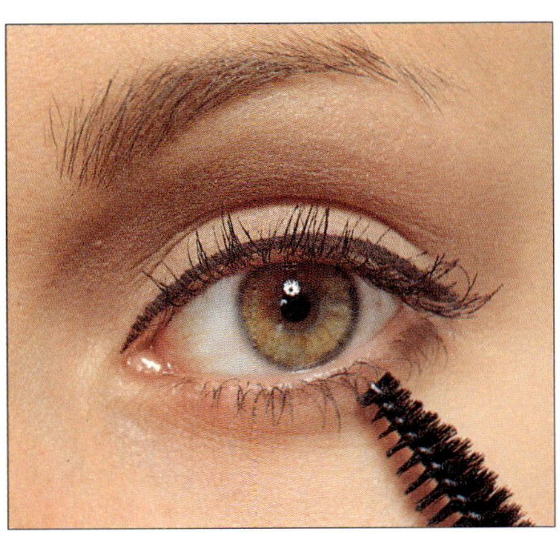

12 Tuschen Sie die oberen Wimpern und danach die unteren mit der Spitze des Spiralbürstchens.

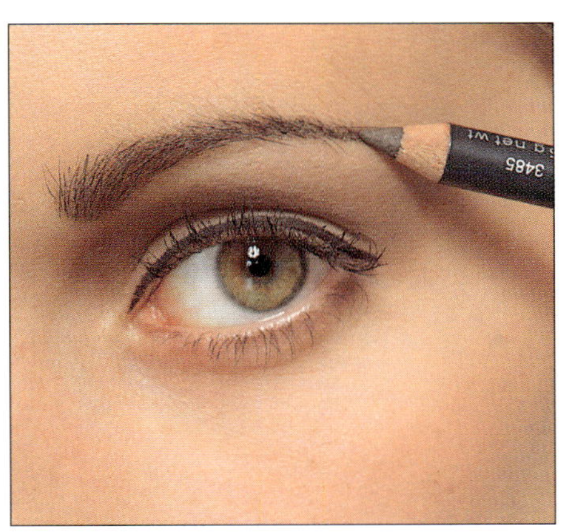

13 Strichlieren Sie die Brauen mit einem Stift, um sie zu modellieren und Zwischenräume aufzufüllen.

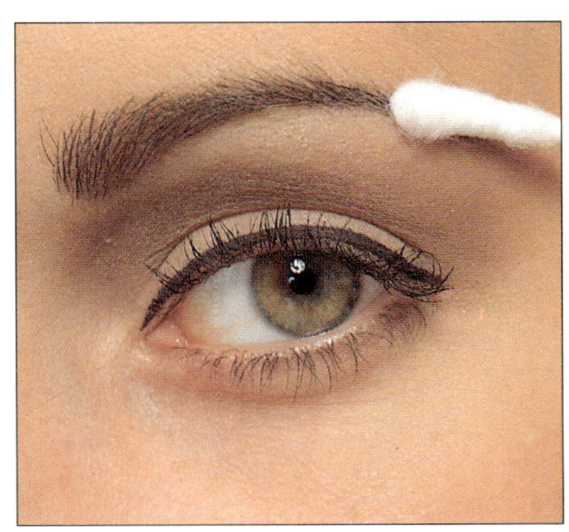

14 Verwischen Sie den Augenbrauenstift mit einem Wattestäbchen, damit die Striche nicht zu hart wirken.

AUFREGENDE LIPPEN

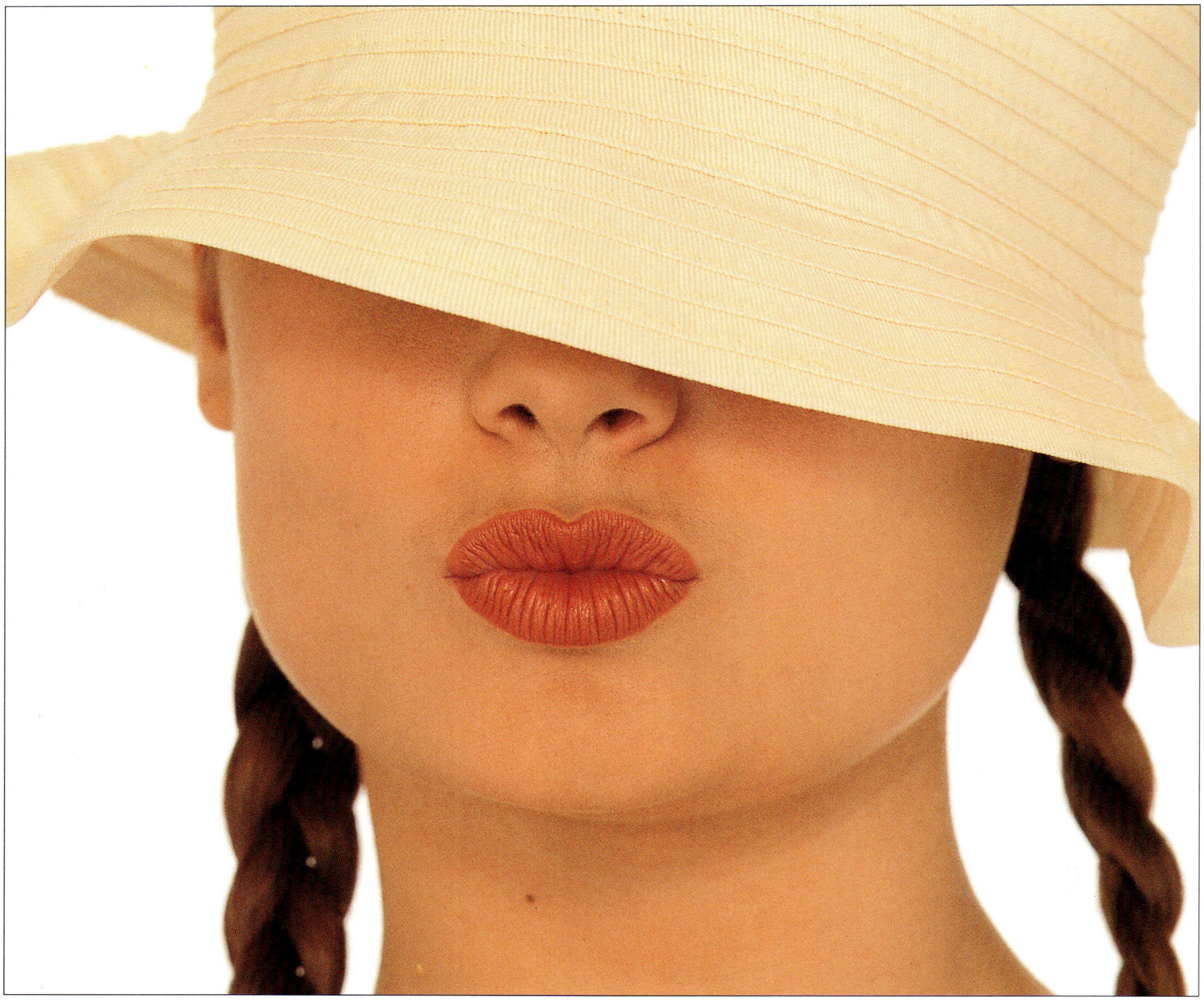

Stifte für die Lippen gibt es schon seit rund 5.000 Jahren, und sie waren zu allen Zeiten beliebt. Während des Zweiten Weltkrieges, als Kosmetikprodukte rar waren, ging vielen Frauen der Lippenstift am meisten ab. Lippenstift aufzutragen, ist die schnellste und einfachste Methode, dem Gesicht etwas Betonung und Farbe zu verleihen.

LIPPENFARBEN

Die üblichste Form von Lippenfarbe ist der allgemein bekannte drehbare Stift. Je mehr Pigmente ein Lippenstift hat, desto länger haftet er auf den Lippen. Am besten ist es, ihn mit einem Lippenpinsel aufzutragen.

Oben: Ein wenig Farbe – und Sie werden Ihre Lippen mögen.
Rechts: Mit einer Auswahl an verschiedenen Lippenstiften können Sie immer wieder anders aussehen.

Eine weitere Möglichkeit ist Lipgloss. Es wird entweder alleine verwendet, um Glanz auf die Lippen zu zaubern, oder über einem Lippenstift aufgetragen.

Mit dem Konturenstift werden die Lippen nachgezogen, bevor man den Lippenstift aufträgt. Soll die Farbe intensiv und matt sein, kann man den Stift auch allein auftragen. Vielleicht nimmt man noch zusätzlich etwas Lippenbalsam, damit die empfindliche Lippenhaut nicht austrocknet.

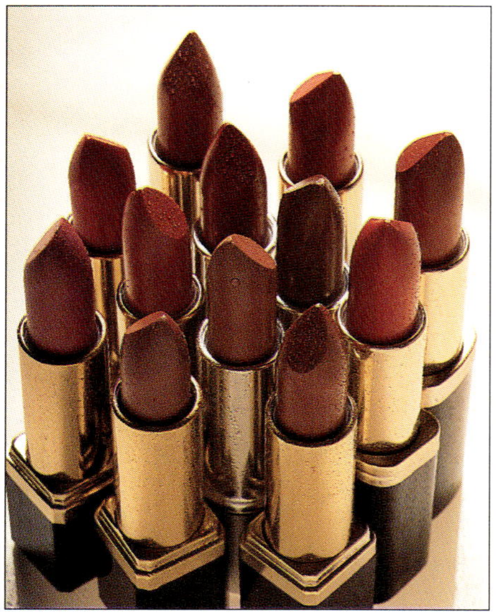

SO WERDEN IHRE LIPPEN PERFEKT

SPEZIELLE INHALTSSTOFFE

Heute enthalten Lippenstifte nicht nur Pigmente. Ebenso wie die Hautpflegeprodukte durch neue Technologien verbessert wurden, gibt es nun auch in den Lippenstiften Pflegestoffe für die empfindliche Lippenhaut. Ihr Lippenstift kann folgende Substanzen enthalten:

- Pflanzliche Wachse bewirken, daß sich der Lippenstift leicht auftragen läßt und zart schimmert.
- Durch die aktive Feuchtigkeit der Liposome werden die Lippen weich.
- Kamille beruhigt und heilt die Lippenhaut.
- Sheabutter verleiht Tiefenfeuchtigkeit, besonders, wenn Wind und Wetter die Lippen stark beeinträchtigt haben.
- Kieselerde macht den Lippenstift zart und matt.
- UV-Filter schützen Ihre Lippen gegen sonnenbedingte Hautalterung.
- Vitamin E heilt Risse und schützt die Lippen vor den altersbedingten feinen Linien.

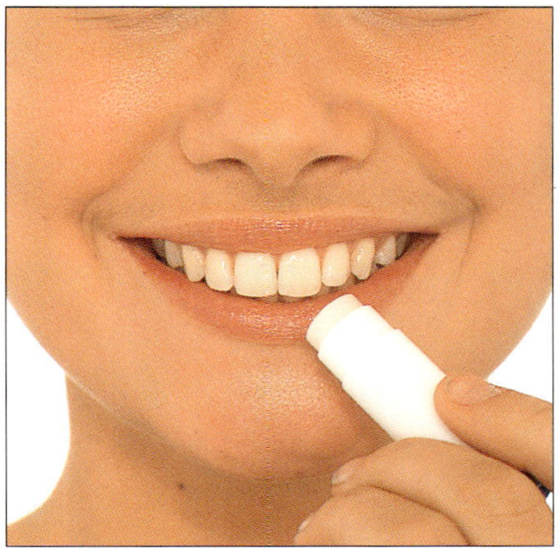

1 Machen Sie Ihre Lippen mit Hilfe eines Balsams weich und geschmeidig, bevor Sie Lippenstift auftragen.

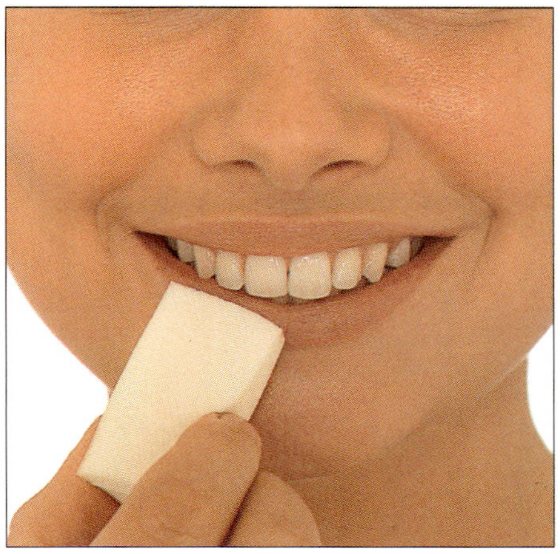

2 Tragen Sie zuerst etwas Grundierung auf. Verwenden Sie dazu einen Make-up-Schwamm, damit Sie jede Vertiefung der Lippenhaut erfassen.

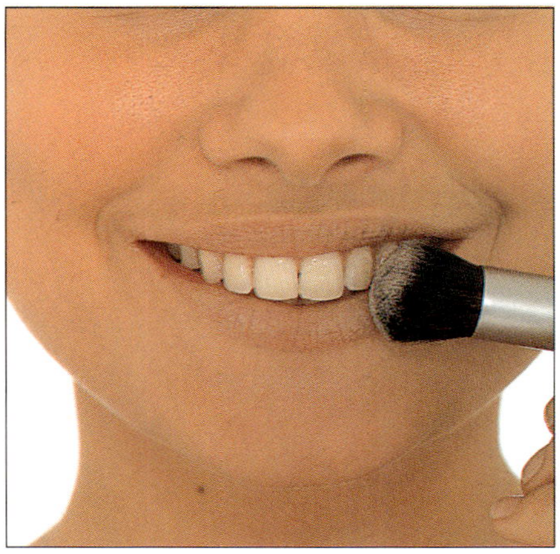

3 Geben Sie etwas von Ihrem Gesichtspuder über die Grundierung, dann hält der Lippenstift länger.

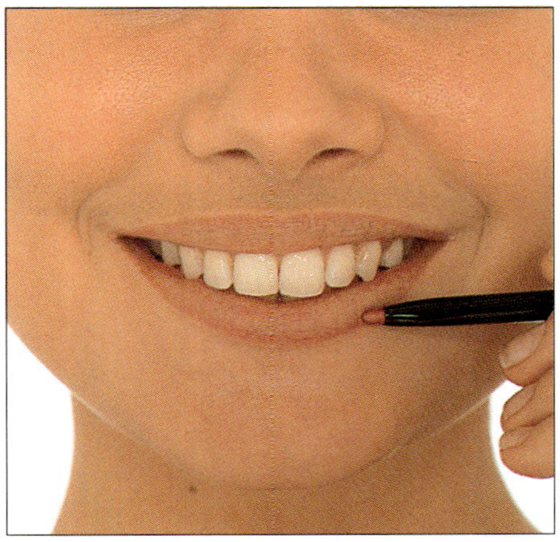

4 Stützen Sie den Ellbogen ab und ziehen Sie die Lippen mit einem Konturenstift nach. Wenn Sie den Stift vorher in der Hand anwärmen, wird die Haut beim Auftragen nicht gezerrt. Beginnen Sie mit dem Amorsbogen der Oberlippe und setzen Sie mit der Unterlippe fort. Beenden Sie die Linie in den Mundwinkeln.

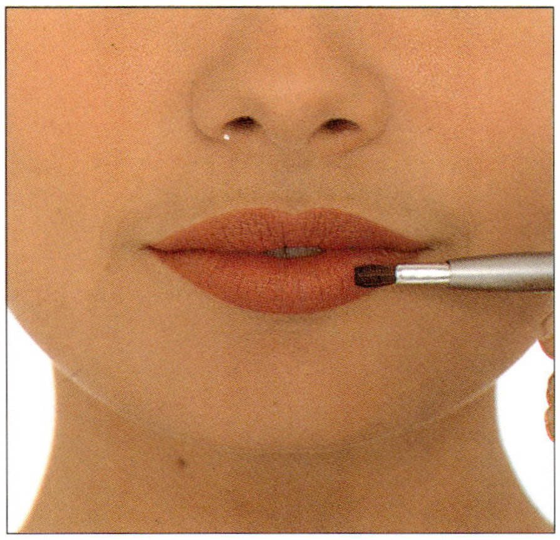

5 Füllen Sie die Lippen mit Lippenstift aus, den Sie mit einem Lippenpinsel aufnehmen. Achten Sie darauf, jede kleine Unebenheit zu erfassen. Öffnen Sie den Mund, um auch in die Mundwinkel zu gelangen.

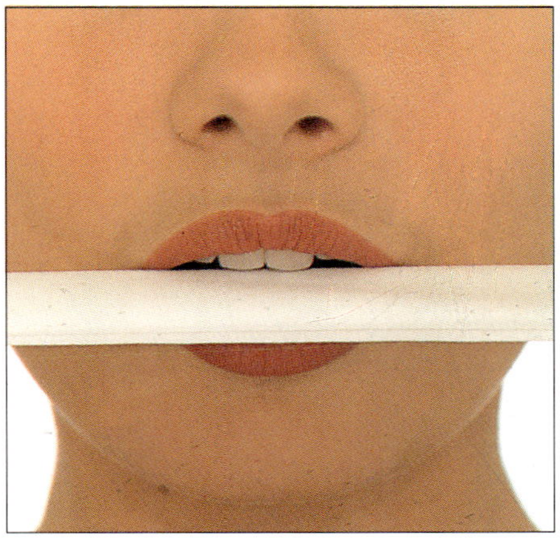

6 Der Lippenstift hält länger, wenn Sie anschließend ein Tuch auf die Lippen drücken. Damit kann man auch einen tollen, halbmatten Effekt erzielen.

KÜHLE HAUT, BLONDES HAAR

Sie haben einen Porzellanteint und helles Haar, daher sollten Sie Pastellfarben und leicht schimmernde Produkte mit einfacher Zusammensetzung verwenden. Auf diese Weise unterstreichen Sie Ihren Typ mit einem frischen, hellen Make-up.

DAS IST IHR LOOK, WENN...

- Sie hell- bis mittelblondes Haar haben. Diese Farben passen auch zu Frauen mit weißem oder stahlgrauem Haar.
- Ihre Augen blau, grau, haselnußbraun oder grün sind.
- Sie blasse Haut haben, das heißt, wenn die Haut „weißer als weiß", elfenbeinfarben oder rosig („English rose") ist.

TIPS

- Wenn Sie älter als 35 sind, oder sich nicht getrauen, blauen Lidschatten zu tragen, greifen Sie zu einem kühlen Grauton. Dadurch erhalten Sie einen ebenso weichen, aber noch zarteren Effekt.
- Schimmernder Lidschatten kann unschöne Lider unvorteilhaft betonen. In diesem Fall sollte man einen matten, elfenbeinfarbenen Lidschatten verwenden.

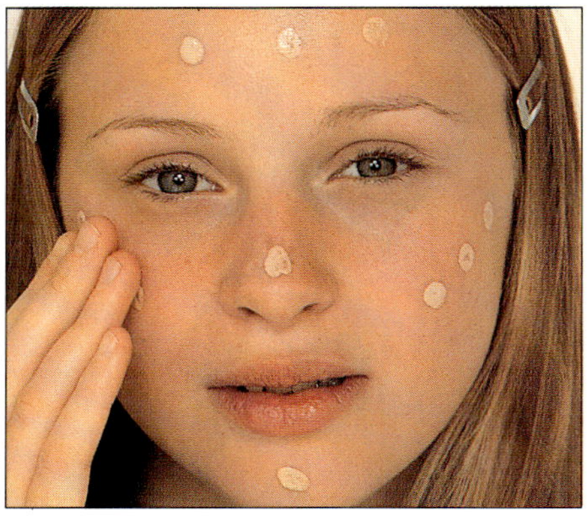

1 Für Ihre zarte Haut brauchen Sie keine stark deckende Grundierung. Verwenden Sie daher helle, getönte Feuchtigkeitscreme. Tupfen Sie auf Nase, Wangen, Stirn und Kinn die Creme und verwischen Sie diese mit den Fingerspitzen.

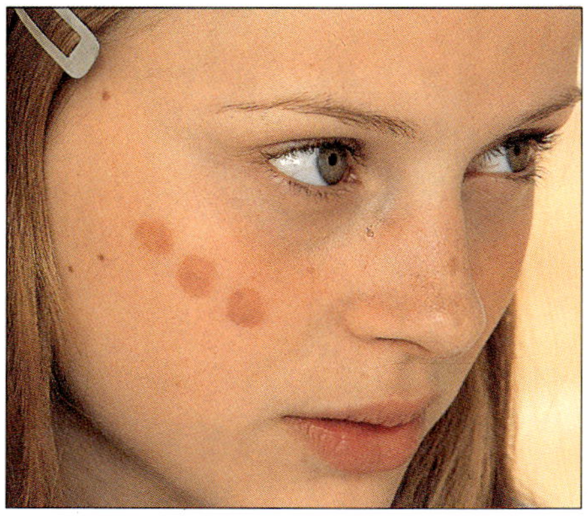

2 Pinkfarbenes Cremerouge läßt Ihre Haut zart schimmern. Tupfen Sie es auf die Wangen und verteilen Sie es mit den Fingerspitzen. Sie können ohne Puder auskommen, wenn Ihre Haut zart glänzen soll, oder aber ein wenig Puder auf Ihr Gesicht stäuben. Verwenden Sie jedoch nicht zuviel, denn Ihre natürliche Hautfarbe soll durchscheinen.

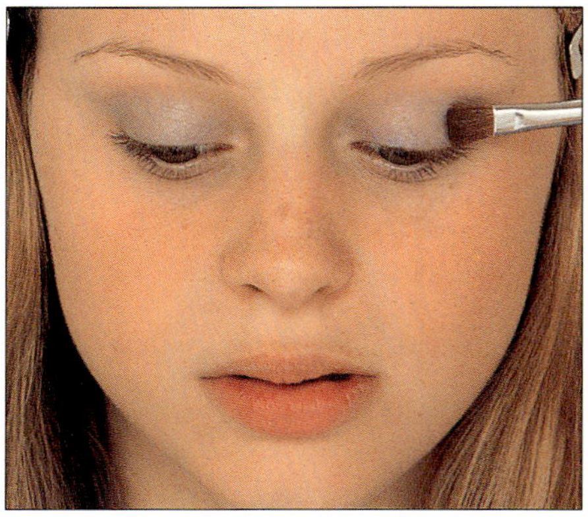

3 Verteilen Sie babyblauen Lidschatten mit einem Pinsel gleichmäßig über das gesamte Lid. Streichen Sie mit dem Pinsel einige Male sanft über das Lid, bis Sie die Übergänge verwischt haben. Tragen Sie auch ein wenig Farbe unter den Wimpern am Unterlid auf.

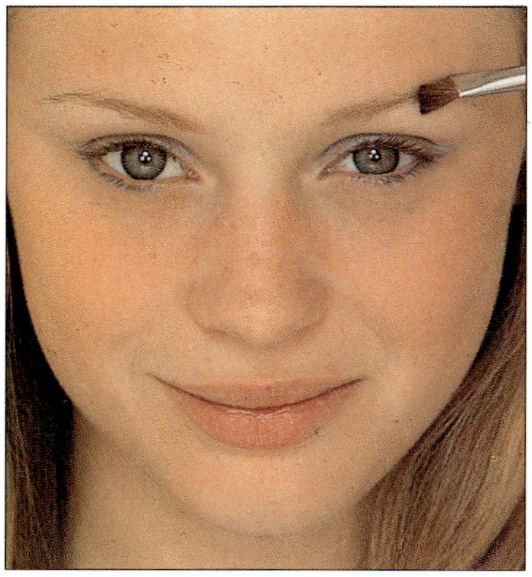

4 Streichen Sie schimmernden elfenbeinfarbenen-Lidschatten von der Lidfalte zu den Brauen, bevor Sie zwei Schichten braune/schwarze Mascara auftragen.

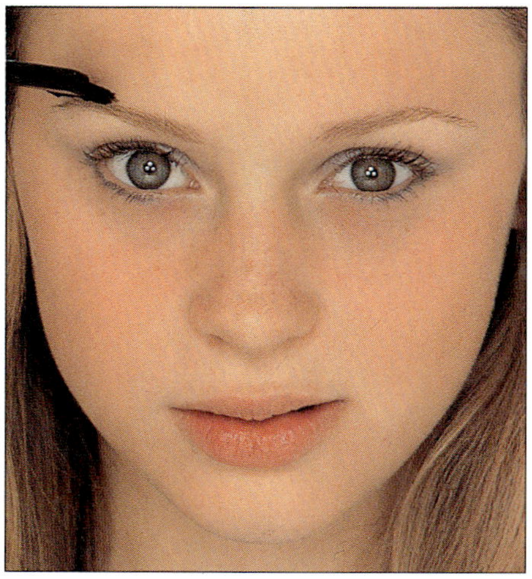

5 Modellieren Sie die Brauen mit einem Brauenpinsel und befreien Sie so die Härchen von Puderresten.

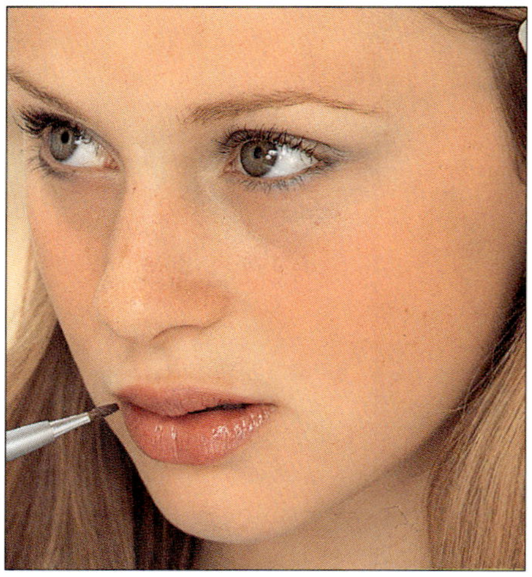

6 Tragen Sie mit einem Pinsel kühlen, pinkfarbenen Lippenstift auf. Sie können auch die Lippen mit etwas Lipgloss oder Lippenbalsam glänzen lassen.

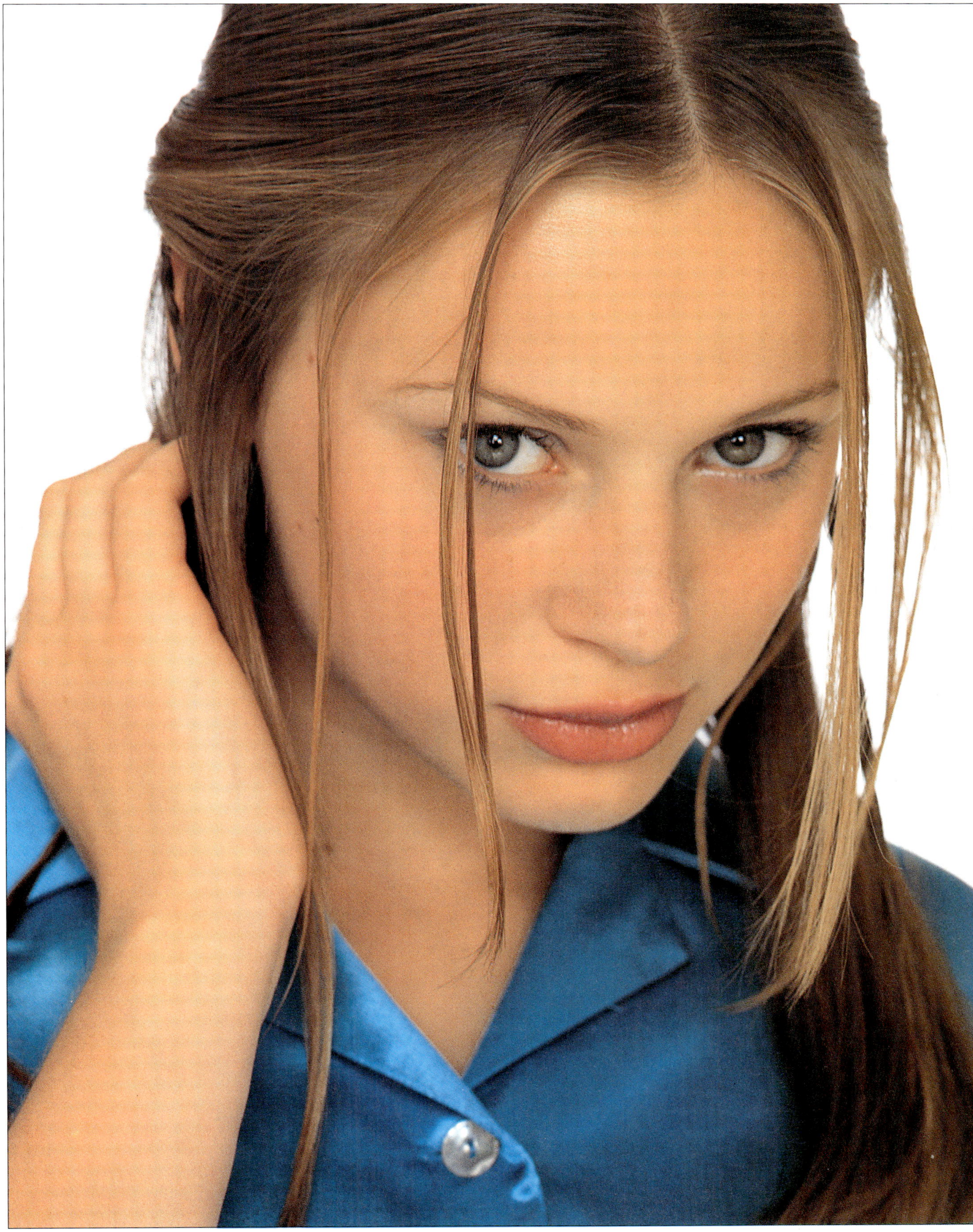

WARME HAUT, BLONDES HAAR

Obwohl Sie warme Haut besitzen, wirken Sie sehr zart. Sie sollten bräunliche, neutrale Make-up-Farben wählen und diese nicht zu dick auftragen. Auf eine solche Weise können Sie Ihren Typ betonen.

DAS IST IHR LOOK, WENN...

- Ihr Haar einen warmen Goldton aufweist oder dunkelblond ist. Er paßt auch zu Frauen mit ergrauendem Haar, welches einen warmen oder bräunlichen Grundton hat.
- Ihre Augen braun, blau, haselnußbraun oder grün sind.
- Sie eine warme Hautfarbe haben, die zartgolden bräunt.

Die warme Haut und das blonde Haar bedeuten, daß Ihr gesamtes Aussehen sehr zart wirkt. Daher müssen Sie zu Make-up-Farben greifen, die nicht zu intensiv sind, wie zu solchen, die wir hier vorstellen.

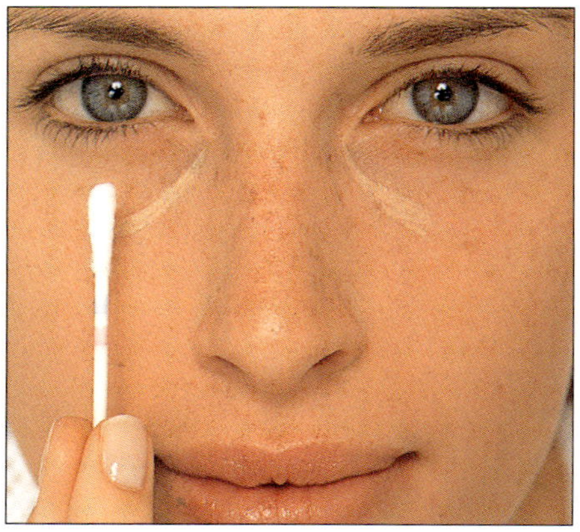

1 Nach dem Auftragen einer hellen, getönten Feuchtigkeitscreme streichen Sie Abdeckcreme auf die Problemzonen. Blondinen haben oft dünne Haut, die zu „Besenreißern" neigt. Decken Sie diese mit Abdeckcreme ab, welche sie mit einem Wattestäbchen auftragen.

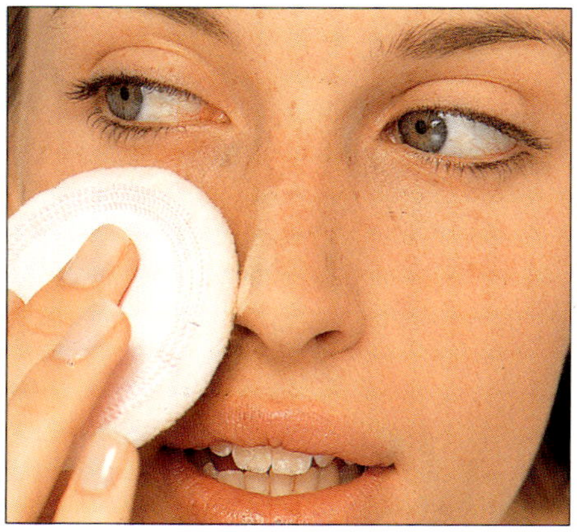

2 Nehmen Sie etwas losen Puder auf einen Wattebausch und drücken Sie ihn leicht auf jene Stellen im Gesicht, die oft fettig glänzen. Dadurch wird überschüssiges Fett aufgenommen und die Haut bleibt wunderbar matt. Überschüssigen Puder nehmen Sie mit einem Pinsel wieder ab.

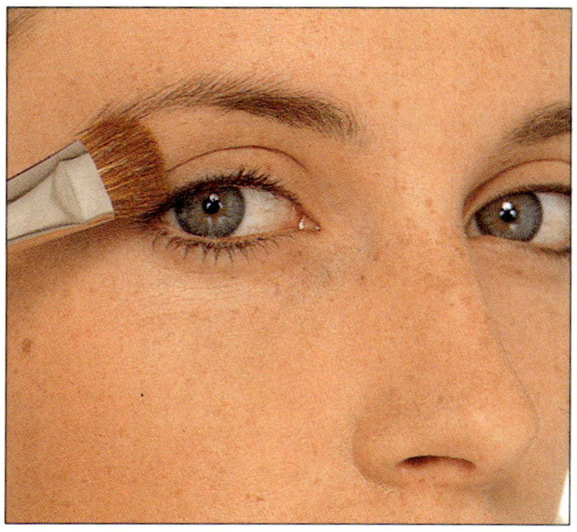

3 Verteilen Sie pfirsichfarbenen Lidschatten über das gesamte Augenlid. Diese Farbe harmonisiert mit Ihrer natürlichen Hautfarbe, verleiht dem Make-up einen frischen Effekt und betont die Augen.

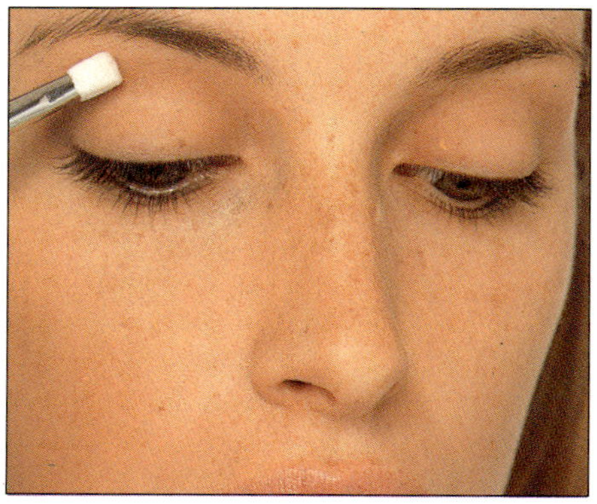

4 Tragen Sie mit einem Pinsel ein wenig hellbraunen Lidschatten in der Lidfalte auf, um Ihre Augen noch mehr zu betonen und hervorzuheben. Verstreichen Sie den Lidschatten auch in die Richtung der äußeren Augenwinkel.

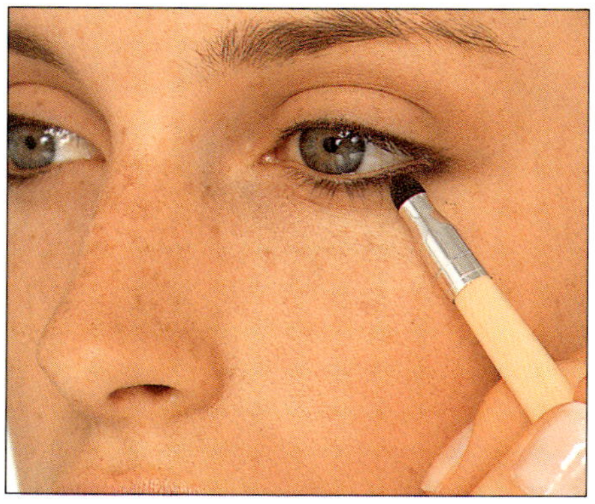

5 Denselben braunen Lidschatten tragen Sie auch unter den Wimpern des Unterlids auf. Das wirkt weicher als der übliche Kohlestift oder Eyeliner und eignet sich speziell für Frauen mit hellem oder blondem Haar, die oft kein kräftiges Make-up tragen können. Anschließend werden noch zwei Schichten braune/schwarze Mascara aufgetragen.

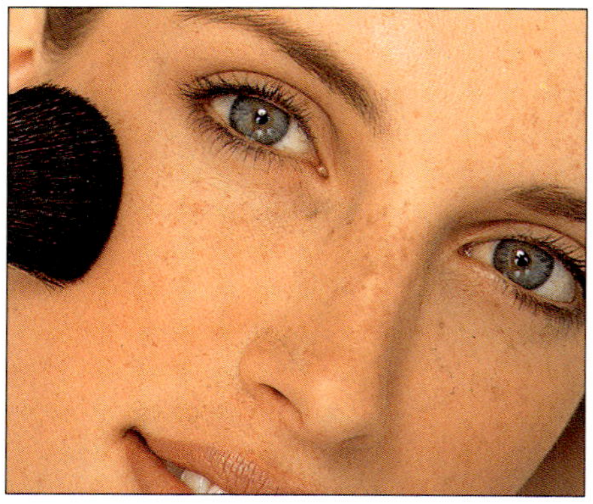

6 Tragen Sie mit dem Pinsel nur ein wenig fleischfarbenen Lippenstift auf. Danach ein bräunliches Rouge, von dem sie kleine Mengen wiederholt über Wangen, Stirn und Kinn streichen. Sie können auch ein bißchen auf die Nasenspitze stäuben. Wenn Sie das Rouge erst auftragen, nachdem Sie fertig sind, sehen Sie genau, wieviel Sie brauchen.

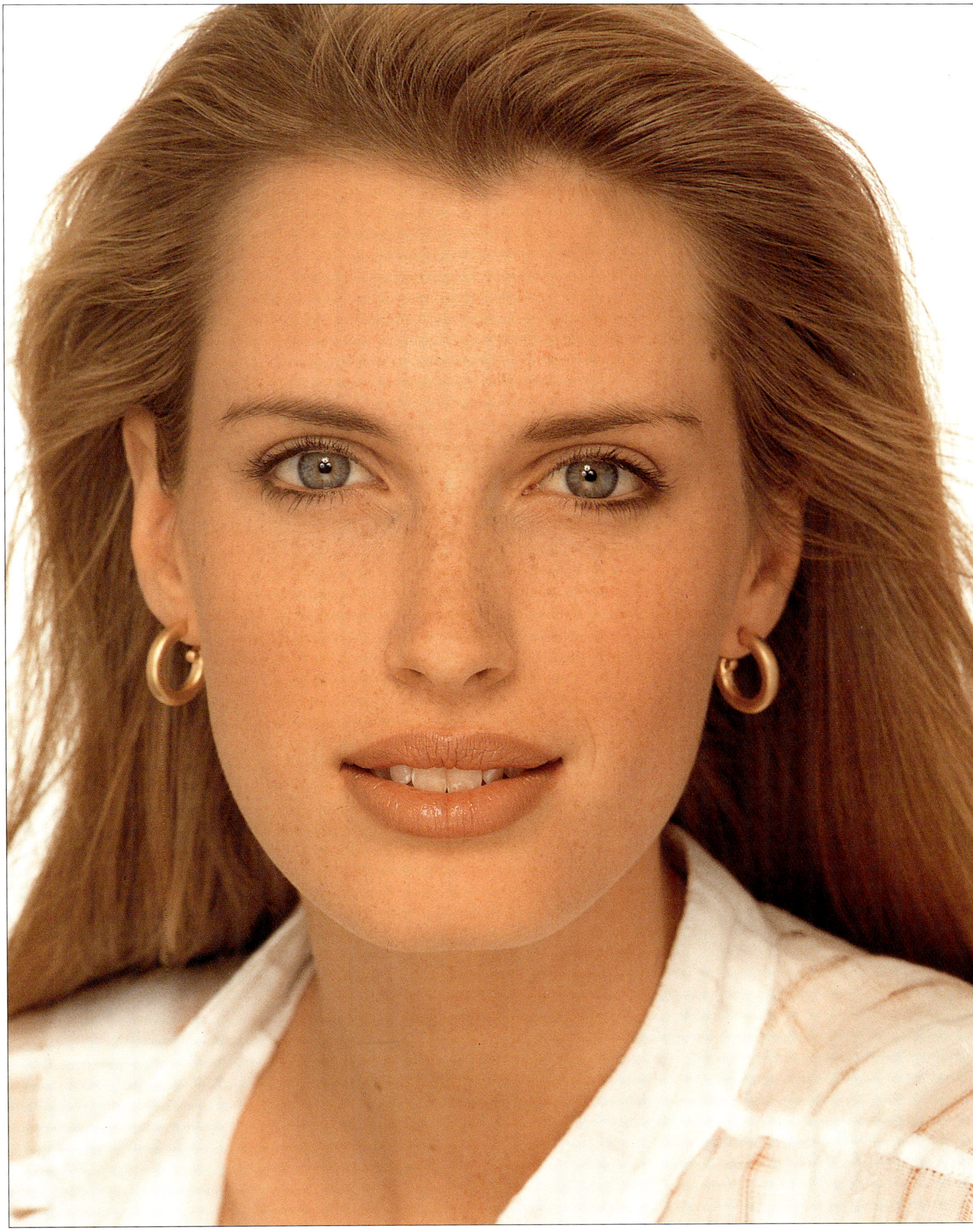

KÜHLE HAUT, DUNKLES HAAR

Frauen mit dunklem Haar und heller Haut sehen mit intensiven, kühlen Farben fantastisch aus. Die Farbintensität schafft einen reizvollen Kontrast zum elfenbeinfarbenen Teint, und die kühle Ausstrahlung entspricht dem natürlichen Hauttyp.

DAS IST IHR LOOK, WENN...

- Sie mittel- bis dunkelbraunes Haar haben.
- Ihre Augen braun, blau, haselnußbraun, grau oder grün sind.
- Sie einen Porzellanteint haben, der in der Sonne nur langsam bräunt.

TIPS

- Damit die Mascara nicht verklumpt, drehen Sie das Spiralbürstchen seitlich hin und her, wenn Sie damit über die Wimpern streichen.
- Wenn Sie mit dem Auftragen von Cremerouge Schwierigkeiten haben, verwenden Sie Puderrouge über dem Gesichtspuder.

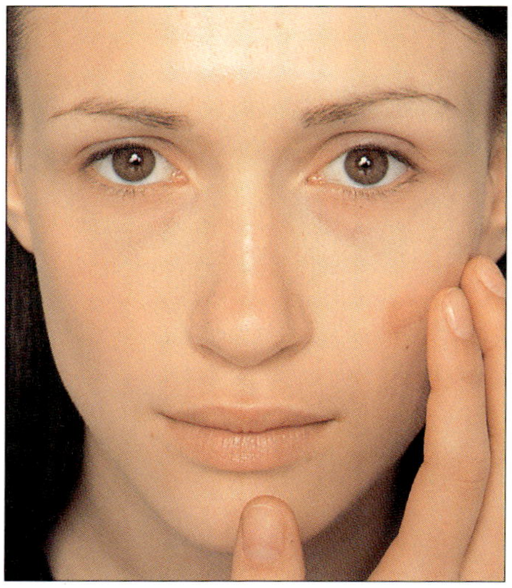

1 Tragen Sie Grundierung oder getönte Feuchtigkeitscreme auf. Sie brauchen vermutlich den hellsten Farbton. Arbeiten Sie auch ein paar Tupfen bräunliches Cremerouge ein. Anschließend stäuben Sie losen Puder auf.

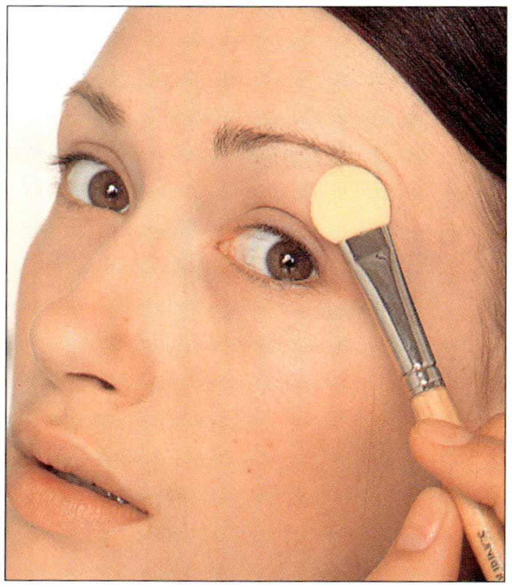

2 Verstreichen Sie hellen, elfenbeinfarbenen Lidschatten oberhalb der Lider bis direkt unter die Brauen. Verwischen Sie ihn mit einem Wattestäbchen, wenn er sich in den kleinen Fältchen des Oberlids sammelt.

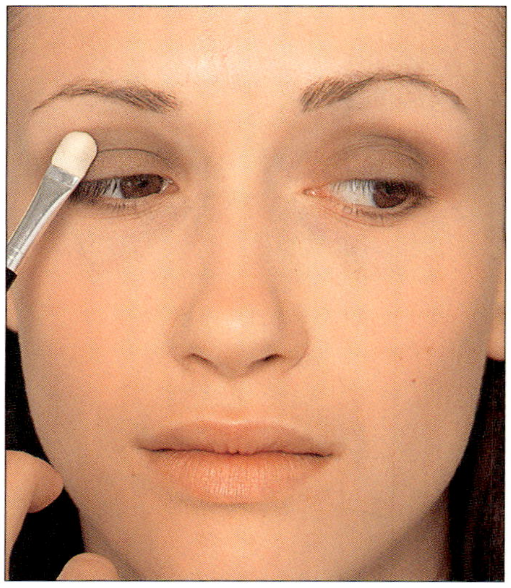

3 Betonen Sie die Augenlider mit taupe- oder khakifarbenem Lidschatten. Diese Farben passen hervorragend zu Ihrem kühlen Hauttyp und heben auch Ihre Augenfarbe hervor.

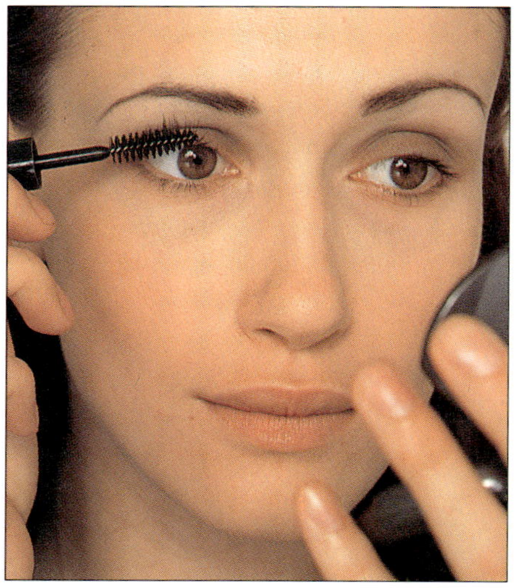

4 Widmen Sie sich nun den Wimpern. Sie müssen zweimal schwarze Mascara auftragen, um Ihre Augen perfekt zu umrahmen.

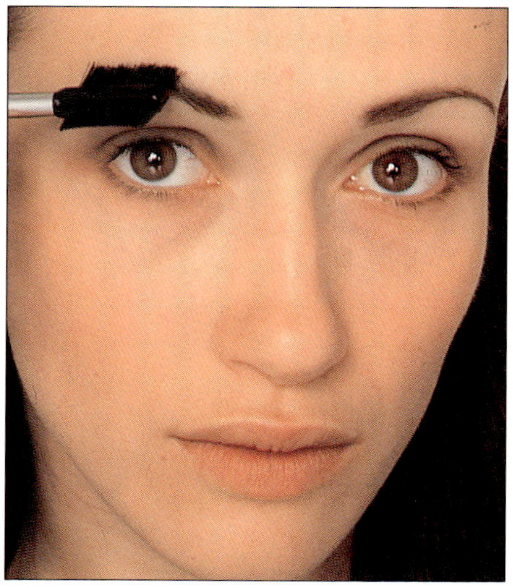

5 Modellieren Sie die Brauen mit einem Bürstchen. Wenn sie oft unordentlich aussehen, besprühen Sie das Bürstchen zuerst mit ein wenig Haarspray.

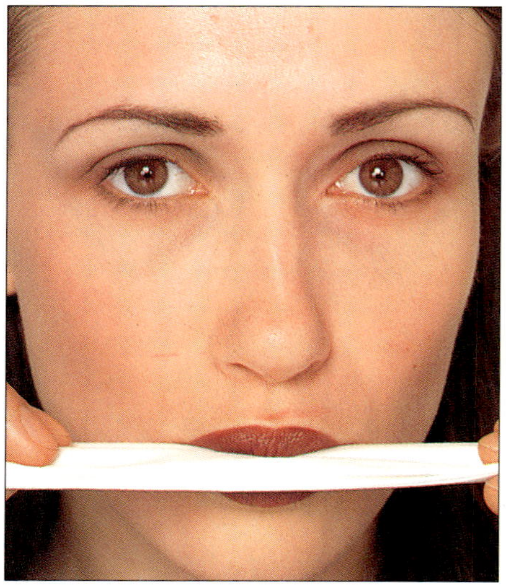

6 Tragen Sie zum Abschluß beerenfarbenen Lippenstift auf und drücken Sie dann die Lippen auf ein Tuch. Danach können Sie die zweite Schicht auftragen.

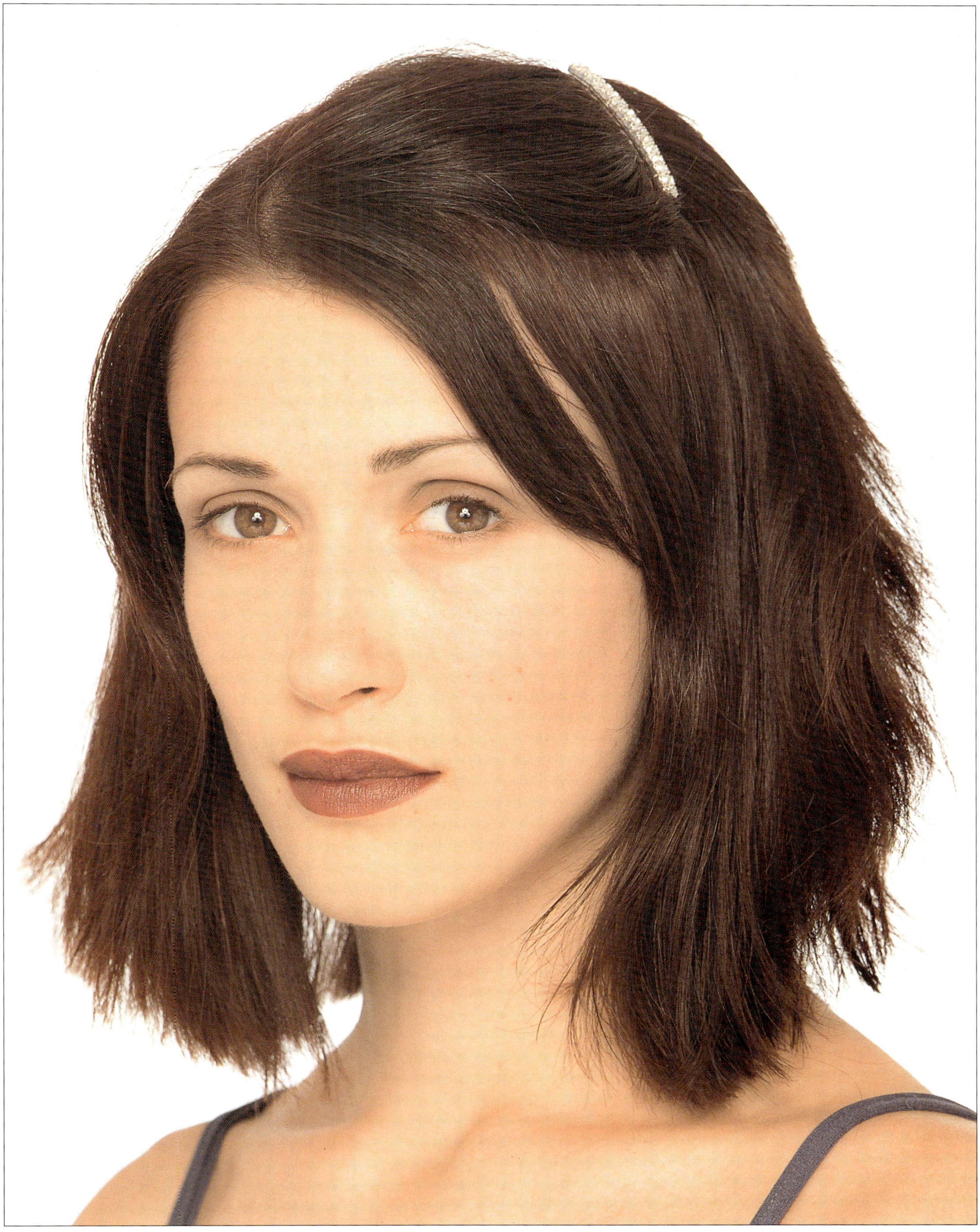

WARME HAUT, DUNKLES HAAR

Bei Ihnen kommen Rostbraun, warmes Rot und alle Erdtöne gut zur Geltung. Diese Farben betonen Ihren Teint und unterstreichen Ihren Typ.

DAS IST IHR LOOK, WENN...

- Sie mittel- bis dunkelbraunes Haar haben.
- Ihre Augen braun, dunkelblau, grau, haselnußbraun oder grün sind.
- Sie „warme" Haut haben, die gut bräunt. Ihre winterblasse Haut ist vermutlich leicht gelblich.

TIP
Tragen Sie tagsüber stets Puder bei sich, mit dem Sie glänzende Stellen an Nase, Stirn und Kinn abdecken können.

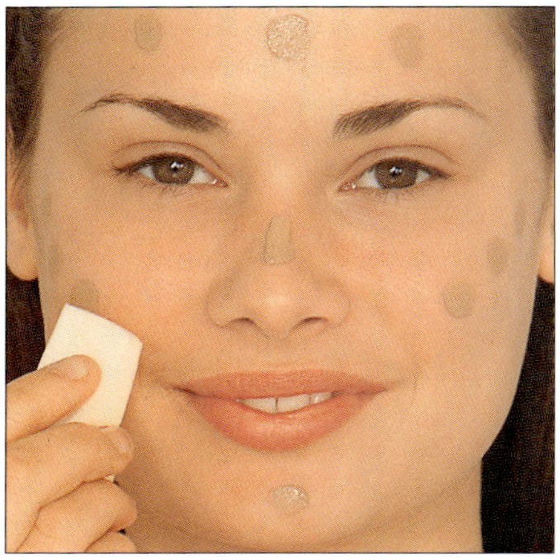

1 Tupfen Sie flüssige Grundierung auf die Haut und verstreichen Sie diese mit einem feuchten Schwämmchen. Achten Sie besonders auf den Halsansatz, damit keine unnatürlichen Ränder auftreten. Danach tragen Sie Abdeckcreme auf die Stellen auf, bei denen dies erforderlich ist.

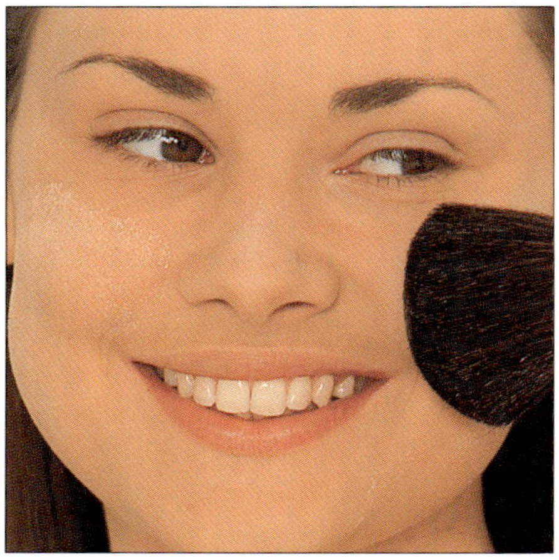

2 Stäuben Sie etwas Transparentpuder auf das Gesicht und nehmen Sie überschüssigen Puder mit einem dicken, weichen Pinsel wieder ab.

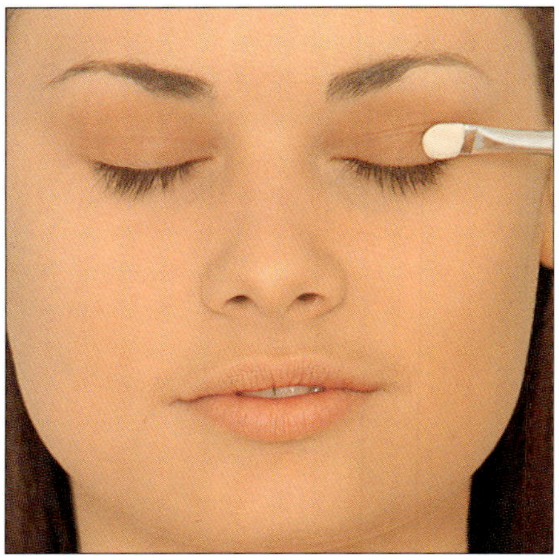

3 Mit einem Schwammapplikator streichen Sie rotbraunen Lidschatten über das ganze Lid. Der Vorteil eines Schwämmchens gegenüber einem Pinsel besteht darin, daß keine Farbe herunterfällt. Anschließend tragen Sie zwei dünne Schichten Mascara auf.

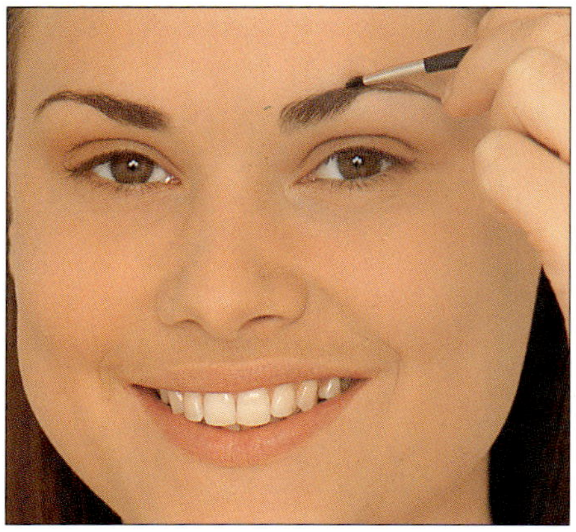

4 Strichlieren Sie entweder die Brauen mit einem weichen, braunen Brauenstift oder verwenden Sie braunen Lidschatten. In jedem Fall bürsten Sie die Brauen anschließend mit einem Brauenkamm, um die Strichlierung zu verwischen und die Härchen in Form zu bringen.

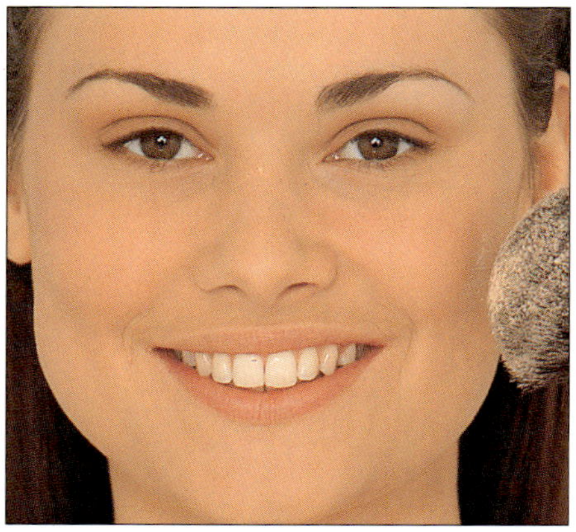

5 Wählen Sie ein warmes, bräunliches Puderrouge, das Sie über die Wangen aufwärts zu den Schläfen stäuben. Da dies eine intensive Farbe ist, müssen Sie sie in der Regel etwas abschwächen, indem Sie danach einen Hauch Transparentpuder aufstäuben.

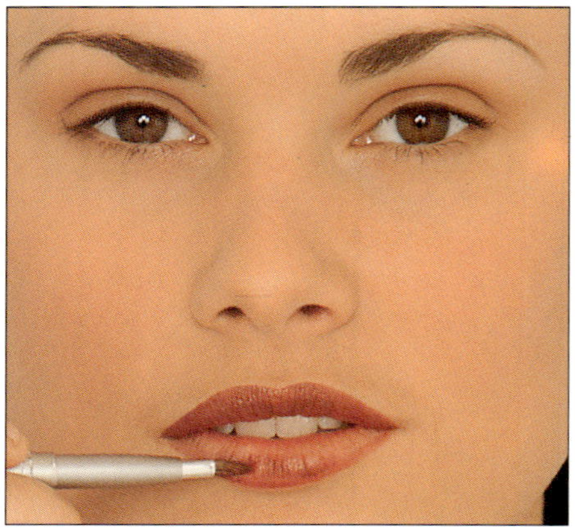

6 Feuerroter Lippenstift harmoniert gut mit den anderen Farben. Verwenden Sie einen Lippenpinsel, damit jede kleine Unebenheit und jedes Fältchen der Lippe gefüllt werden – dadurch hält die Farbe länger, und das Make-up wirkt perfekt.

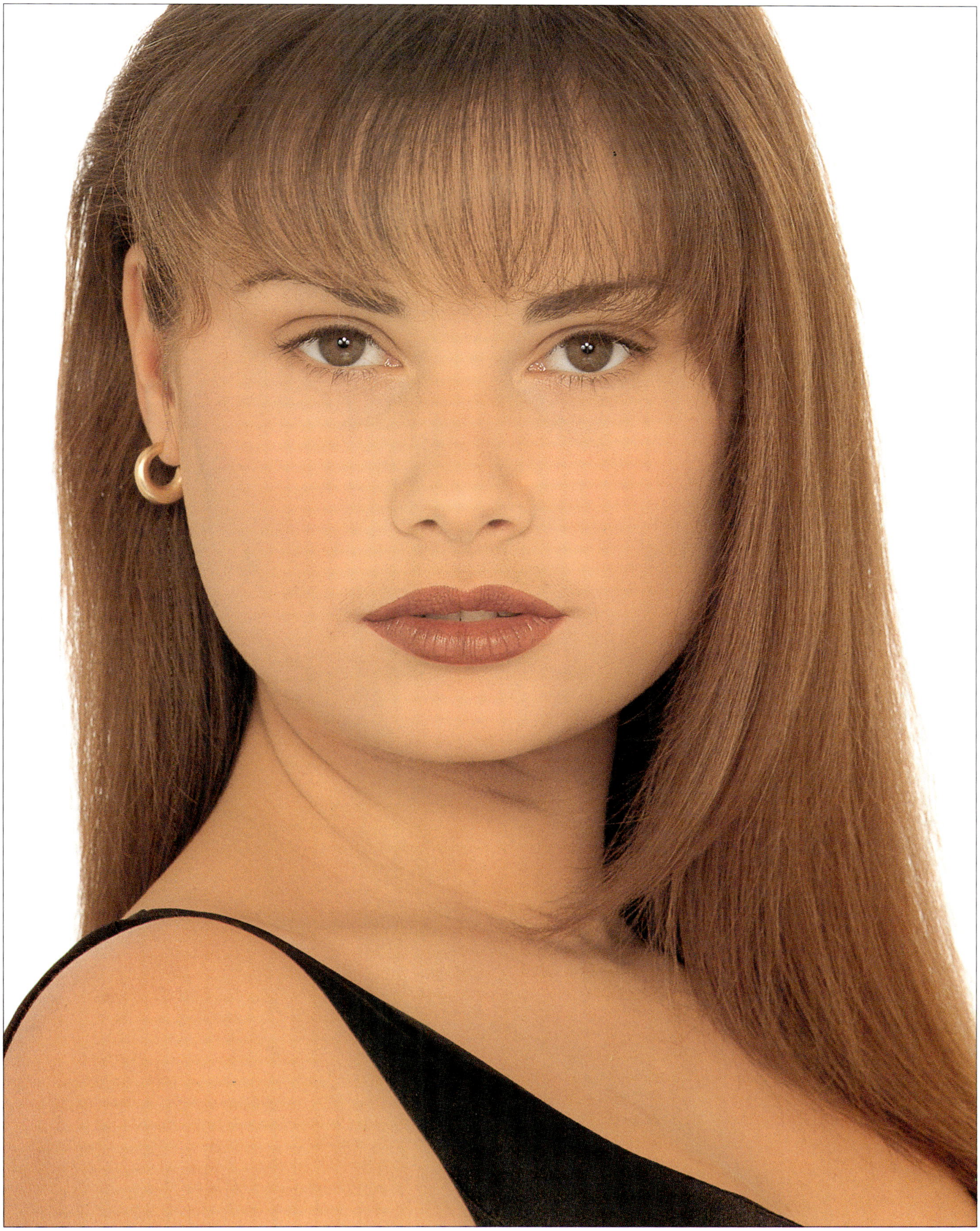

KÜHLE HAUT, ROTES HAAR

Rothaarige mit kühler Haut greifen oft zu verwaschenen Farben. Sie können jedoch auch intensivere Töne ausprobieren, die einen Kontrast zu Ihrer Hautfarbe bilden. Grün verleiht Ihren Augen eine aufregende Note und starke Erdfarben bringen Ihre Lippen voll zur Geltung.

DAS IST IHR LOOK, WENN...

- Sie rotblondes oder hellrotes Haar haben, auch wenn die Farbe nicht mehr so intensiv ist.
- Ihre Augen blau, grau, haselnußbraun oder grün sind.
- Sie helle Haut haben, das heißt eine Hautfarbe von Elfenbein bis Rosa.

TIP
Wenn Sie Sommersprossen haben, decken Sie diese nicht mit einer dunklen Grundierung ab, sondern verwenden Sie eine Grundierung in Ihrer Hautfarbe, damit sie natürlich wirkt.

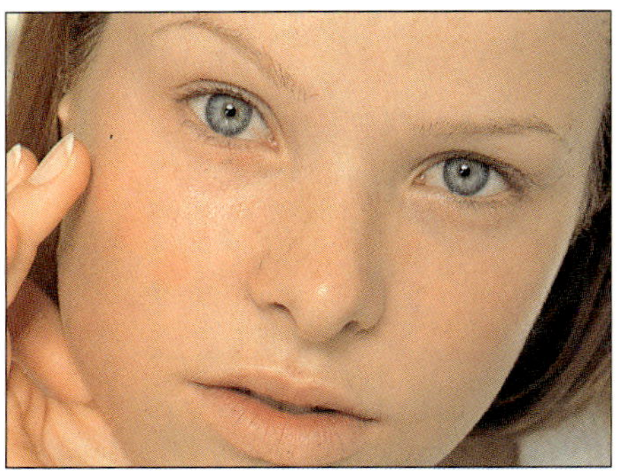

1 Tragen Sie Grundierung und Abdeckcreme auf und tupfen Sie anschließend etwas pfirsichfarbenes Cremerouge auf die Wangen. Im Gegensatz zu Puderrouge können Sie Cremerouge mit den Fingerspitzen verstreichen – durch die Hautwärme läßt es sich gleichmäßig verteilen. Tragen Sie das Rouge nicht auf einmal, sondern in mehreren Schichten auf. Zum Abschluß stäuben Sie ein wenig Transparentpuder darüber.

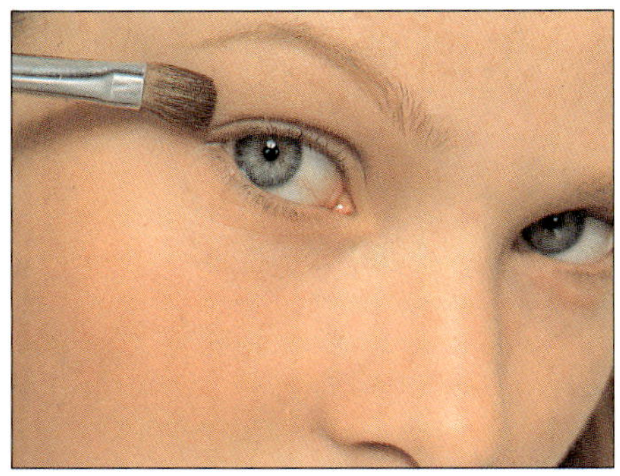

2 Ein neutraler, pfirsichfarbener Lidschatten betont Ihre Augenfarbe, ohne mit ihr zu konkurrieren. Achten Sie darauf, den Lidschatten knapp an den Wimpern aufzutragen, damit er harmonisch wirkt.

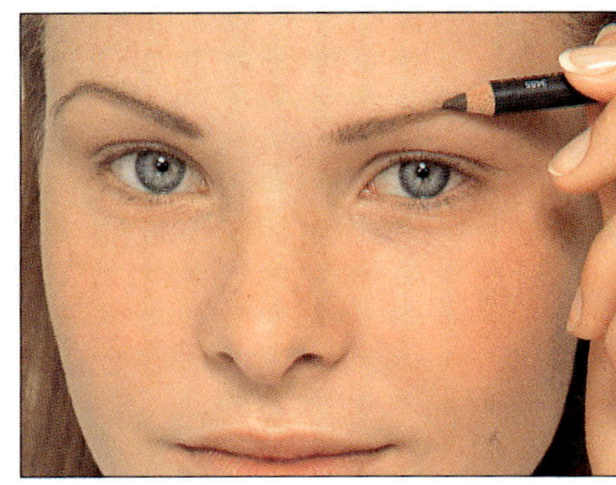

3 Rothaarige haben meist helle Brauen, vergessen Sie also nicht, die Brauen zu betonen, um einen optischen Rahmen für Ihre Augen zu schaffen. Ihr Make-up wirkt nicht harmonisch, wenn die Stirn zu stark zur Geltung kommt. Wählen Sie daher einen sehr hellen Brauenstift in zartem Graubraun. Streichen Sie damit über die Brauen und füllen Sie kahle Stellen auf. Anschließend bürsten Sie die Linien mit dem Brauenkamm.

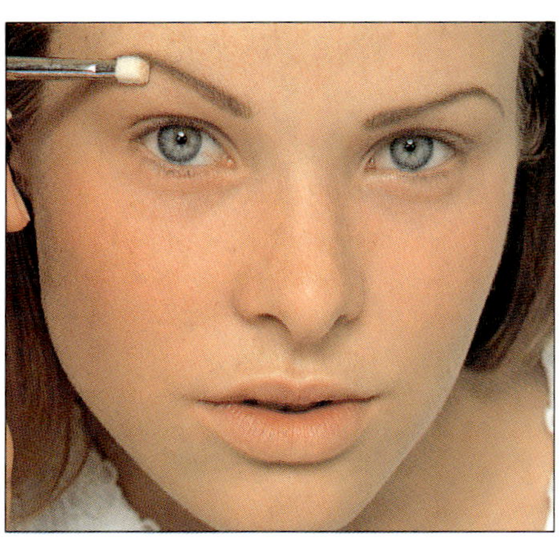

4 Applizieren Sie ein wenig goldenen, schimmernden Lidschatten direkt unter den Brauen, damit Ihre Augen noch größer wirken und zart betont werden. Auf diese Weise kommen warme Goldpünktchen in der Iris am besten zur Geltung.

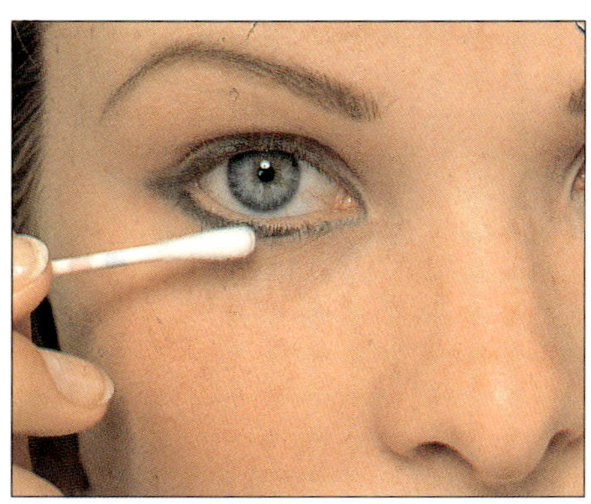

5 Grüner Eyeliner ist ideal für Ihre Augen und Ihren Farbtyp! Streichen Sie ihn nur nicht unter die Wimpern des Unterlids, da Ihr Gesicht sonst optisch nach unten gezogen wird. Tragen Sie den Eyeliner am Oberlid und in den Augenwinkeln auf. Mit einem sauberen Wattestäbchen verwischt, wirkt er nicht mehr zu hart. Es ist auch ratsam, etwas Transparentpuder darüberzustäuben, damit die Farbe länger hält. Anschließend tragen Sie zwei Schichten braune Mascara auf.

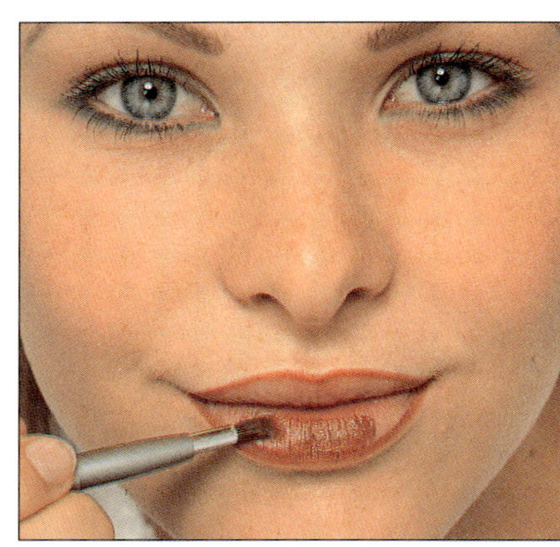

6 Lippenstift in einem rostigen Orangeton rundet das Make-up ab. Ziehen Sie erst die Lippen mit einem Konturenstift nach, damit die Farbe nicht „ausrinnt“. Danach tragen Sie die Farbe mit einem Lippenpinsel auf.

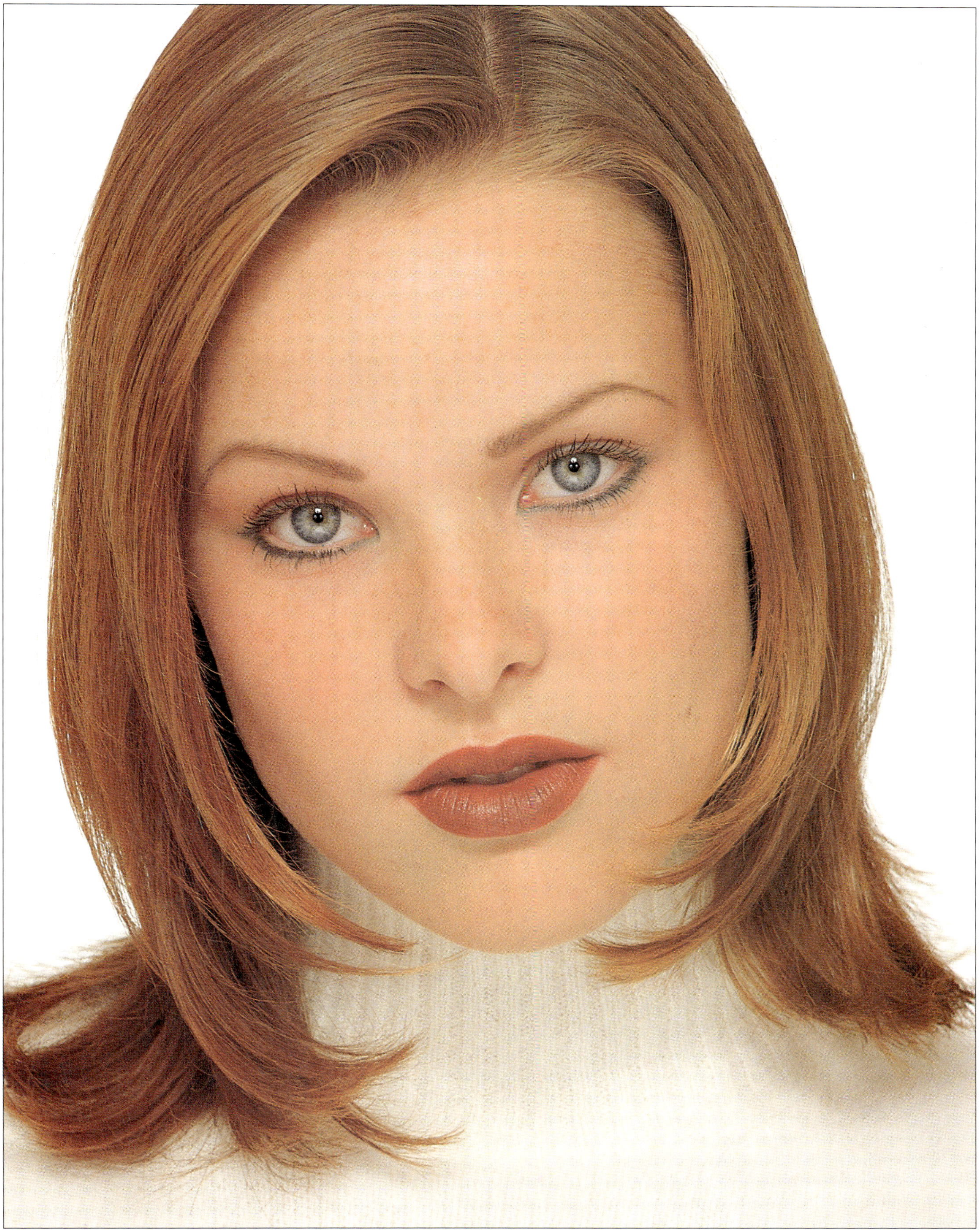

WARME HAUT, ROTES HAAR

Ihr lebhafter, präraffaelitischer Typ harmoniert mit Weinrot, Purpurrot und Braun. Diese intensiven, blaustichigen Farben passen hervorragend zu Ihrer warmen Haut- und Haarfarbe. Sie können damit wirklich faszinierend aussehen.

DAS IST IHR LOOK, WENN...

- Sie mittel- bis dunkelrotes Haar haben. Diese Farben passen auch zu Braunhaarigen, die einen Rotton im Haar haben.
- Ihre Augen blau, grau, haselnußbraun, braun oder grün sind.
- Sie mittlere bis warme Hautfarbe haben.
- Ihre Haut im Sommer golden ist, obwohl Sie wahrscheinlich nicht tiefbraun werden. Vermutlich haben Sie Sommersprossen.

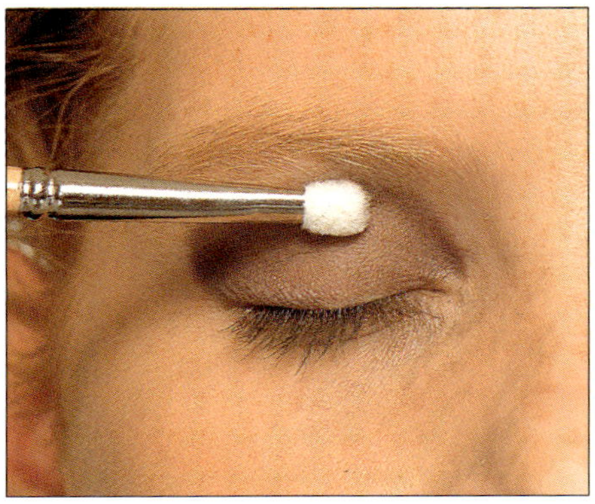

1 Nach dem Auftragen von Grundierung, Abdeckcreme und Puder verteilen Sie weinroten Lidschatten auf den Lidern. Ein Schwammapplikator erleichtert das Applizieren der Farbe ebenso wie ein vorher aufgetragener Transparentpuder, der eine glatte Unterlage schafft.

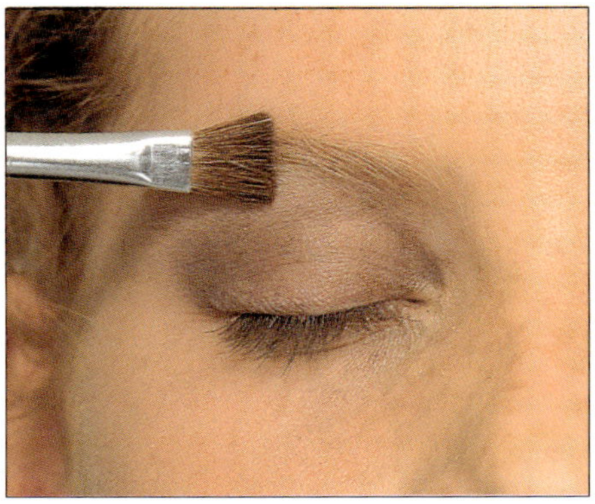

2 Damit das Make-up ausgewogen wirkt, streichen Sie hellen mauvefarbenen Lidschatten auf die Brauenbögen. Verteilen Sie ihn auch in der Lidfalte, um harte Übergänge auszugleichen. Nehmen Sie sich Zeit, damit das Resultat professionell wird.

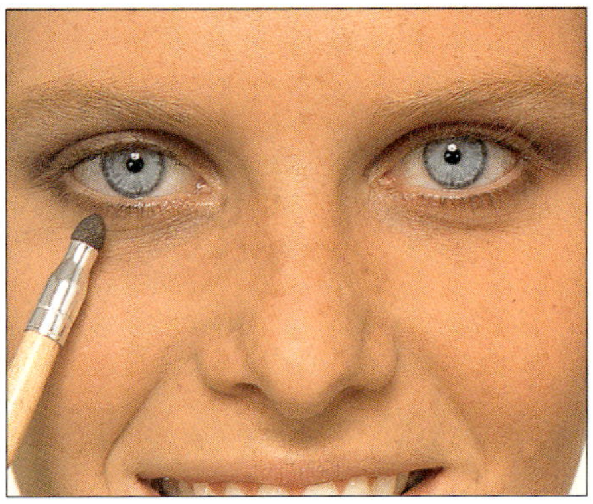

3 Streichen Sie auch ein wenig weinroten Lidschatten unter die unteren Wimpern. Das ist eine moderne Methode, und der Effekt ist nicht so hart wie der eines Kohlestifts. Vergessen Sie dabei nicht die äußeren Augenwinkel, an denen Sie den Lidschatten leicht nach oben verstreichen, um die Augen optisch anzuheben. Tragen Sie noch zwei Schichten braune Mascara auf. Tuschen Sie die Wimpern bis zu den Wurzeln, besonders wenn sie hell sind.

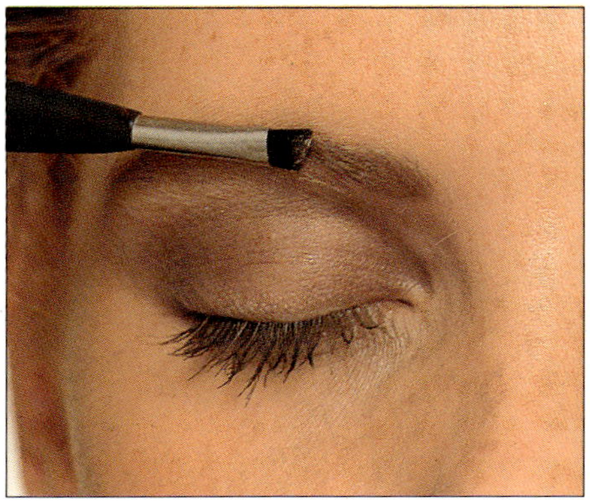

4 Betonen Sie ihre Brauen zart mit einem weichen, braunen Lidschatten. Verwenden Sie dazu ein kleines Bürstchen oder ein Wattestäbchen. Bürsten Sie danach die Brauen mit dem Brauenkamm, um den Lidschatten zu verwischen.

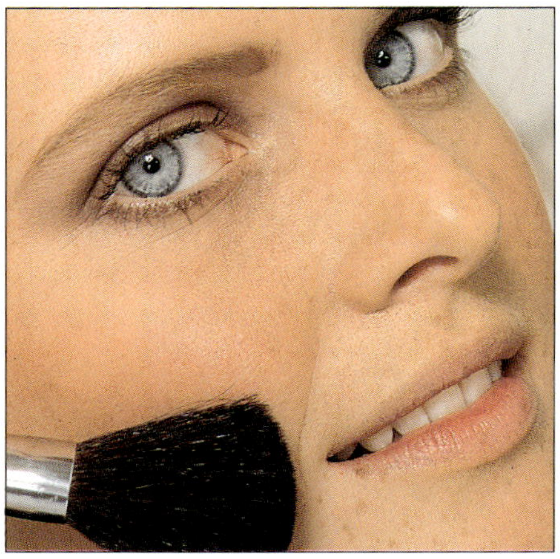

5 Wählen Sie bräunliches Rouge oder Bräunungspuder, damit die Wärme Ihrer Haut noch verstärkt wird. Stäuben Sie es mit einem großen Pinsel auf und verstreichen Sie es in Richtung Haaransatz. So erhält Ihre Haut einen natürlichen Schimmer. Das Geheimnis besteht darin, immer nur wenig Rouge auf einmal aufzutragen. Perlmuttfarbenes Rouge ist für Ihren Typ eher ungünstig.

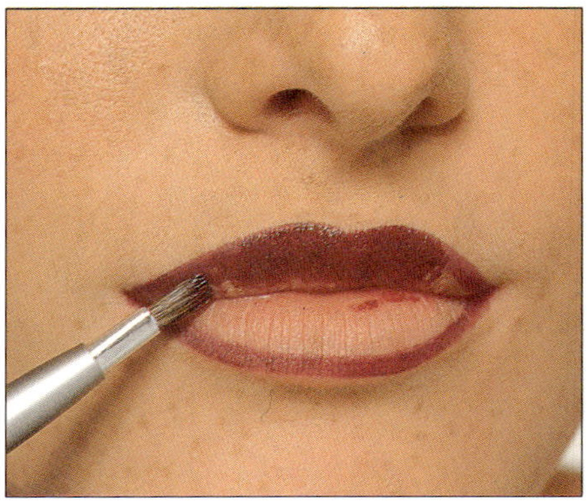

6 Sie können pflaumenfarbenen Lippenstift verwenden. Erst ziehen Sie die Lippen mit einem Konturenstift nach. Diese intensive Farbe muß sorgfältig in zwei Schichten aufgetragen werden. Sie vermeiden ein oftmaliges Nachbessern, wenn Sie die Lippen dazwischen auf ein Tuch drücken.

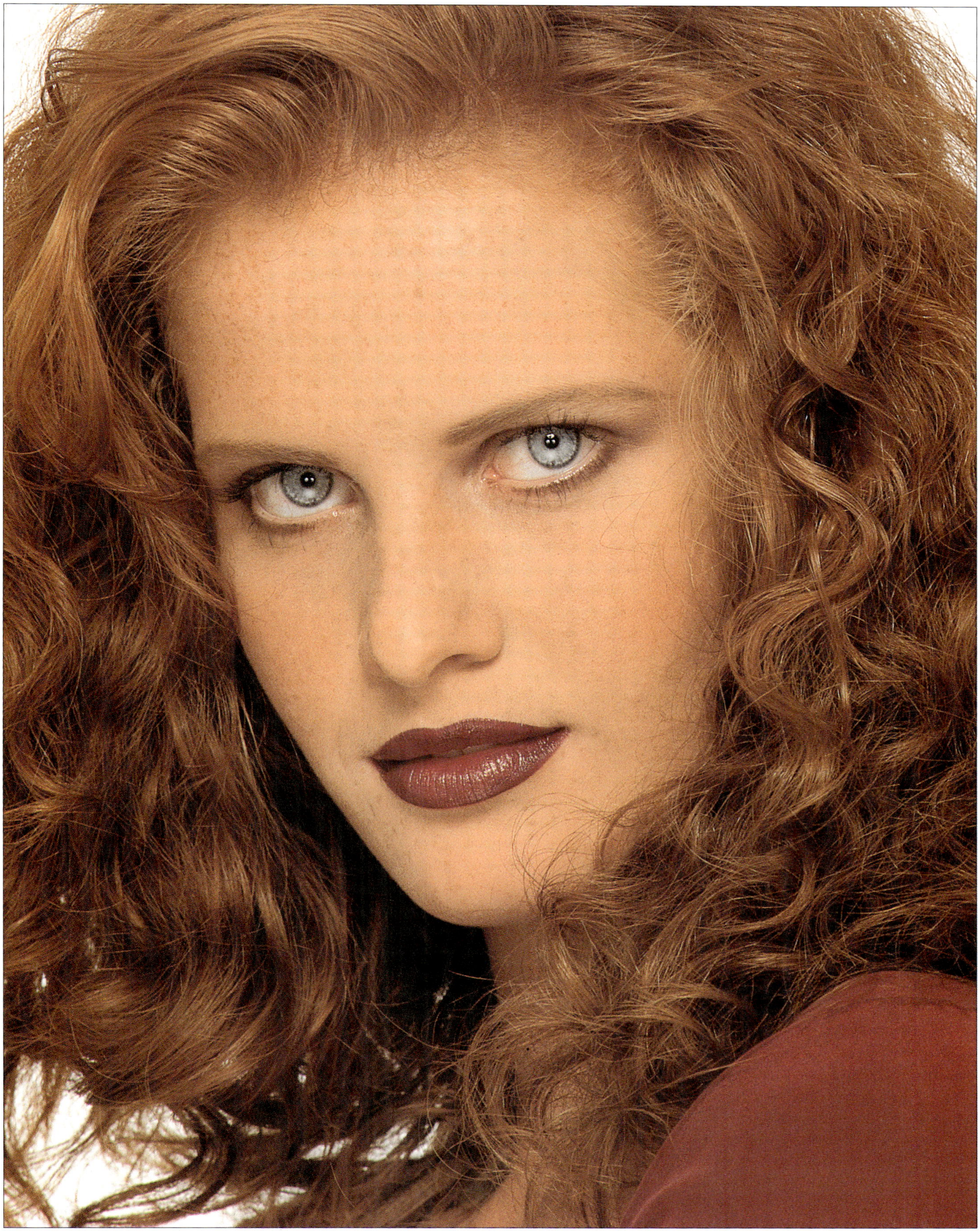

OLIVFARBENE HAUT, DUNKLES HAAR

Ihre Hautfarbe läßt sich gut mit sattem Braun, Orangetönen und ein wenig Gold oder Bronze ergänzen. Diese satten Farben betonen Ihr Gesicht und passen gut zu Ihrem Farbtyp.

DAS IST IHR LOOK, WENN...

- Sie dunkelbraunes oder schwarzes Haar haben.
- Ihre Augen braun oder grün sind.
- Ihre Haut gut bräunt, oder Sie ein asiatischer oder indischer Farbtyp sind.

TIP
Formen Sie die Lippen zu einem „O" und ziehen Sie die Mundwinkel mit dem Konturenstift nach, dann wird die Linie perfekt.

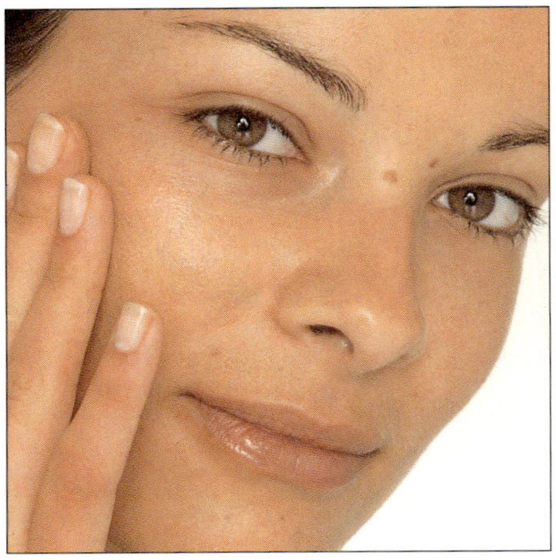

1 Decken Sie kleine Hautunreinheiten mit einer getönten Feuchtigkeitscreme, einer flüssigen Grundierung oder einer Cremegrundierung ab, die Sie mit den Fingerspitzen verstreichen. Tragen Sie nun Abdeckcreme auf und stäuben Sie etwas Puder über das Gesicht.

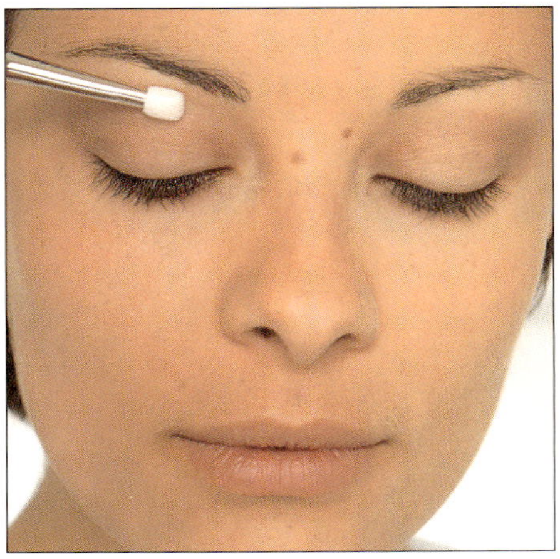

2 Nachdem Sie goldfarbenen Lidschatten über das ganze Lid aufgetragen haben, streichen Sie etwas dunkleren, bronzefarbenen Lidschatten in die Lidfalte und unter die Wimpern des Unterlids. Das verleiht Ihnen ein geheimnisvolles Aussehen.

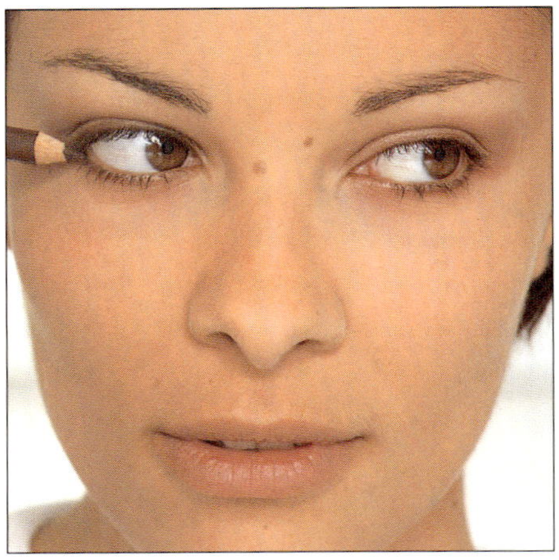

3 Verwenden Sie warmen, braunen Eyeliner und tragen Sie ihn entlang der Wimpern des Unter- und Oberlids auf. Bei zu hartem Effekt können Sie den Eyeliner mit einem Wattestäbchen verwischen. Danach tragen Sie zwei Schichten Mascara auf.

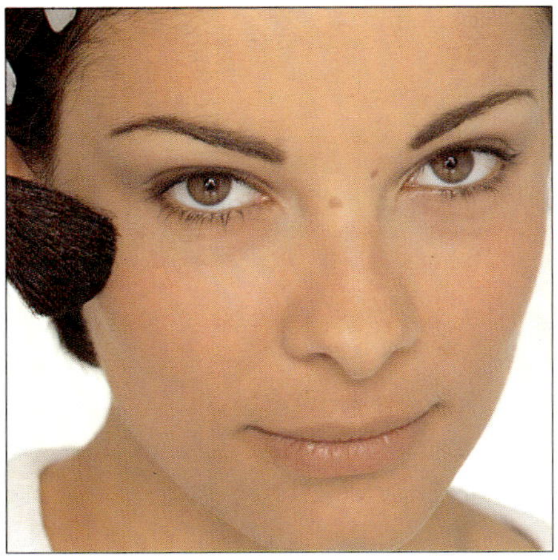

4 Bräunliches, pfirsichfarbenes Puderrouge verleiht Ihren Wangen zusätzliche Wärme. Tragen Sie Schritt für Schritt immer nur ein wenig davon auf, und verstärken Sie langsam den Effekt.

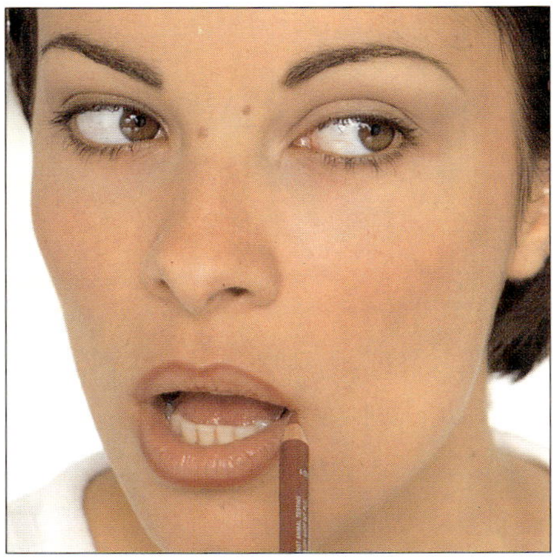

5 Ziehen Sie die Lippen mit einem orangebraunen Konturenstift nach. Beginnen Sie mit dem Amorsbogen und verlängern Sie die Linie zu den Mundwinkeln. Dann ziehen Sie die andere Seite nach, und abschließend die Unterlippe.

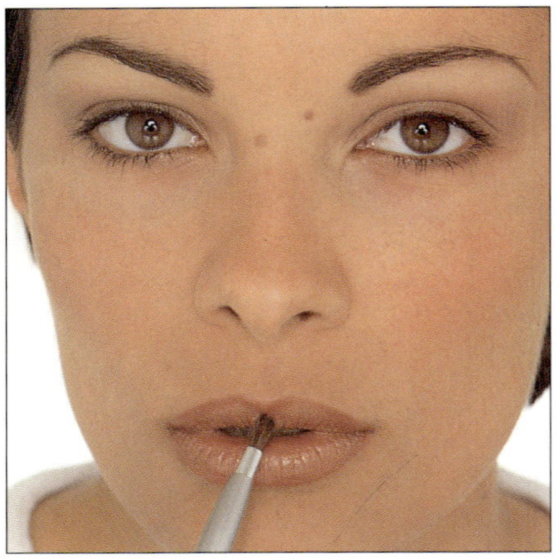

6 Ein orangefarbener Lippenstift rundet das Make-up ab. Sie können auch noch ein wenig Lippenbalsam hinzufügen, wenn Sie einen zusätzlichen Glanzeffekt haben möchten. Einen matten Effekt erreichen Sie, indem Sie den Lippenstiftüberschuß mit einem Tuch abnehmen.

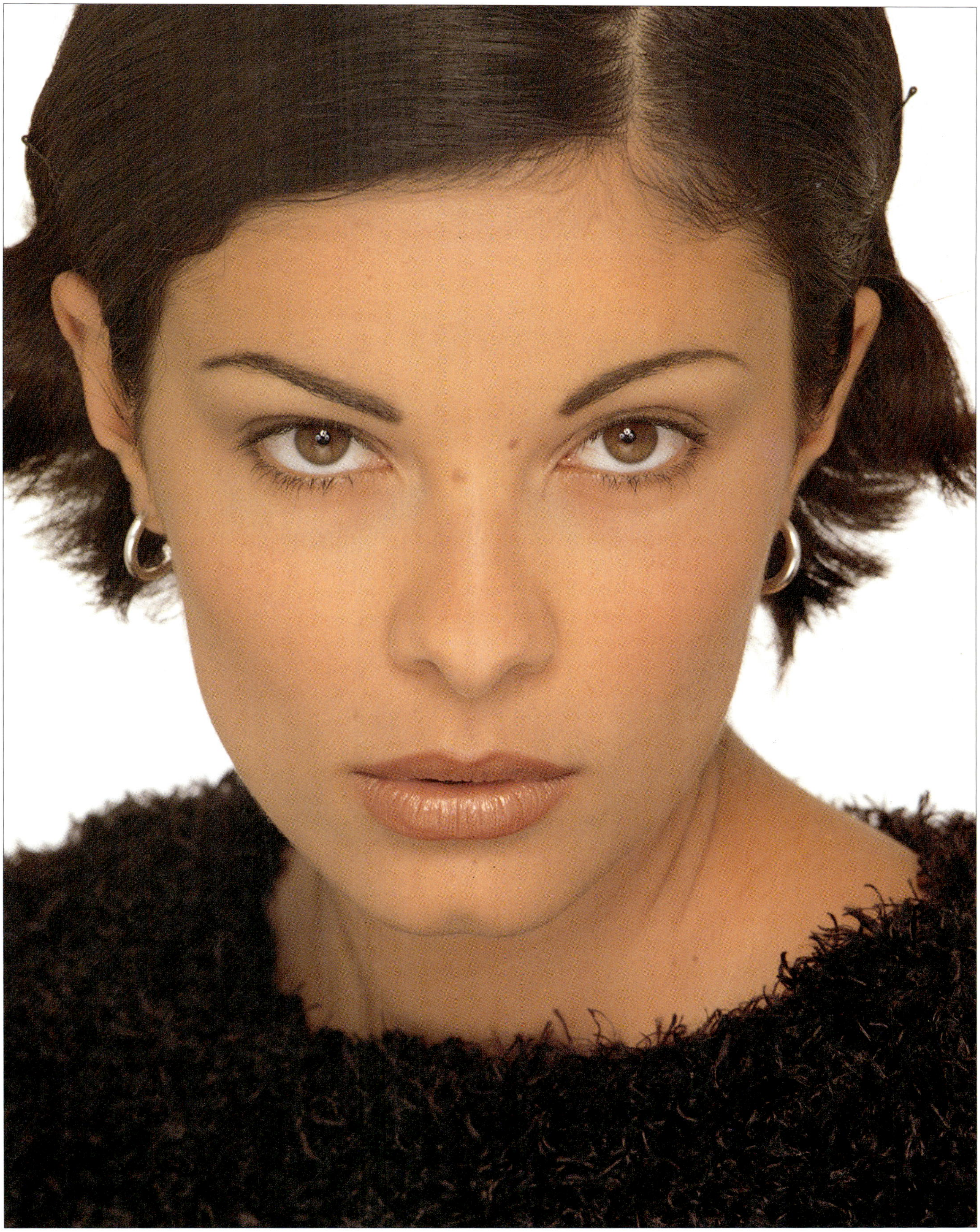

OLIVFARBENE HAUT, ORIENTALISCHER FARBTYP

Ihr schwarzes Haar und ihre helle – doch gelblichpigmentierte – Hautfarbe vertragen sich am besten mit weichen, warmen Farben, die Ihren Typ betonen und gleichzeitig verhindern, daß die Haut fahl aussieht.

DAS IST IHR LOOK, WENN...

- Sie tief- bis blauschwarzes Haar haben, auch wenn sich graue Stellen darin befinden.
- Ihre Augen haselnußbraun oder braun sind.
- Sie helle bis mittelhelle Haut besitzen. Ihre Haut bräunt, jedoch in einem gelblichen Farbton.

TIP
Orientalische Wimpern sind oft sehr gerade, daher empfiehlt es sich wirklich, eine Wimpernzange zu verwenden.

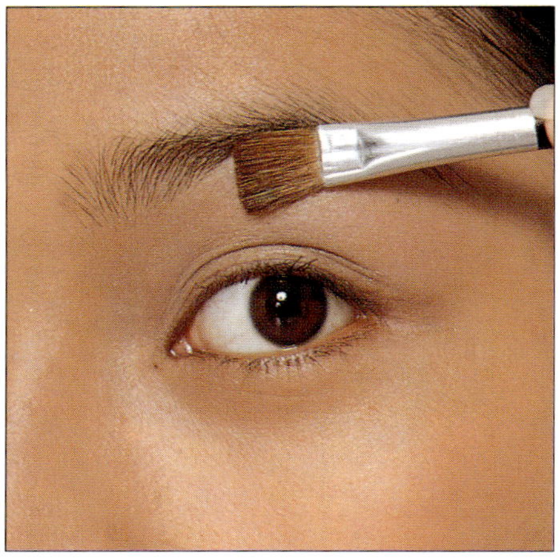

1 Nach dem Auftragen von Grundierung, Abdeckcreme und Puder streichen Sie etwas lila Lidschatten auf die Lider. Diese helle Farbe eignet sich besser als dunkler Lidschatten, der die Augen tiefliegend aussehen läßt, wenn man ihn nahe am Auge aufträgt, besonders wenn die Lider eher schmal sind.

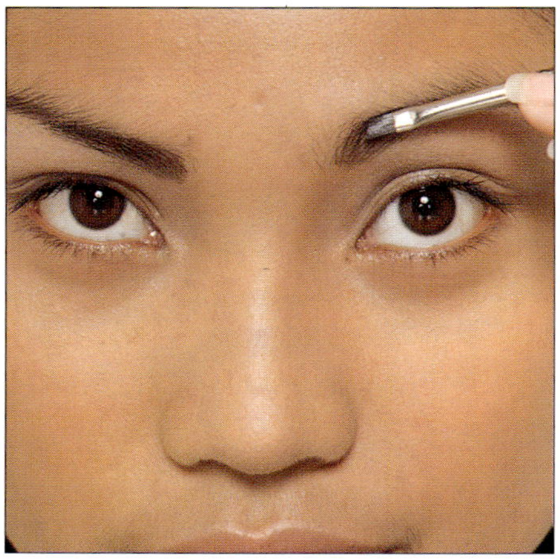

2 Bessern Sie die Brauen mit dunkelbraunem Lidschatten oder Augenbrauenstift nach, um Ihren Augen eine starke Umrahmung zu geben. Das bildet einen Ausgleich zum Eyeliner, der danach aufgetragen wird.

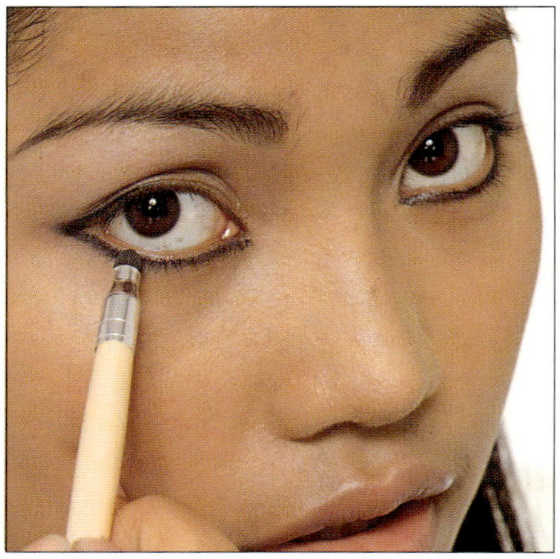

3 Ein wenig blauschwarzer Eyeliner bringt Ihre schöne Augenform zur Geltung und korrigiert hängende Lider. Tragen Sie ihn an den unteren Wimpern entlang bis zu den äußeren Augenwinkeln auf, damit das Ergebnis ausgeglichen ist. Damit das Make-up nicht zu hart wirkt, sollten Sie den Eyeliner mit einem Wattestäbchen leicht verwischen.

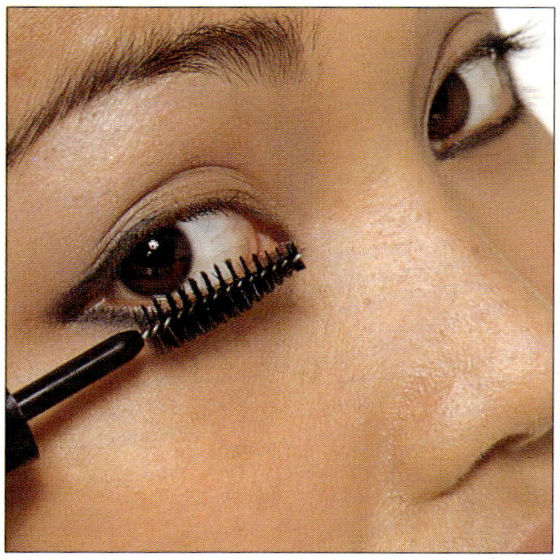

4 Spannen Sie die Wimpern in eine Wimpernzange ein und drücken Sie sie vorsichtig einige Sekunden lang. Anschließend tragen Sie zwei Schichten schwarze Mascara auf.

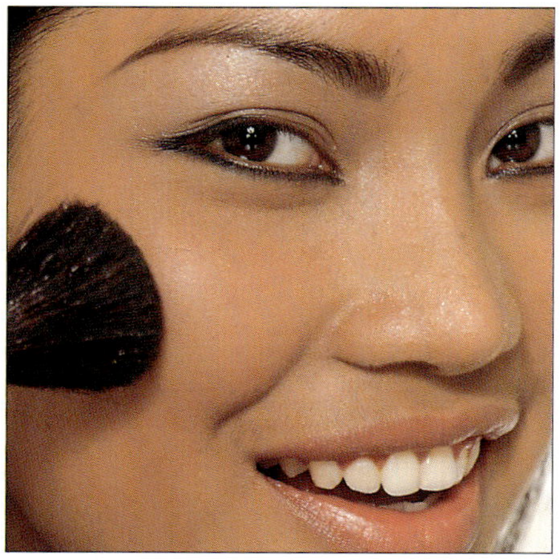

5 Warmes, pinkfarbenes Rouge bringt Ihren Teint zum Strahlen und verstärkt seinen natürlichen Glanz. Tragen Sie das Rouge dort auf, wo die Wangen am breitesten sind.

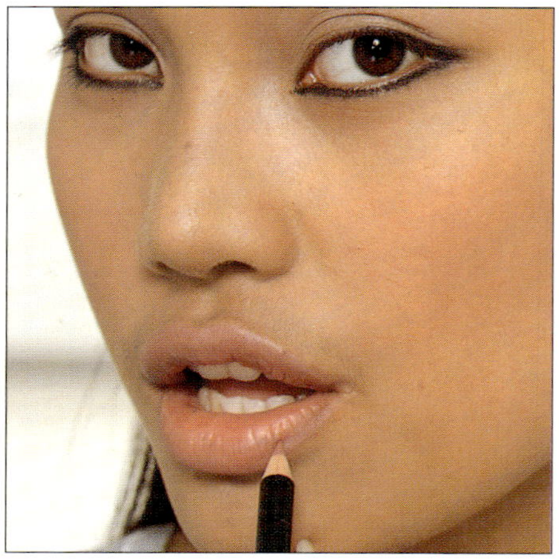

6 Pastellrosa Konturen- und Lippenstift verleiht Ihren Lippen einen modischen Akzent. Der kühle Blauton dieser Farbe paßt hervorragend zu Ihrem Typ.

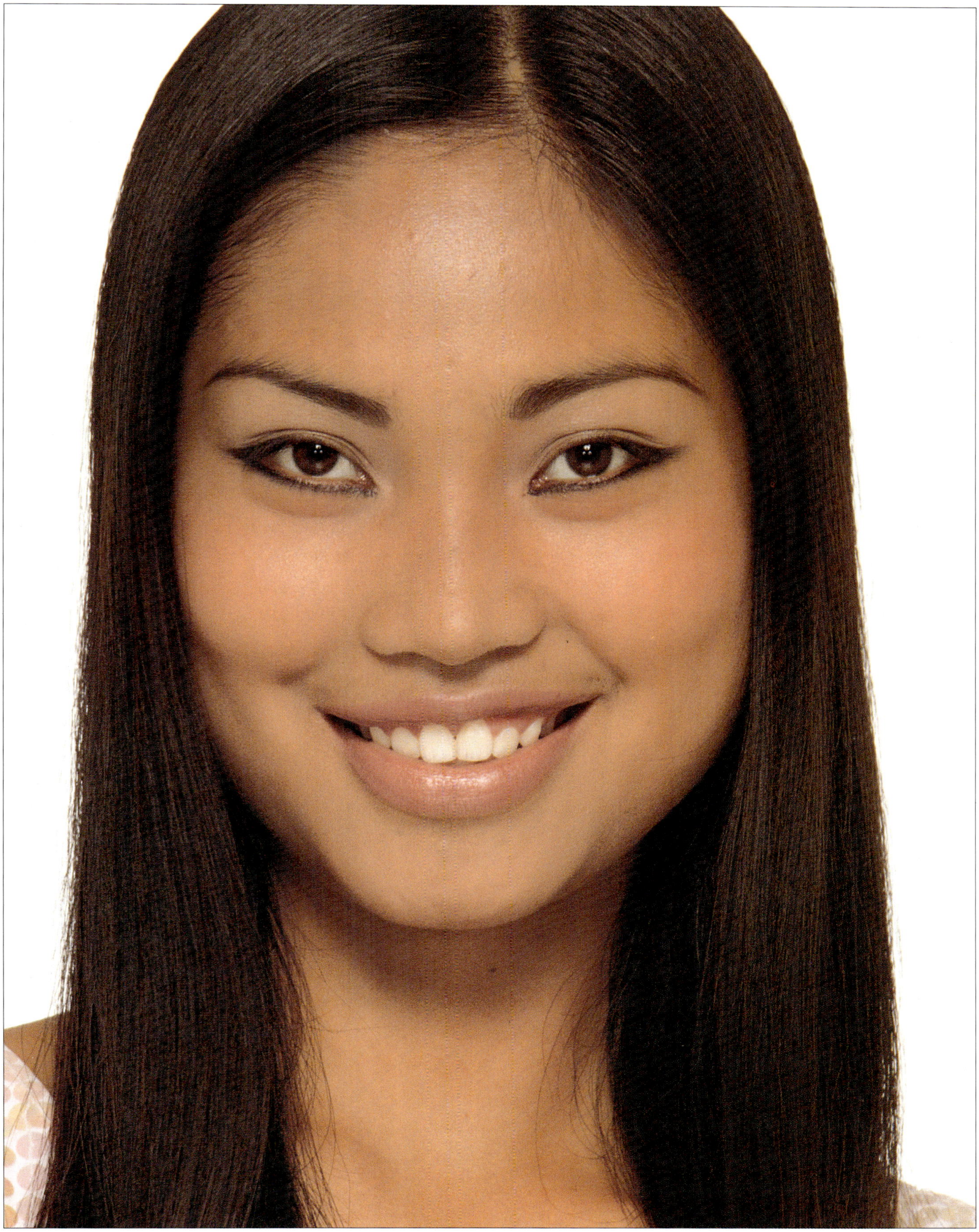

SCHWARZES HAAR, DUNKELBRAUNE HAUT

Versuchen Sie Ihren Typ mit Erdfarben zu betonen. Zu ihrer goldschimmernden oder rötlichen Haut passen hervorragend Farbtöne wie Beige, Braun und Kupfer.

DAS IST IHR LOOK, WENN...

- Sie schwarzes Haar mit goldenen oder rötlichen Strähnchen haben. Das gilt auch, wenn ihr Haar teilweise grau ist.
- Ihre Augen haselnußbraun oder braun sind.
- Sie schwarze Haut besitzen.

TIP
Als Puder und Grundierung sollten Sie Produkte verwenden, die speziell für dunkle Haut gedacht sind.

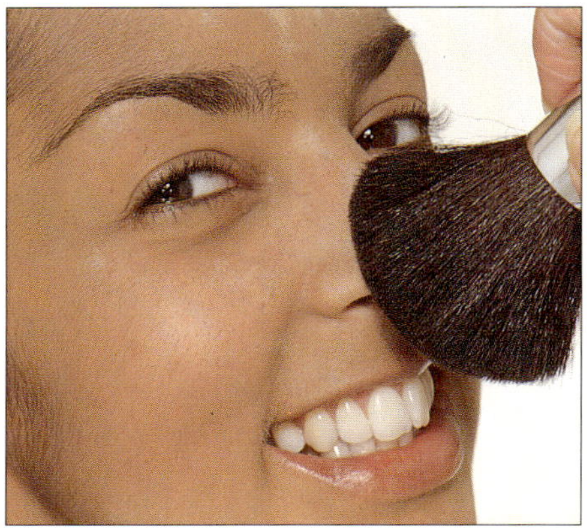

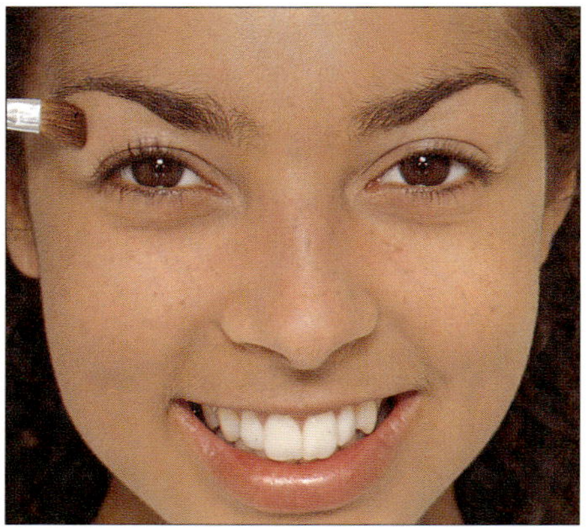

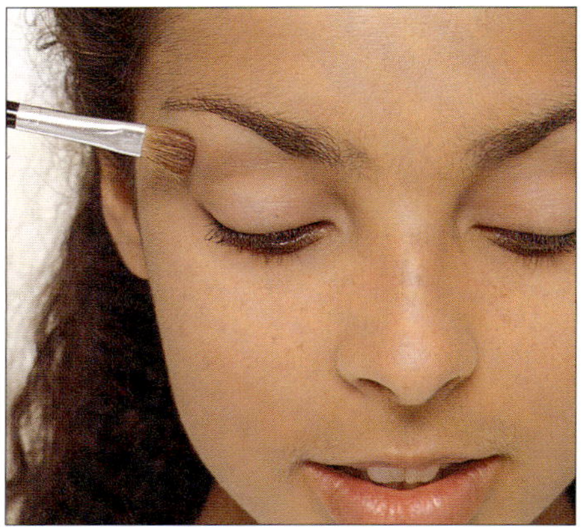

1 Nach dem Auftragen der Grundierung stäuben Sie einen ihrer Hautfarbe entsprechenden Transparentpuder auf. Nehmen Sie überschüssigen Puder mit einem großen Puderpinsel wieder ab. Streichen Sie dabei von oben nach unten.

2 Verwenden Sie einen kleinen Pinsel, um elfenbeinfarbenen Lidschatten auf das ganze Lid aufzutragen, und schaffen Sie so einen Kontrast zu Ihrer warmen Haut.

3 Streichen Sie dunkelbraunen Lidschatten in die Lidfalte, den Sie anschließend gut verwischen. Tragen Sie auch ein bißchen Farbe im äußeren Augenwinkel auf und unter den Wimpern des Unterlids. So wirken Ihre Augen wirklich toll.

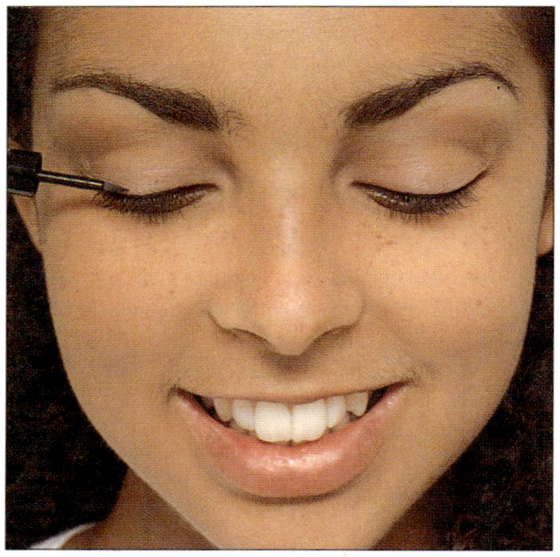

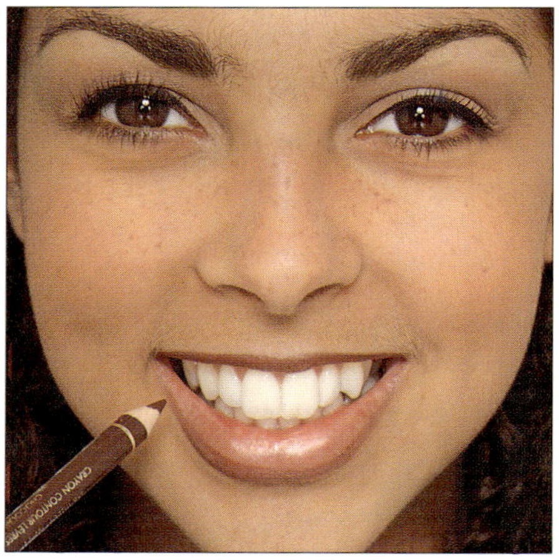

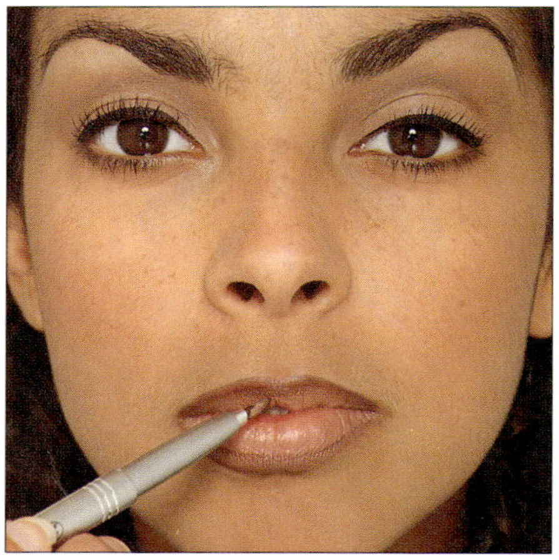

4 Benutzen Sie schwarzen, flüssigen Eyeliner, den Sie am oberen Wimpernrand auftragen. Ein Schwammapplikator ist einfacher zu verwenden als ein Pinsel. Während dem Auftragen sollten Sie nach unten in einen Spiegel blicken. So vermeiden Sie Fältchen am Lid. Stützen Sie den Ellbogen auf einer stabilen Fläche ab. Anschließend tragen Sie zwei Schichten schwarze Mascara auf.

5 Ziehen Sie die Lippen mit braunem Konturenstift nach. Sie können auch einen gewöhnlichen braunen Eyeliner dazu verwenden, wenn Sie nichts anderes zur Hand haben. Verwischen Sie die Linie ein wenig mit einem Wattestäbchen, damit der Effekt nicht zu hart wird.

6 Neutraler, bräunlich-rosa Lippenstift verleiht Ihren Lippen natürlichen Glanz und frischt Ihr Make-up sofort auf. Damit die Farbe gleichmäßig erscheint, sollten Sie sie mit einem Lippenpinsel auftragen.

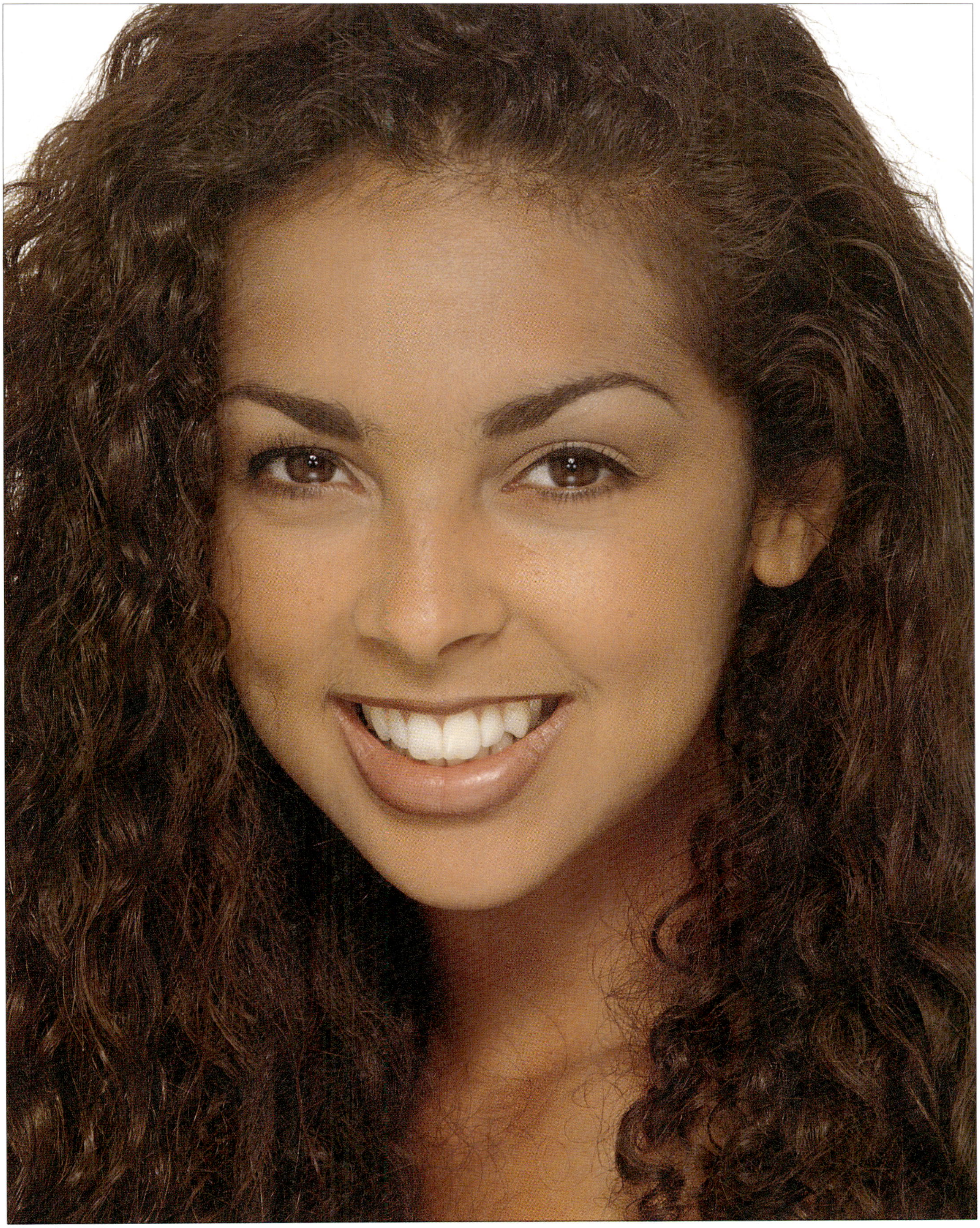

SCHWARZES HAAR, SCHWARZE HAUT

Die Möglichkeiten, die Sie ausprobieren können, sind zahlreich, denn Ihre dunkle Haut, Ihr dunkles Haar und Ihre dunklen Augen bilden den perfekten Hintergrund für viele Farben. Das Geheimnis liegt in der Wahl intensiver, satter Farben, die Ihre Haut wunderbar zum Strahlen bringen.

DAS IST IHR LOOK, WENN...

- Sie tiefschwarzes Haar haben, auch wenn es mit etwas Grau durchsetzt ist.
- Sie dunkle, haselnußbraune oder braune Augen besitzen.
- Ihre Haut schwarz ist.

TIP
Ihnen stehen hervorragend intensive Farben, die Sie jedoch nur ganz leicht auftragen sollten, um frisch und modern zu wirken.

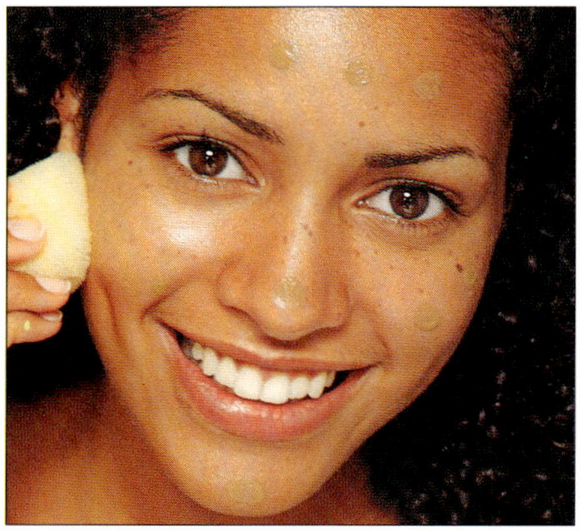

1 Achten Sie darauf, eine Grundierung zu wählen, die perfekt zu Ihrer Hautfarbe paßt. Mit einem Schwämmchen kann diese gut verteilt werden. Feuchten Sie das Schwämmchen erst mit Wasser an, damit es besser gleitet und nicht zu viel von der teuren Grundierung aufsaugt. Verstreichen Sie diese gut an Hals- und Haaransatz, um die Ränder zu verwischen, bevor Sie losen Transparentpuder auftragen.

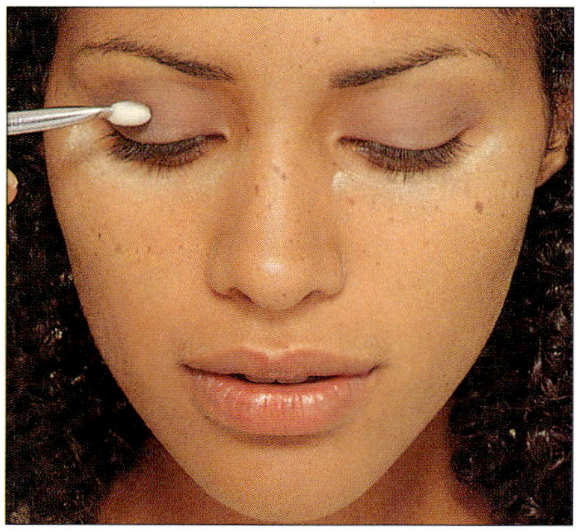

2 Verteilen Sie nun dunklen, johannisbeerfarbenen Lidschatten auf den Lidern. Geben Sie erst ein wenig losen Puder unter die Augen, um die dunklen Farbteilchen aufzufangen, die beim Auftragen des Lidschattens herunterfallen und die Grundierung zerstören können.

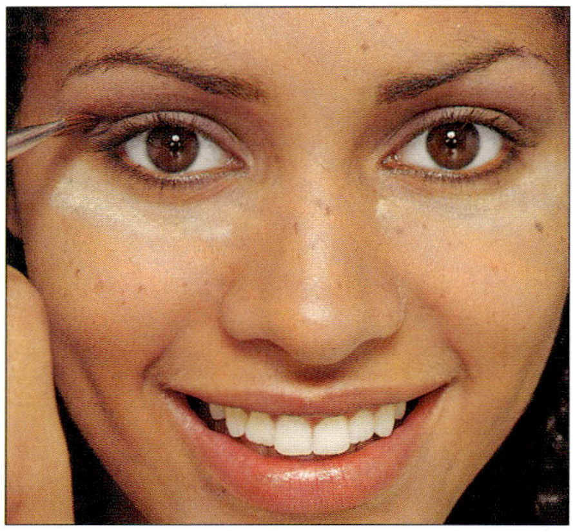

3 Tragen Sie mit einem kleinen Pinsel dunklen, kohlefarbenen Lidschatten in der Lidfalte auf. Nehmen Sie nur wenig Farbe auf den Pinsel, um zu vermeiden, daß die Farbe auf das Lid gelangt. Falls erforderlich, klopfen Sie zuerst mit dem Pinsel auf den Handrücken, damit die überschüssige Farbe herunterfällt.

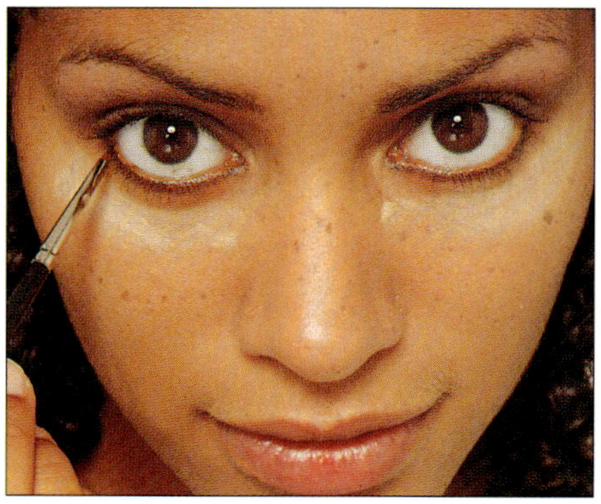

4 Mit einem Eyelinerpinsel tragen Sie nun dunklen Lidschatten unter den Wimpern des Unterlids auf. Nehmen Sie den Spiegel leicht nach oben, nahe zum Eyeliner, um eine präzise Linie ziehen zu können. Anschließend tragen Sie zwei Schichten dunkle Mascara auf.

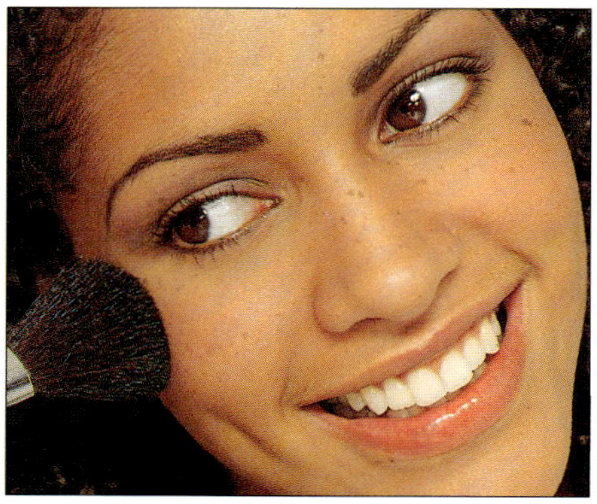

5 Ein bräunliches Rouge paßt hervorragend zu Ihrer Haut. Tragen Sie es mit einem großen, runden Pinsel über den Wangen auf und verstreichen Sie es sanft in Richtung Haaransatz.

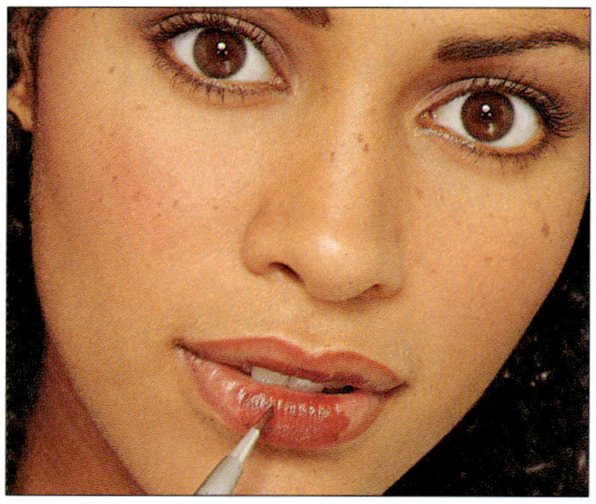

6 Nachdem Sie die Lippen mit einem passenden Konturenstift nachgezogen haben, tragen Sie mit dem Lippenpinsel dunklen, pflaumenfarbenen Lippenstift auf.

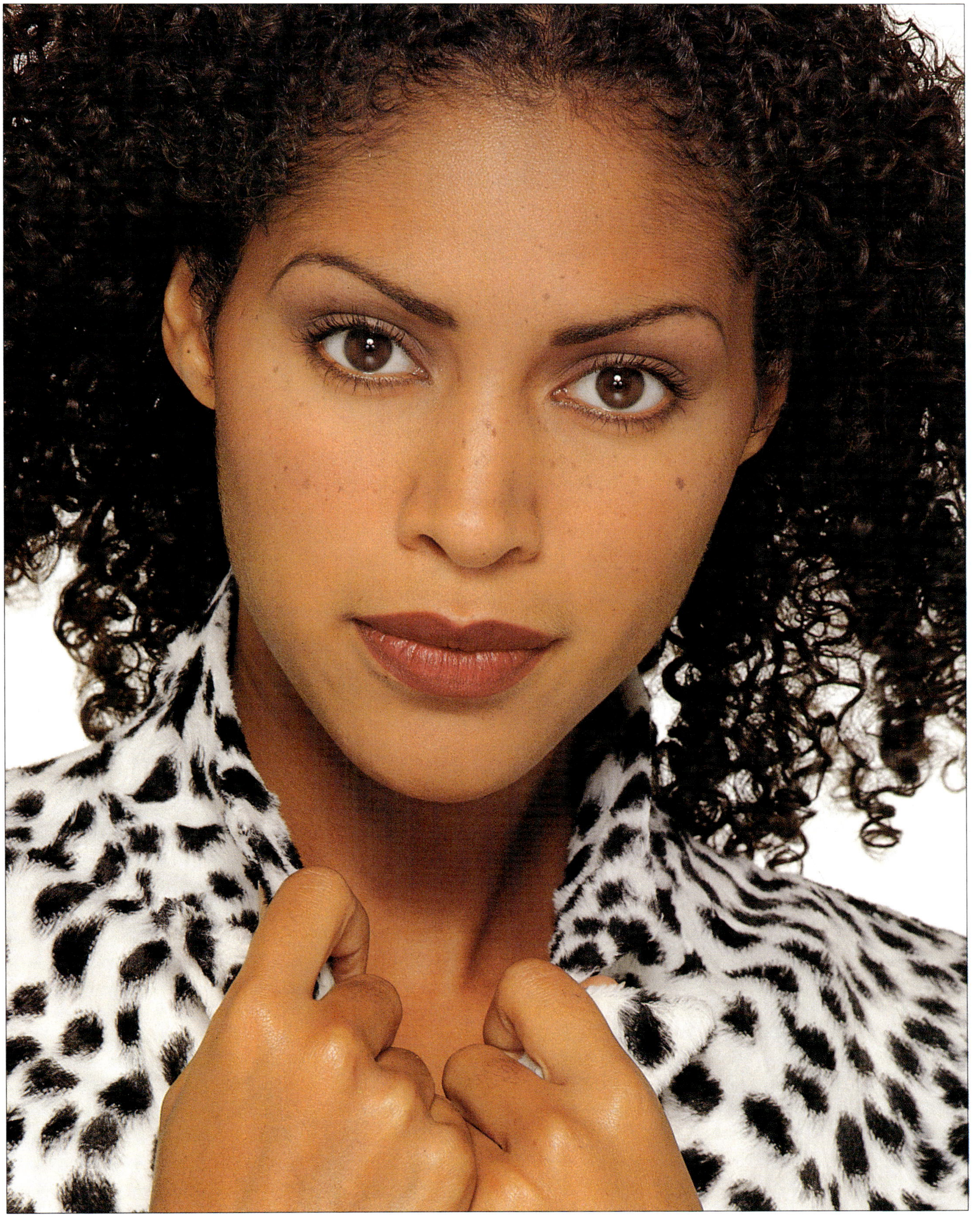

FÜNF MINUTEN BIS ZUM GROSSEN AUFTRITT

Wenn Ihnen die Zeit fehlt und Sie trotzdem gut aussehen wollen, folgen Sie dieser Anleitung für ein perfektes Abend-Make-up. Da für Experimente keine Zeit ist, sollte man sich an einfache Schritte halten, die problemlos durchzuführen sind. Wir zeigen Ihnen eine Methode, wie Sie rasch verführerisch aussehen.

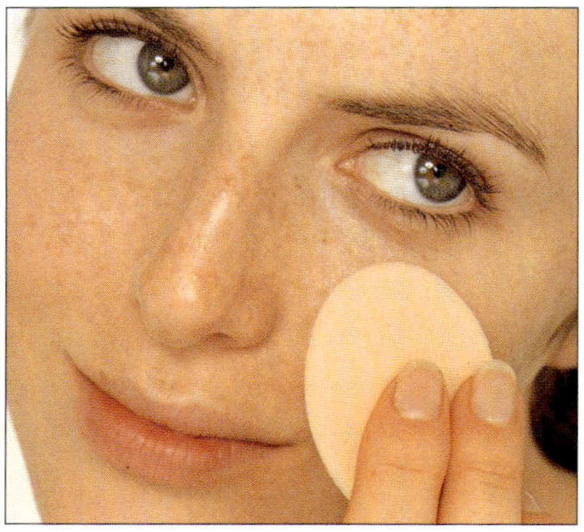

Noch fünf Minuten...
Eine Allzweck-Pudergrundierung verleiht der Haut das Aussehen, das erforderlich ist, und dies nur in der halben Zeit. Streichen Sie den Puder auch über Lippen und Lider, da sich so das restliche Make-up leichter auftragen läßt und den ganzen Abend hält.

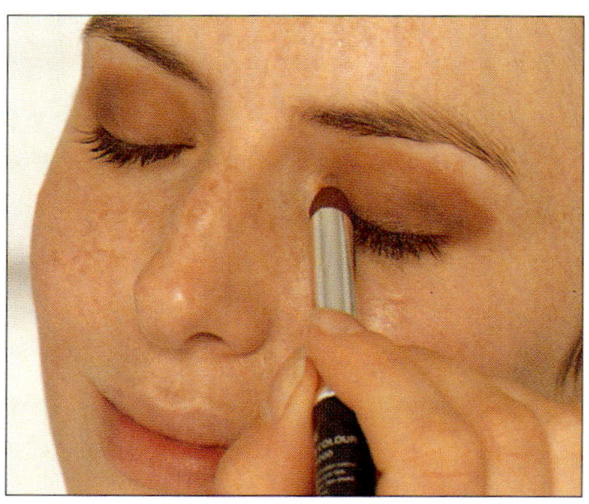

Noch vier Minuten...
Cremelidschatten, der direkt mit einem Stift aufgetragen wird, läßt sich rasch und leicht applizieren. Wählen Sie einen Braunton, der Ihre Augenfarbe betont und Ihre Augen verführerisch und geheimnisvoll macht. Streichen Sie diesen nun über das ganze Lid bis zur Lidfalte.

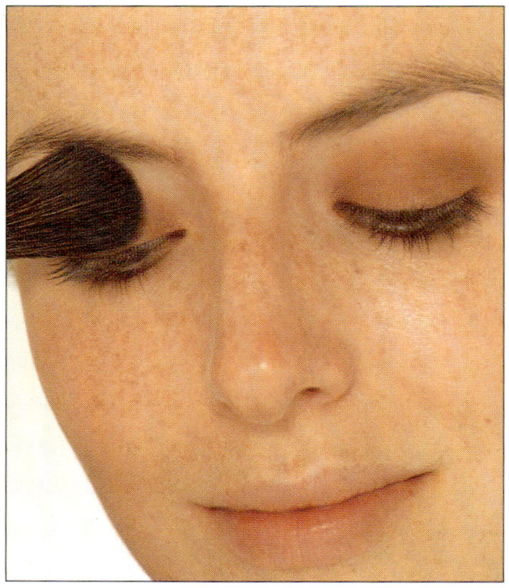

Noch dreieinhalb Minuten...
Wenn Sie über den Lidschatten losen Transparentpuder auftragen, können Sie die Ränder des Lidschattens rasch ausgleichen. Die Farbe wird dadurch abgeschwächt und die harten Übergänge verschwinden.

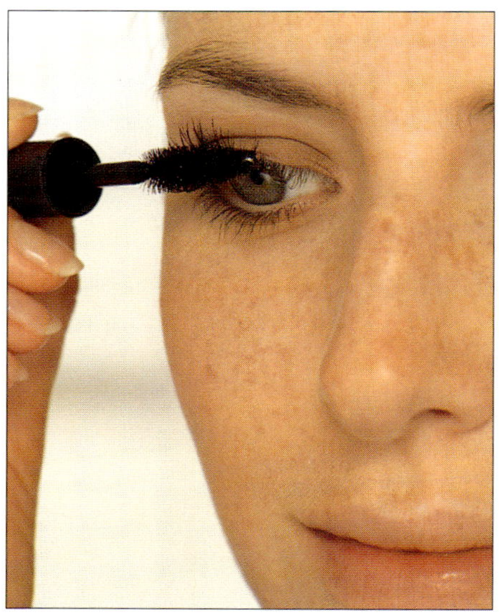

Noch zweieinhalb Minuten...
Tragen Sie eine Mascara-Schicht auf und vergessen Sie dabei nicht die unteren Wimpern, die Sie mit der Spitze des Spiralbürstchens tuschen. So können die Härchen nicht verklumpen und Sie verlieren nicht wertvolle Zeit, weil Sie auch noch einen Wimpernkamm verwenden müssen.

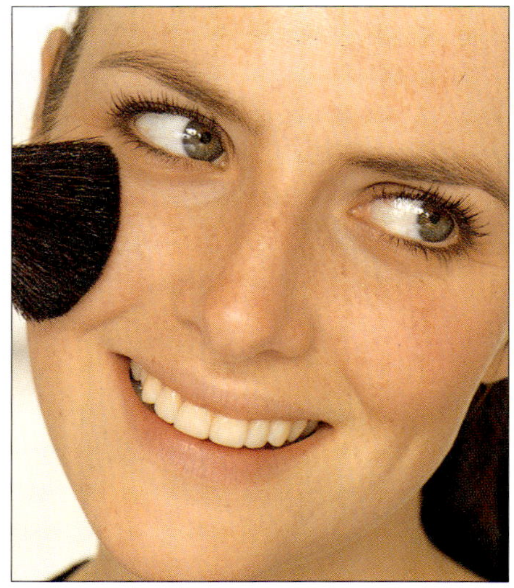

Noch eineinhalb Minuten...
Warmes, beerenrotes Rouge verleiht Ihrer Haut einen aufregenden Schimmer. Tragen Sie es mit einem Rougepinsel auf und streichen Sie dabei von den Wangen nach oben, um Ihr Gesicht optisch anzuheben.

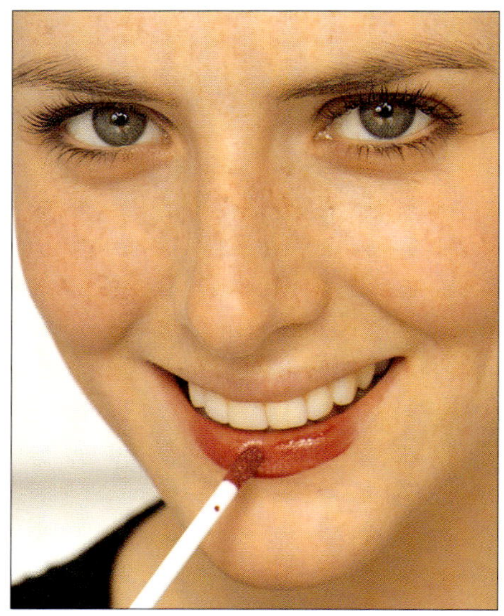

Noch dreißig Sekunden...
Wählen Sie ein freches, beerenrotes Lipgloss, und tragen Sie es direkt mit dem Applikatorschwamm auf. Streichen Sie es zuerst auf die Unterlippe, und pressen Sie die Lippen zusammen, um auch Farbe auf die Oberlippen zu übertragen. Bessern Sie mit dem Applikator nach – und fertig sind Sie!

Rechts: Sechs Schritte zu einem sexy Make-up.

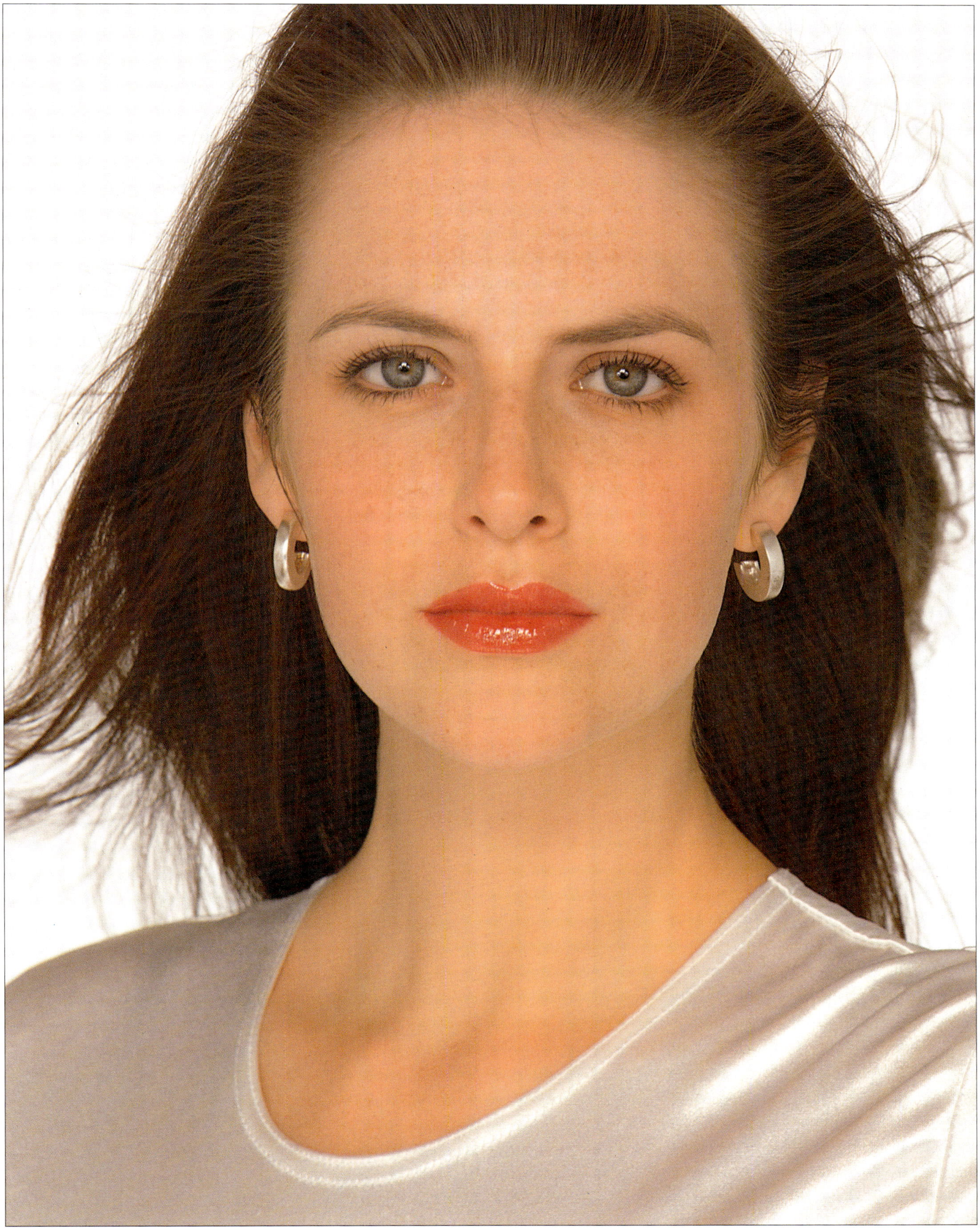

DURCH MAKE-UP JÜNGER AUSSEHEN

Wenn Sie Ihr Make-up schon jahrelang nicht verändert haben, kann man davon ausgehen, das Sie nicht das Beste aus sich machen. Wenn Ihr Make-up veraltet ist, sehen auch Sie selbst älter aus, als Sie sind. Mit unserer einfachen Anleitung können Sie aus Ihrem Schminktrott ausbrechen.

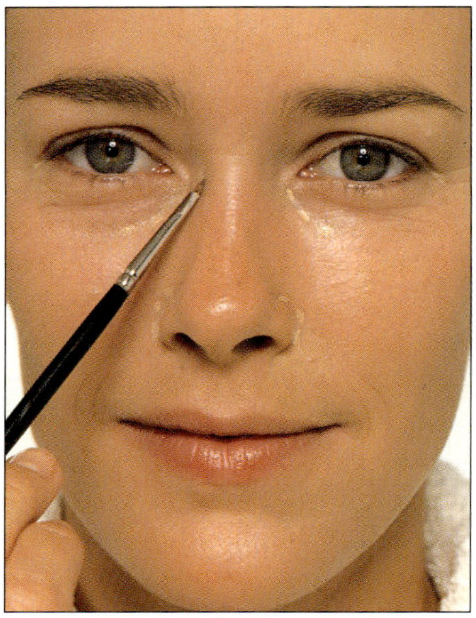

Ein einfacher Weg zu schöner Haut

Fahle, bleiche Haut kann bewirken, daß Sie schlecht aussehen und sich auch so fühlen. Es gibt jedoch Grundierungen und Abdeckcremes, welche genau dieses Problem in Angriff nehmen. Im wesentlichen enthalten diese Produkte hunderte reflektierende Teilchen, die das Licht von Ihrer Haut zurückwerfen. Dadurch wirkt die Haut vitaler, und Schönheitsfehler wie Fältchen und Augenschatten werden überdeckt.
Diese reflektierenden Grundierungen und Abdeckcremes sind heute nicht mehr nur auf teure Produktlinien beschränkt, sondern werden bereits von diversen Herstellern auch preisgünstiger angeboten.
Tragen Sie die Grundierung mit einem feuchten Schwämmchen auf und verstreichen Sie die Ränder, um keine auffälligen Spuren zu hinterlassen. Danach tupfen Sie mit einem Pinselchen Abdeckcreme auf Augenschatten, Unreinheiten und Äderchen. Tragen Sie diese in kleinen Mengen auf und verstreichen Sie die Creme sorgfältig.

BEVOR SIE ANFANGEN

Vermeiden Sie intensive und extreme Modefarben, wenn Sie über 40 sind. Junge Haut verträgt grelles Make-up, doch bei den meisten Frauen betont es nur feine Linien und Fältchen. Konzentrieren Sie sich statt dessen darauf, Ihrem Gesicht mit zarten Farben zu schmeicheln. Verwenden Sie keinen grellblauen Lidschatten und keinen Neonlippenstift! Wenn Sie nicht wissen, wo Sie anfangen sollen, vereinbaren Sie einen Termin bei einer Kosmetikerin oder für eine Beratung in einer Parfümerie. Eine Farbberatung hilft Ihnen beim Kauf passender Produkte.

Rouge bringt die Haut zum Strahlen

Versuchen Sie nicht, mit Grundierungen Ihrer Haut Farbe zu verleihen. Sie erhalten nur einen maskenähnlichen Effekt und Ränder am Halsansatz. Zaubern Sie hingegen mit einem Hauch Rouge jugendlichen Glanz auf Ihr Gesicht.

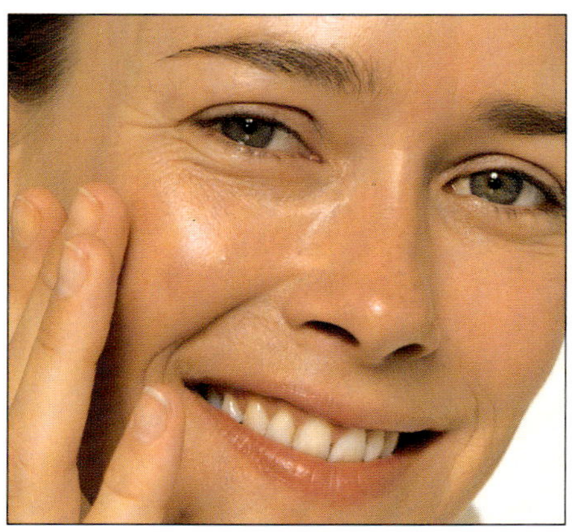

Verwenden Sie allerdings halb soviel Rouge, wie Sie vielleicht gewohnt sind, und verwischen Sie es besonders sorgfältig. Es lohnt sich, Cremerouge auszuprobieren, denn es verleiht der Haut einen sanften Schimmer. Tupfen Sie es auf die Haut und verstreichen Sie es mit den Fingerspitzen.
Festigen Sie Grundierung und Rouge mit Transparentpuder, und vermeiden Sie den Fehler, ihn zu stark aufzutragen. Wenn der Puder zu dick ist, setzt er sich in den Linien und Fältchen fest, die dadurch noch betont werden. Tragen Sie nur einen Hauch auf, der einen zarten Schimmer verleiht und das Make-up haltbarer macht.
Am besten ist es, den Puder nur auf die erforderlichen Stellen zu stäuben und überschüssigen danach mit einem großen Puderpinsel wieder abzunehmen. Dabei streichen Sie mit dem Pinsel von oben nach unten, damit die feinen Teilchen nicht in den Gesichtshärchen hängenbleiben.

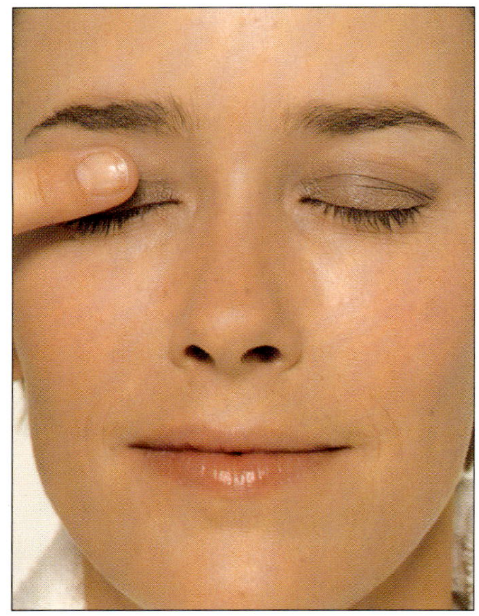

Zarter Lidschatten

Viele Frauen schaffen es nicht, Lidschatten richtig aufzutragen. Zum Glück gibt es jetzt eine neue Art, mit der das Auftragen ein Kinderspiel ist – Creme-Puder-Lidschatten. Er wird als geschmeidige Creme angeboten und trocknet rasch zu einem superweichen Puder. Wählen Sie eine zarte Farbe wie Mittelbraun, Grau oder Taupe.
Besitzen Sie hängende Lider, dann empfiehlt es sich, den Lidschatten an den äußeren Augenwinkeln nach oben und nach außen zu verstreichen. Vergessen Sie nicht, die Farbe gut zu verteilen.

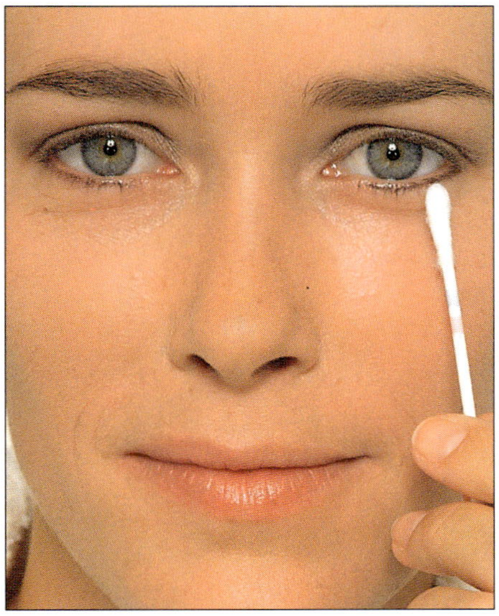

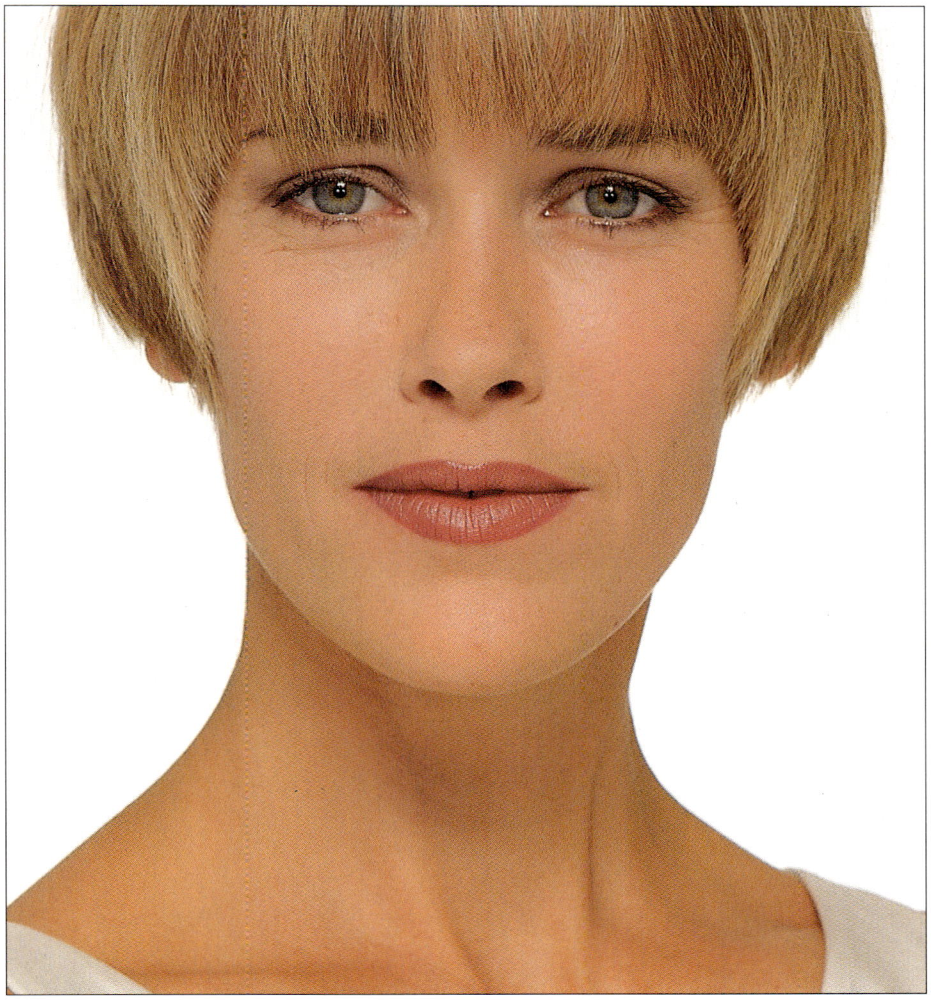

Vergessen Sie den Eyeliner
Harte Linien rund um die Augen können hart und unvorteilhaft wirken. Sie können diese weitaus besser betonen, wenn Sie mit einem sauberen Wattestäbchen ein wenig neutralen Puderlidschatten unter den Wimpern des Unterlids verstreichen.

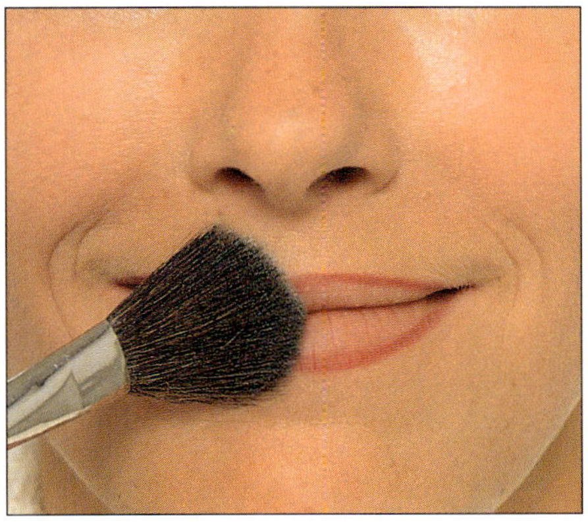

Oben: Setzen Sie sechs einfache Ideen in die Praxis um, damit Sie aus dem Schminktrott ausbrechen.

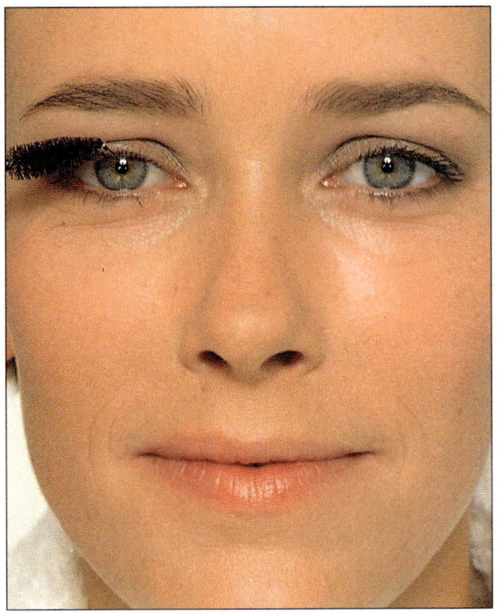

Achten Sie auf die Mascarafarbe
Bei den meisten Frauen läßt die Farbintensität von Haut, Augen und Haaren im Laufe der Jahre nach. Das bedeutet, daß die schwarze Mascara, die Sie bisher benützt haben, jetzt zu hart erscheint. Tragen Sie einen hellen, schmeichelnderen Ton in zwei dünnen Schichten auf. Warten Sie, bis die erste zur Gänze getrocknet ist, bevor Sie die zweite auftragen.

Verbessern Sie Ihre Lippenform
Wenn Ihre Lippenform nicht mehr so deutlich ist, und Ihr Lippenstift oft „ausrinnt“, das heißt in den feinen Linien um den Mund verläuft, sollten Sie vor dem Auftragen der Lippenfarbe einen passenden Konturenstift verwenden. Beachten Sie, daß er hart genug ist, um eine präzise Linie zu ziehen, und doch so weich, daß die Haut beim Auftragen nicht gezerrt wird. Beginnen Sie zuerst mit der Oberlippe, indem Sie vom Amorbogen in Richtung der Mundwinkel arbeiten und ziehen Sie anschließend die Unterlippe nach. Dann stäuben Sie losen Puder auf die Lippen, damit der Konturenstift besser haftet.
Nun füllen Sie die Lippen mit einem feuchtigkeitsspendenden Lippenstift aus, der die Lippen auch glänzen läßt, wodurch sie voller aussehen. Tragen Sie die Farbe mit einem Lippenpinsel auf, drücken Sie ein Tuch auf die Lippen und wiederholen Sie den Vorgang, damit die Farbe länger hält.

KLASSISCHE ELEGANZ

Unabhängig von Ihrem Alter und Ihrem Farbtyp können Sie mit diesem tollen klassischen Make-up einen guten Eindruck hinterlassen.

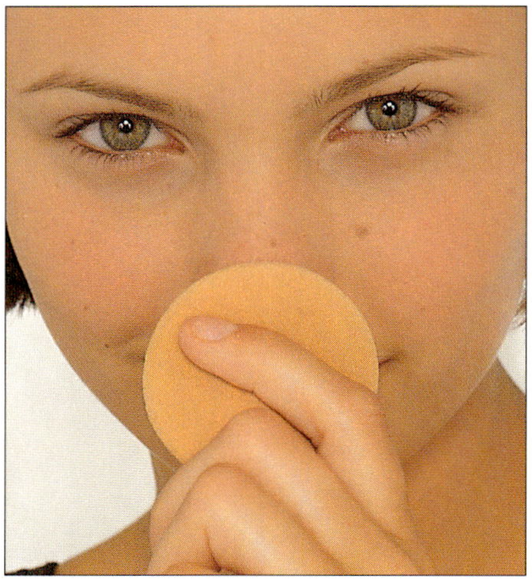

1 Tragen Sie eine Allzweck-Pudergrundierung auf, die Ihre Haut genau in dem Maße abdeckt, daß stark geschminkte Lippen zur Geltung kommen, aber nicht die Poren verstopft. Dicke Grundierung ist heutzutage nicht mehr gefragt. Natürlich wirkende Haut ist weitaus attraktiver.

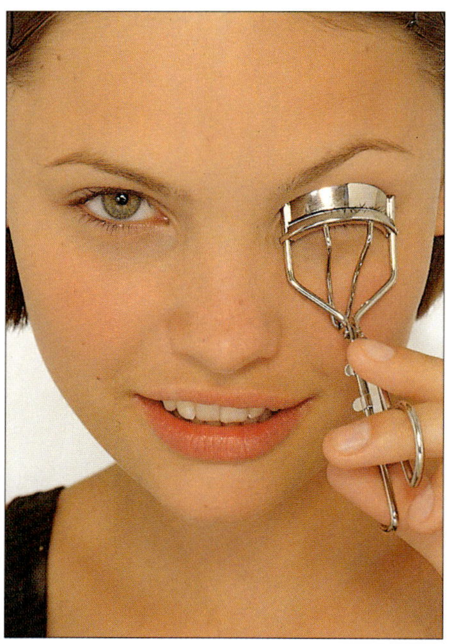

2 Dieser Look verlangt nach einem dezenten Augen-Make-up. Verwenden Sie daher eine Wimpernzange, die Ihre Augen optisch öffnet und frischer wirken läßt.

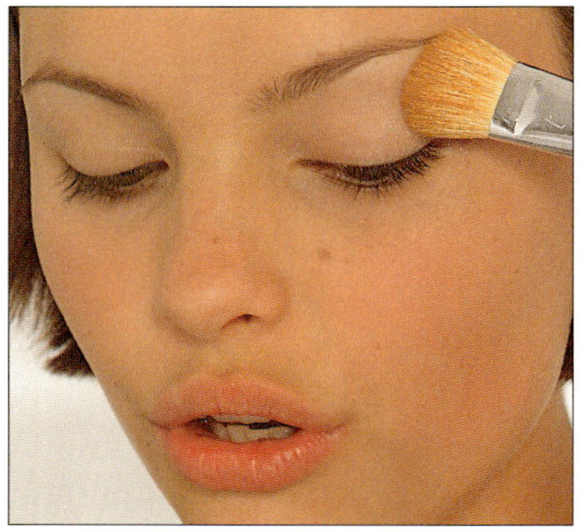

3 Streichen Sie mit einem dicken Pinsel ein wenig hellen elfenbeinfarbenen Lidschatten auf das ganze Lid. Dann tragen Sie zwei dünne Schichten schwarzbraune oder schwarze Mascara auf.

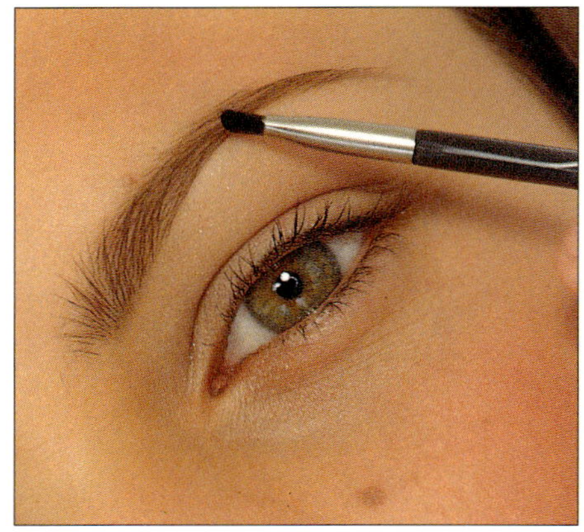

4 Besonders wichtig sind perfekt modellierte Brauen. Bürsten Sie die Brauen gegen den Strich, um Puder- und Grundierungsreste zu beseitigen. Füllen Sie helle Stellen mit einem farblich passenden Lidschatten aus. Dieser Effekt ist weicher und natürlicher als der eines Brauenstiftes.

FARBSCHLÜSSEL

Ob Sie es glauben oder nicht, jede Frau kann roten Lippenstift tragen. Das Geheimnis liegt in der Wahl des Rottons, der zu ihrem Farbtyp paßt.

Farbtyp	Lippenrot
Blondes Haar, kühle Haut	Wenn Sie wagemutig sind, können Sie jeden hellroten Ton wie Karmesin- oder Feuerrot tragen. Gewagte Farben zeigen bei Ihnen eine tolle Wirkung.
Blondes Haar, warme Haut	Zu Ihrem Farbtyp passen pinkfarbene Rottöne. Sie sind so zart, daß sie nicht hart wirken, und harmonisieren hervorragend mit Ihrer warmen Haut.
Dunkles Haar, kühle Haut	Sattes, blaustichiges Rot wie Wein-, Burgunder- und Blutrot paßt vorzüglich zu Ihrem Porzellanteint. Der Kontrast von dunklem Haar, heller Haut und roten Lippen ist wirklich beeindruckend.
Dunkles Haar, warme Haut	Warme Rottöne wie sattes Ziegel- und Rubinrot schmeicheln Ihrem Teint, und die Farbintensität hebt sich von Ihrem Haar ab.
Rotes Haar, kühle Haut	Greifen Sie zu einem hellen Orangerot, das etwas heller ist, als das oben erwähnte. Dadurch setzen Sie einen tollen Farbakzent, ohne zu viel aufzutragen.
Rotes Haar, warme Haut	Warmes, feuriges Rot mit bräunlichem Grundton unterstreicht Ihre intensive Haarfarbe und Ihre rosige Haut.
Dunkles Haar, olivfarbene Haut	Sattes Rot mit orangem Grundton schmeichelt Ihnen. Wählen Sie eine gewagte Farbe, denn Sie können eine solche tragen.
Schwarzes Haar, braune Haut	Beeren- oder Burgunderrot steht Ihnen hervorragend zu Gesicht.

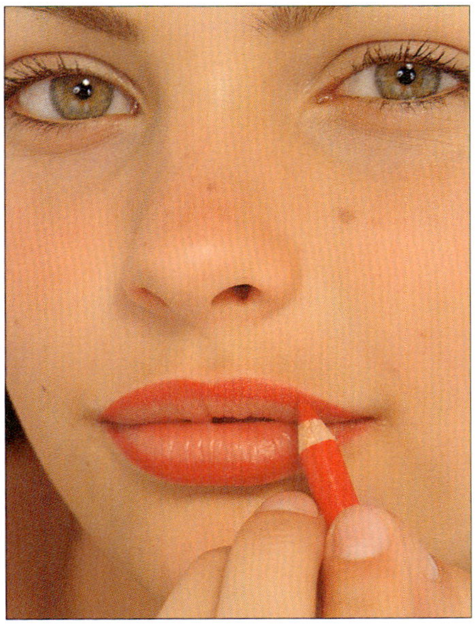

5 Bei diesem Make-up treten die Lippen in den Vordergrund. Um sicherzugehen, daß die Lippenform perfekt ist, ziehen Sie die Lippen mit einem passenden Konturenstift nach. Stützen Sie dabei den Ellbogen ab, damit Ihre Hand nicht zittert.

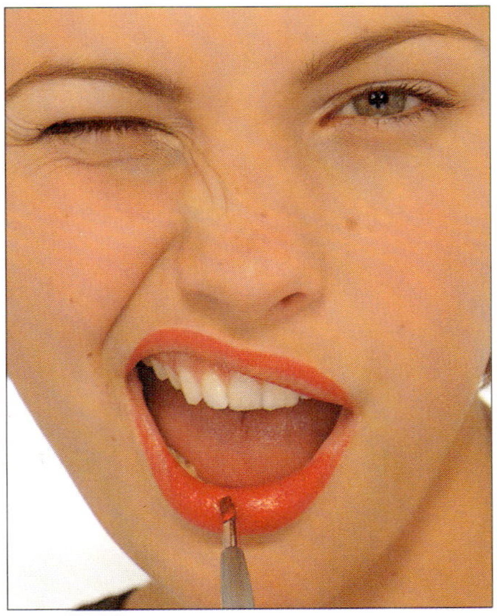

6 Verwenden Sie einen Lippenpinsel, um die Lippen mit einem auffälligen Rotton auszufüllen. Tragen Sie eine Schicht auf, drücken Sie ein Tuch auf die Lippen und wiederholen Sie den Vorgang, damit die Farbe länger hält.

Rechts: Make-up-Trends kommen und gehen, doch roter Lippenstift ist immer aktuell!

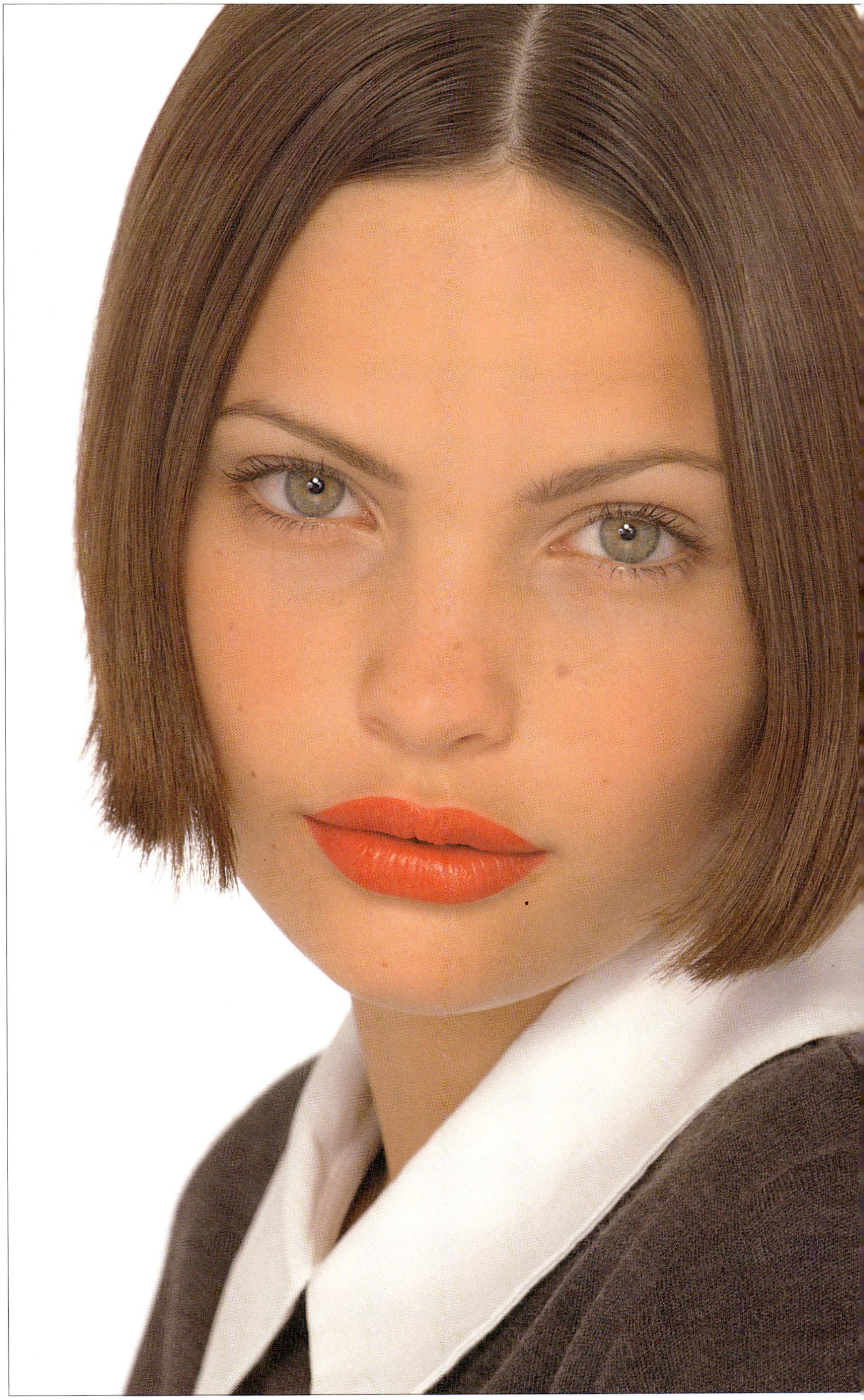

COUNTRYGIRL-MAKE-UP

Wenn Sie frischen Country-Look bevorzugen, probieren Sie dieses Make-up aus, das sogar falsche Sommersprossen aufweist.

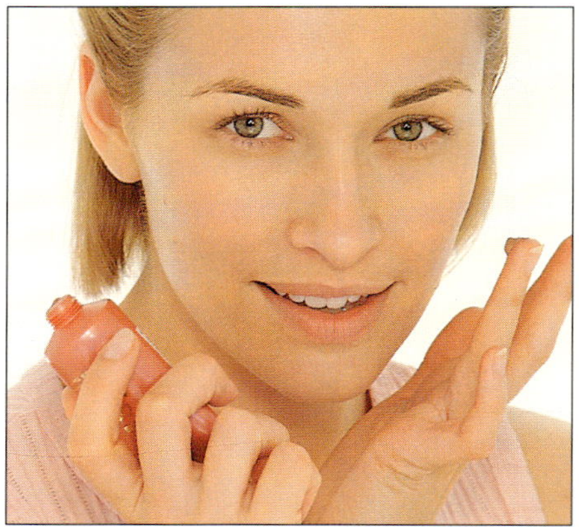

1 Wenn Sie sich im Freien aufhalten, sollten Sie statt einer starken Grundierung eine getönte Feuchtigkeitscreme verwenden, die Ihre Haut nährt und gleichzeitig kleine Unreinheiten abdeckt. Tragen Sie diese einfach mit den Fingerspitzen auf.

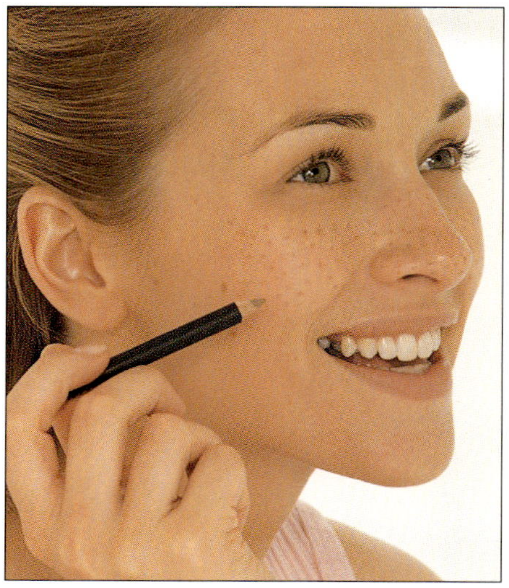

2 Wenn Sie bereits Sommersprossen besitzen, verstecken Sie diese nicht, sie sind ideal für ein sommerliches Aussehen. Falls Sie keine haben, machen Sie sich welche! Dazu verwenden Sie einen Augenbrauenstift, der nicht so leicht auf der Haut zerrinnt. Malen Sie kleine, hellbraune Punkte, und zwar hauptsächlich auf Nase und Wangen. Versuchen Sie, verschieden große Punkte zu malen, damit die Sommersprossen möglichst echt aussehen.

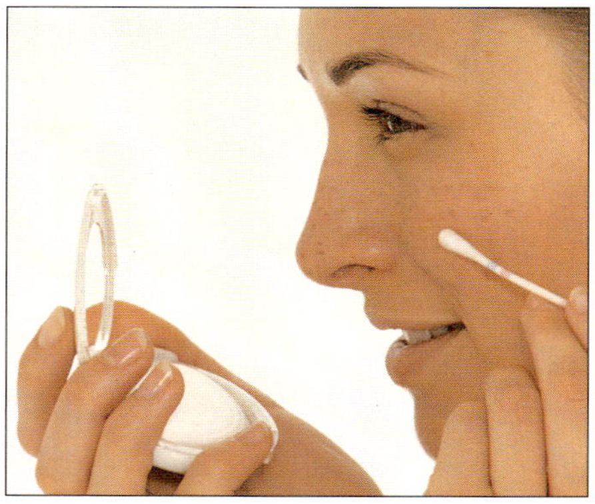

3 Damit sie echter wirken, verstreichen Sie die Punkte mit einem Wattestäbchen. Stäuben Sie losen Puder auf das Gesicht, um die Sommersprossen nicht zu verwischen.

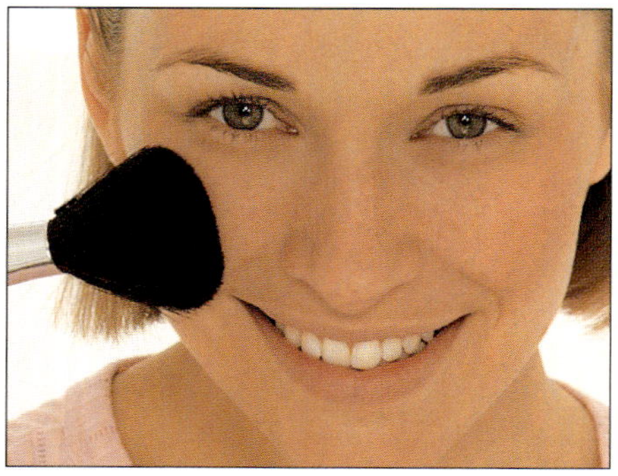

4 Bräunungspuder eignet sich besser als Rouge, wenn die Haut nach Sonne und Frischluft aussehen soll. Verwenden Sie ein Produkt mit möglichst geringem Perlmuttgehalt und tragen Sie es dort auf, wo die Wangen am vollsten sind und die Sonne auch zuerst hinfällt. Stäuben Sie den Puder auch auf die Schläfen.

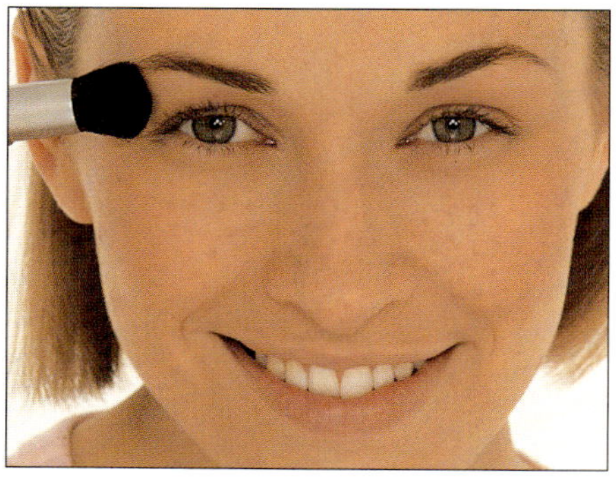

5 Streichen Sie nun mit einem dicken Lidschattenpinsel ein wenig Bräunungspuder auf die Lider. Natürliche Farben, wie z. B. Brauntöne, sind für diesen Look am besten geeignet. Harte Übergänge verwischen Sie mit einem sauberen Wattestäbchen.

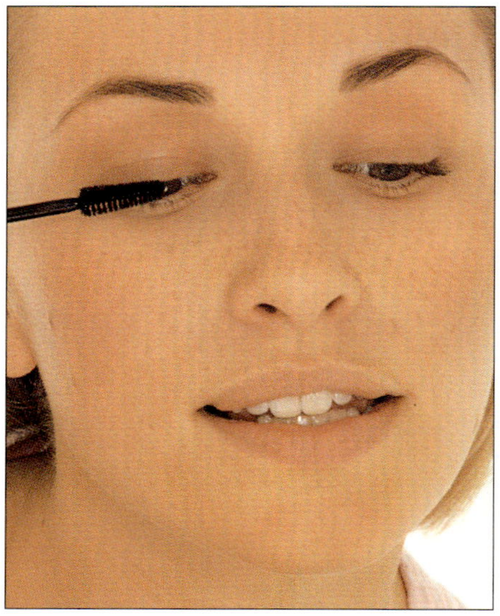

6 Verwenden Sie so wenig Mascara wie möglich. Tragen Sie nur eine Schicht braune oder schwarzbraune Mascara auf. Die wasserfeste Form ist ideal für heiße Tage und plötzliche Regenfälle, vergessen Sie jedoch nicht, daß Sie speziellen Augen-Make-up-Entferner dafür benötigen.

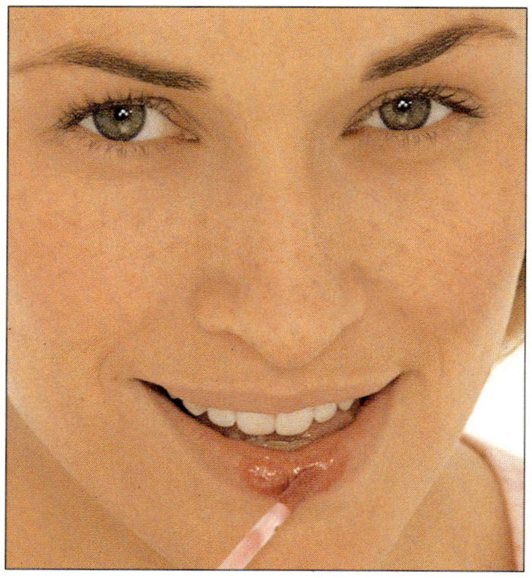

7 Verderben Sie das zarte Make-up nicht mit zu grellem Lippenstift. Ein gedämpfter, bräunlicher Rosaton kommt Ihrer tatsächlichen Lippenfarbe am nächsten, oder verwenden Sie getöntes Lipgloss.

Rechts: Ein leichter, frischer Look fürs Freie.

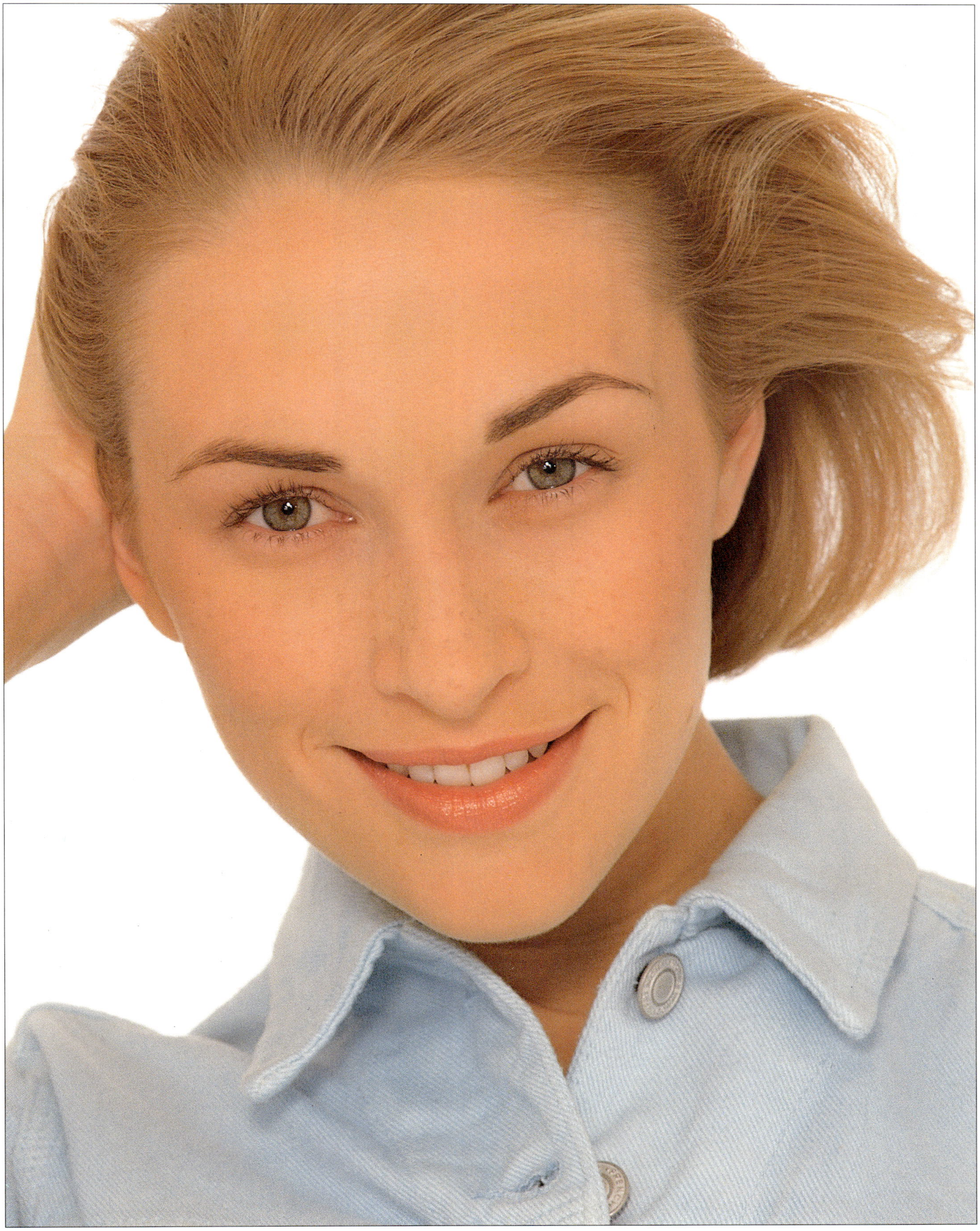

CITY-MAKE-UP

Dieses Make-up eignet sich ideal fürs Büro und die City. Einfache, perfekt aufgetragene Farben helfen Ihnen, Ihr Image am Arbeitsplatz zu erhöhen. Der stilvolle Look bestärkt Ihr Selbstvertrauen und ermöglicht Ihnen, sich ungestört auf andere Dinge durch den Tag hindurch zu konzentrieren.

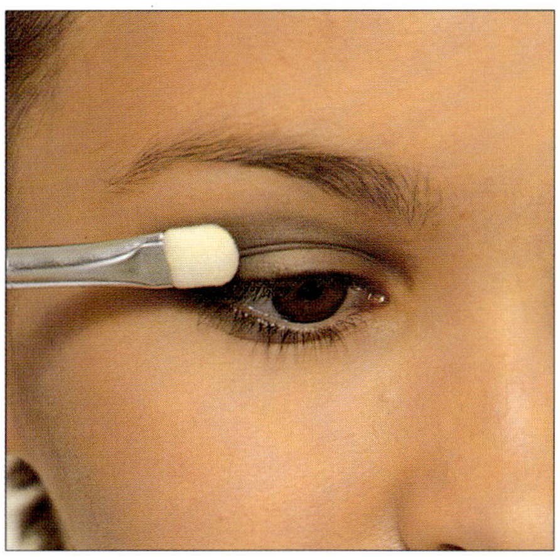

1 Nachdem Sie eine helle Grundierung und danach Puder aufgetragen haben, um glänzende Stellen abzudecken, streichen Sie mittelgrauen Lidschatten auf die Lider. Verwenden Sie Puderlidschatten, der sich nicht so leicht verwischt. Für ein leichteres Auftragen des Lidschattens empfiehlt sich ein Applikatorschwämmchen.

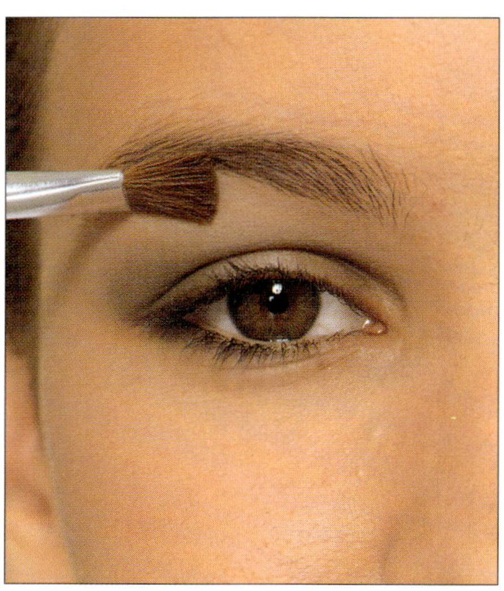

2 Tragen Sie unter den Brauen einen Highlighter auf, der den Rand des Lidschattens abschwächt und die Augen betont. Achten Sie darauf, daß keine Puderpartikel auf den Härchen zurückbleiben – wenn nötig, bürsten Sie die Brauen mit dem Brauenkamm. Tragen Sie anschließend zwei Schichten Mascara auf – Blondinen sollten braune oder schwarzbraune Mascara verwenden, die anderen Farbtypen nehmen schwarze.

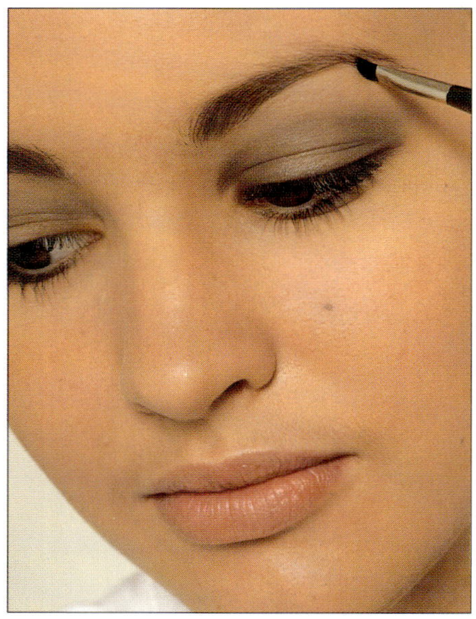

3 Pinseln Sie braunen Lidschatten auf die Brauen, um etwaige Lücken zu füllen. Dadurch erhält das Make-up den passenden Rahmen.

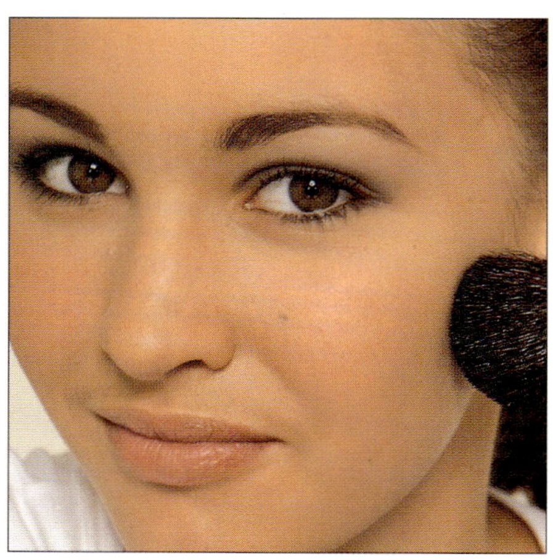

4 Ein Rouge in zartem Rosa verleiht der Haut einen rosigen Schimmer und rundet das Make-up ab. So wirkt Ihr Gesicht auch nach einem Arbeitstag viel frischer!

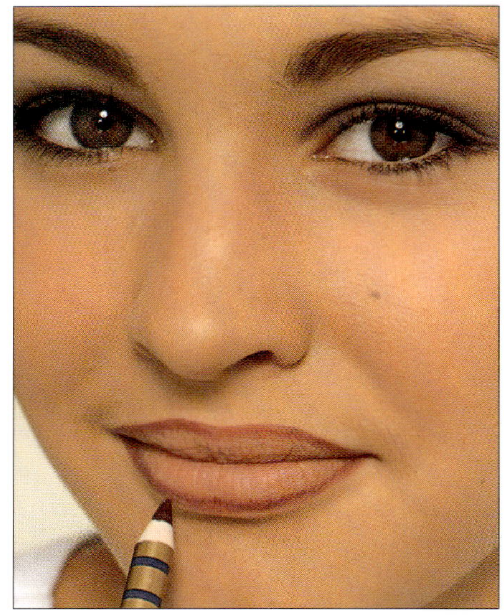

5 Probieren sie zarten, johannisbeerfarbenen Lippenstift, der eine willkommene Alternative zu roter Farbe darstellt. Ziehen Sie die Lippen mit einem Konturenstift nach und achten Sie darauf, auch die Mundwinkel zu erfassen. Zum Entfernen von Fehlern benutzen Sie ein in Reinigungslotion geträufeltes Wattestäbchen. Danach tragen Sie nochmals Puder auf und versuchen es von neuem!

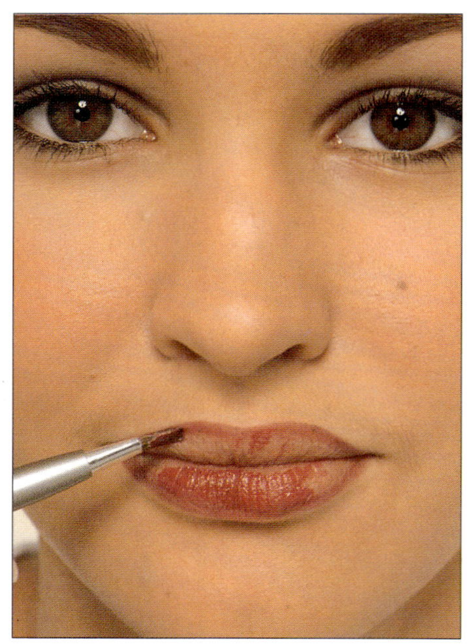

6 Tragen Sie abschließend eine passende Lippenfarbe auf. Drücken Sie danach die Lippen auf ein Tuch. Im Büro ist ein halbmatter Effekt ideal.

TIPS FÜRS BÜRO

Sie müssen einige einfache Punkte beachten, wenn Sie tagsüber im Büro – und auch am Abend – gut aussehen wollen. Hier finden Sie einige nützliche Tips.

- Nehmen Sie ein durchsichtiges Schminktäschchen aus Plastik, damit Sie sofort finden, was Sie brauchen, und nicht erst lange wühlen müssen.
- Kaufen Sie einen Schminkspiegel, der in einer eigenen Dose ist, damit er immer staubfrei bleibt und nicht mit Make-up verschmiert wird. Die Spiegel der Puderdosen sind für gewöhnlich zu klein und zu verschmiert, um wirklich hilfreich zu sein.
- Fragen Sie nach zusammenklappbaren Puder- und Lippenpinseln, die rasch und einfach in der Handhabung sind. Es ist unhygienisch, einen Pinsel zu verwenden, der im Schminktäschchen steckt, und dessen Borsten daher voller Staub und Schmutz sind.
- Führen Sie immer eine Nagelfeile mit sich, falls ein Nagel plötzlich abbricht oder einreißt, sowie eine kleine Haarbürste und eine kleine Dose Haarspray, damit auch Ihr Haar immer gepflegt aussieht.

Unten: Raffiniertes Make-up für den Büroalltag.

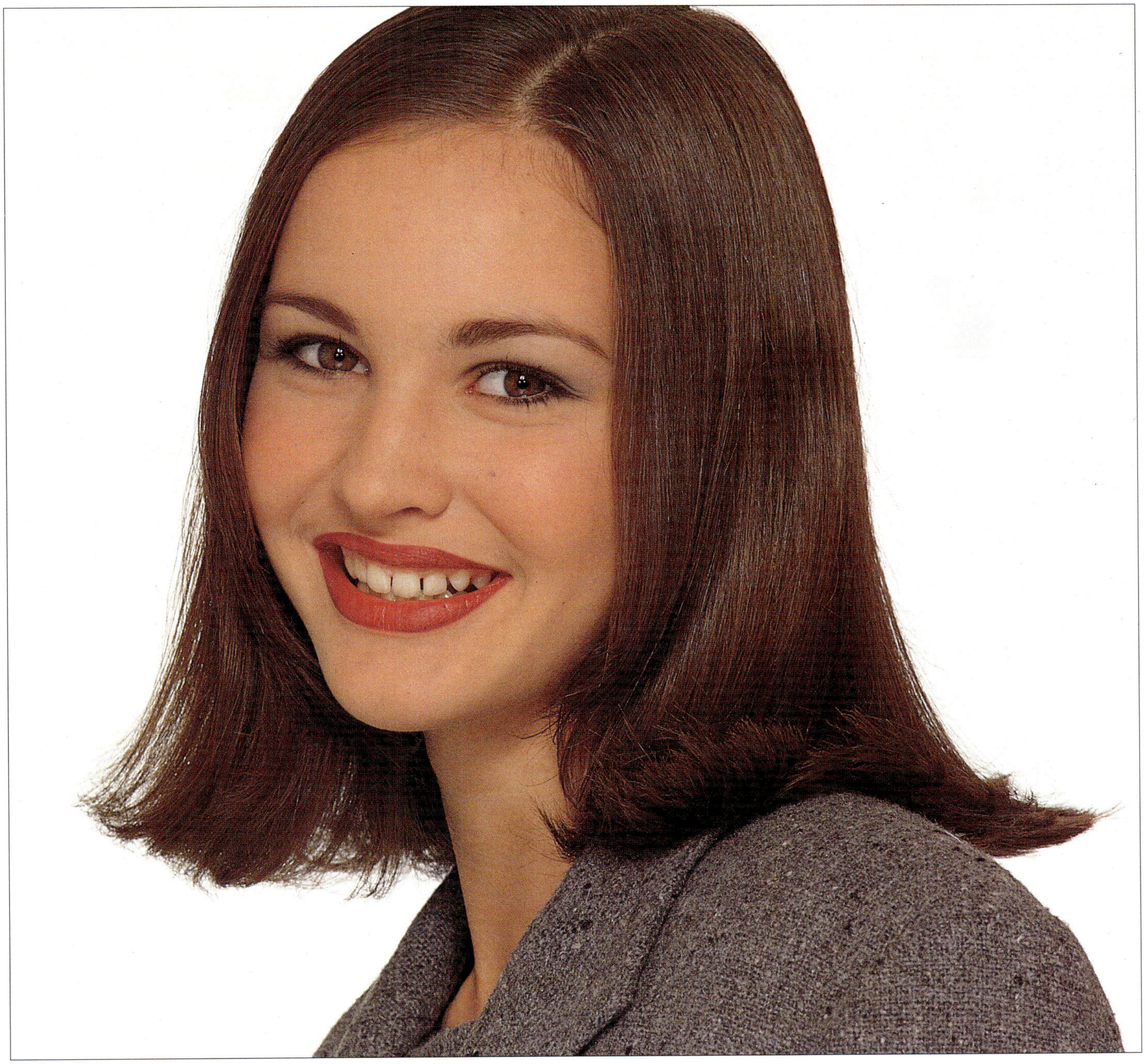

GLAMOUR-MAKE-UP

Wenn es eine Gelegenheit gibt, ein wirklich aufwendiges Make-up auszuprobieren, dann jene, abends groß auszugehen! Dabei können Sie alle Register ziehen, denn helle und dunkle Farbkombinationen erzielen ein tolles Ergebnis.

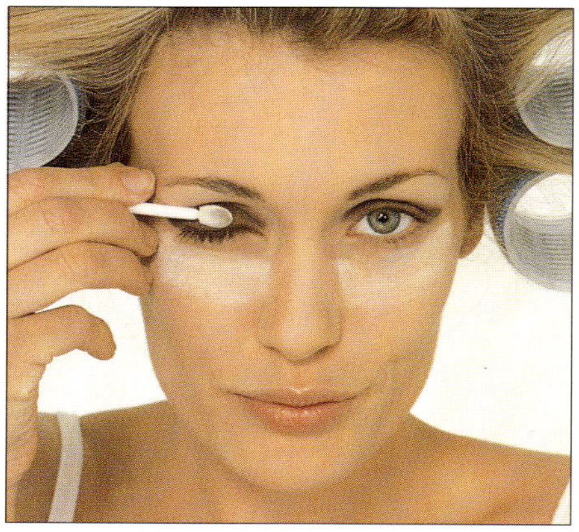

1 Bei diesem anspruchsvollen Look werden die Augen besonders betont. Nachdem Sie Grundierung, Abdeckcreme und Puder aufgetragen haben, können Sie mit dem Augen-Make-up beginnen. Streichen Sie einen rauchigen, dunkelbraunen Lidschatten über das gesamte Lid und besonders sorgfältig in die Lidfalte. Mit einem Applikatorschwamm ist das Risiko, daß Farbteilchen hinunterfallen, geringer als mit einem Pinsel; geben Sie dennoch etwas Transparentpuder unter die Augen, damit herabfallende Farbteilchen aufgefangen werden.

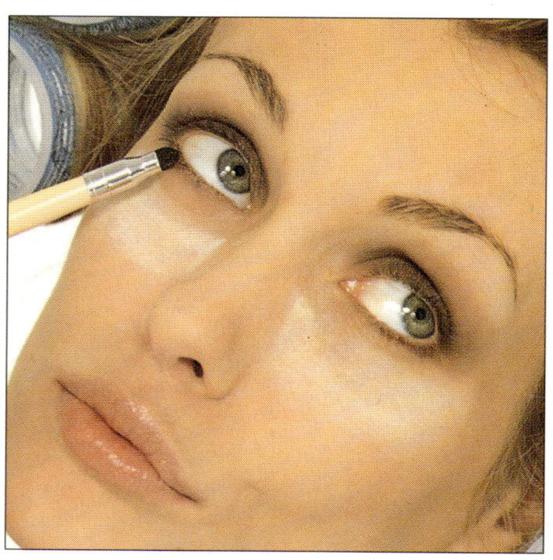

2 Tragen Sie ein wenig von demselben Lidschatten unter den Wimpern des Unterlids auf, damit die Augenform betont wird. Dadurch wird das Make-up ausgewogen und Sie erhalten eine glatte Unterlage für den Eyeliner. Wir möchten mit einem Glamour-Effekt beeindrucken!

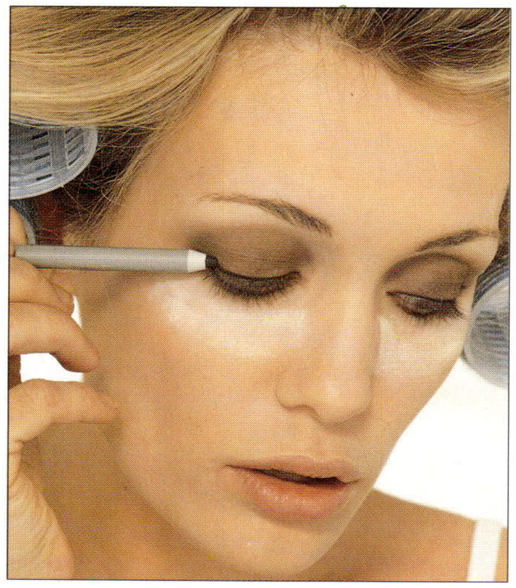

3 Schwarzer Eyeliner, der tagsüber meist zu hart wirkt, paßt ideal zu diesem Make-up, das für weiches Licht gedacht ist. Ziehen Sie mit einem Stift einen feinen Strich über und unter den Wimpern. Bekommen Sie Schwierigkeiten, eine gleichmäßige Linie zu ziehen, dann zeichnen Sie viele kleine Punkte, die Sie danach mit einem sauberen Wattestäbchen verwischen.

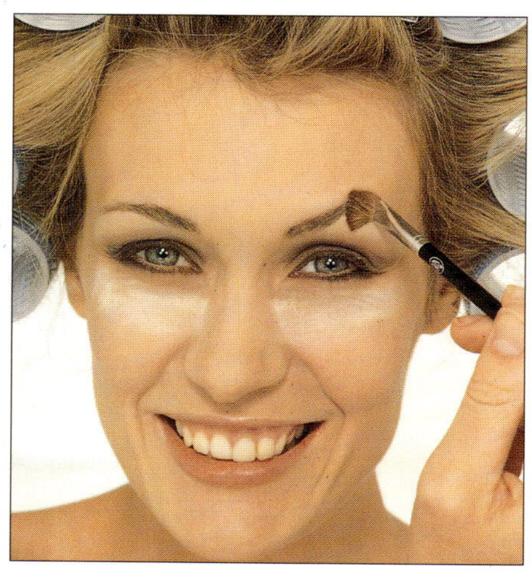

4 Als Kontrast zu den dunklen, rauchigen Lidern tragen Sie elfenbeinfarbenen Perlmuttlidschatten unter den Brauen auf, damit die Augen optisch größer werden. Anschließend tragen Sie noch zwei Schichten Mascara auf.

TIP
Drehen Sie Ihr Haar auf große Wickler, während Sie das Make-up auftragen. Nehmen Sie die Wickel danach ab und fahren Sie mit den Fingern durch das Haar.

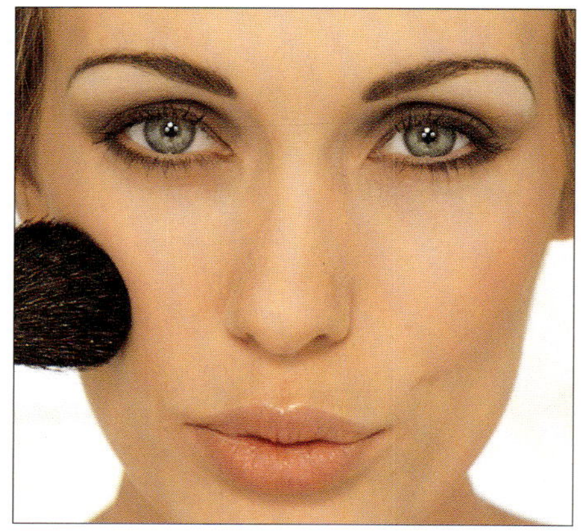

5 Bräunliches Rouge oder Bräunungspuder passen hervorragend zu diesem Make-up, da diese natürlich gehaltenen Farben nicht mit den anderen konkurrieren. Verstreichen Sie das Rouge von den Backenknochen in Richtung Haaransatz.

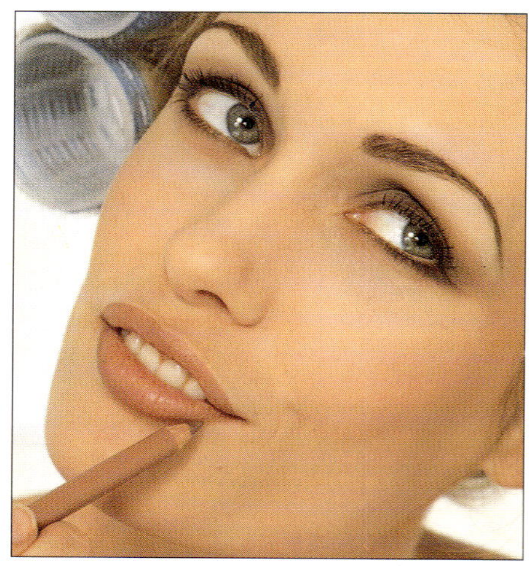

6 Indem Sie die Lippen neutral schminken, wird dieses Make-up noch ausdrucksvoller. Wählen Sie für den Konturenstift einen rosigen Beigeton und verstreichen Sie ihn auf den Lippen. So erhalten Sie einen matten Effekt, der dezent ist und dennoch wirkt.

Rechts: Dunkel geschminkte Augen und neutrale Lippen lassen Sie geheimnisvoll und verführerisch aussehen.

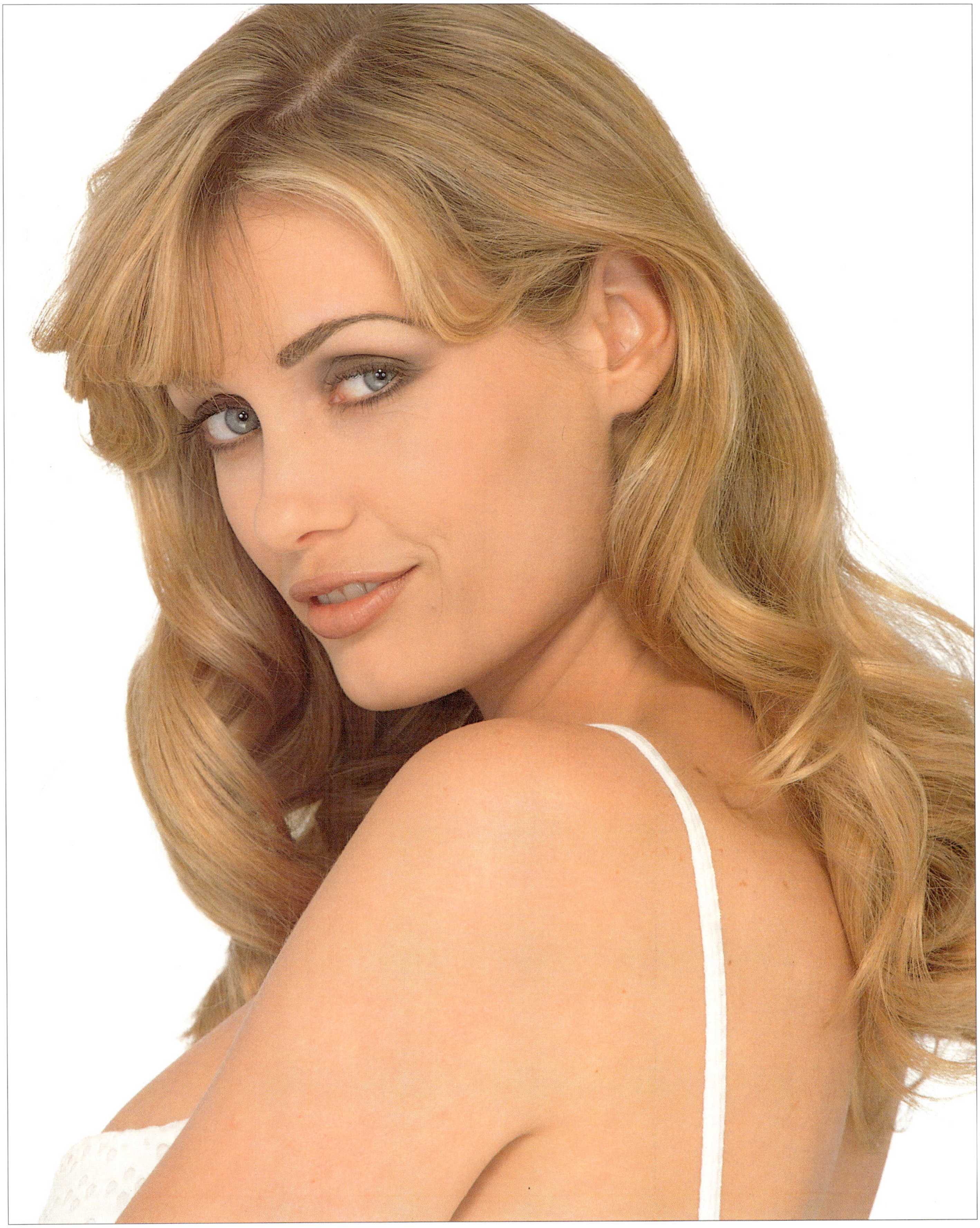

20 PROBLEME UND IHRE LÖSUNG

Gleich, ob Sie einen Schminkfehler gemacht haben, Ihnen ein wichtiges Produkt ausgegangen ist oder Sie nicht wissen, wie Sie das Beste aus sich machen können, die folgenden Lösungen können Ihnen weiterhelfen!

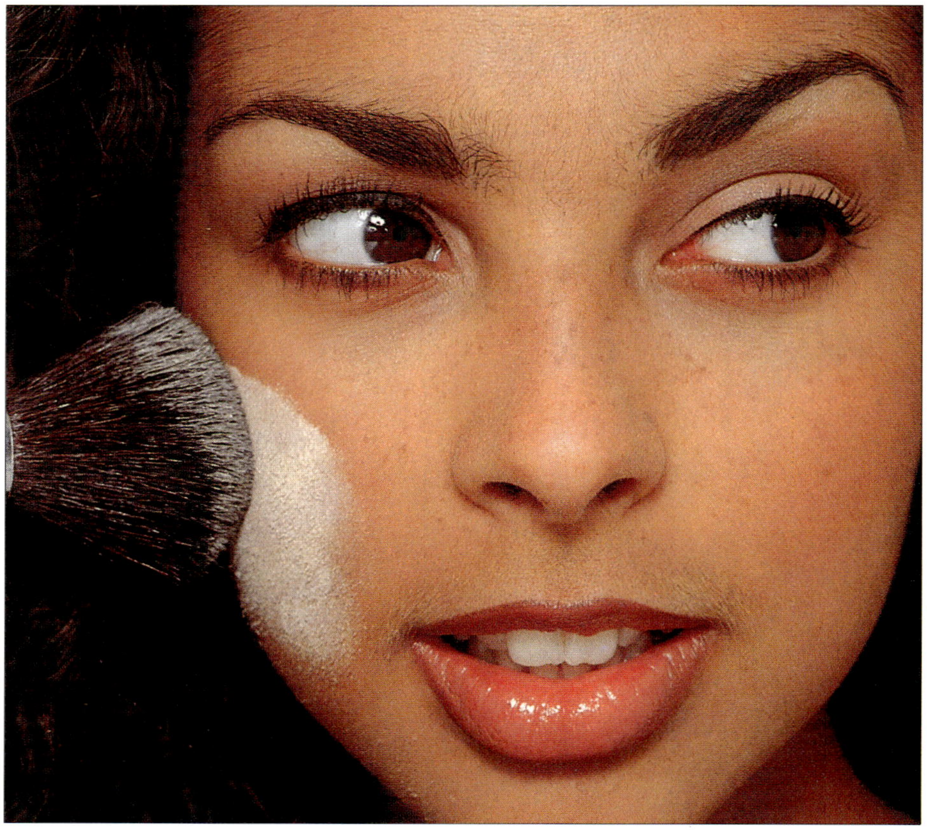

Problem Nummer 1

Der Nagellackentferner ist ausgegangen

Wenn Sie keinen Lackentferner mehr besitzen, lackieren Sie Ihre Nägel mit durchsichtigem Unterlack. Lassen Sie diesen ein paar Sekunden anziehen, pressen Sie ein Tuch darauf und ziehen Sie es sofort wieder ab – beide Lackschichten werden mit einer Bewegung vom Nagel gerissen. Jetzt können Sie den Nagel neu lackieren.

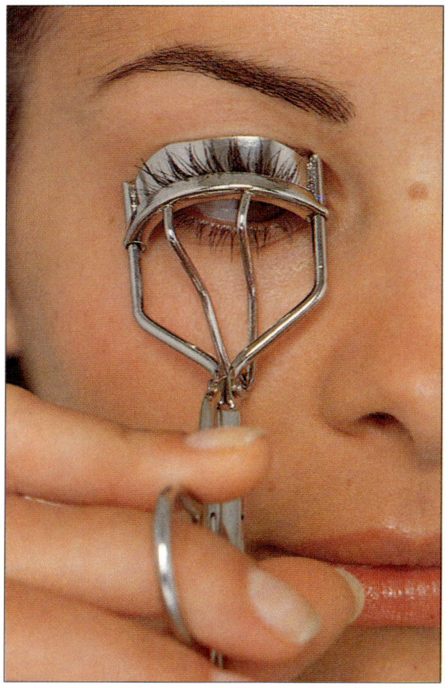

Problem Nummer 2

Gerade Wimpern

Kaufen Sie eine Wimpernzange, denn mit ihrer Hilfe kommen die Augen besser zur Geltung. Sie werden nicht glauben, welchen Unterschied ihre Verwendung hervorruft, bis Sie sie probiert haben! Sie müssen lediglich die Wimpern in die Zange einspannen und vorsichtig nach oben biegen.

Problem Nummer 3

Fleckiger Puder

Wenn Sie nur einen Hauch davon auf die frisch eingecremte Haut oder über die Grundierung, die mit einem feuchten Schwamm aufgetragen wurde, stäuben, sollte der Puder perfekt aussehen. Häufig wird jedoch ein Puder gewählt, der nicht genau zum Teint paßt. Seine Farbe muß der natürlichen Hautfarbe ebenso ähnlich sein wie die Farbe der Grundierung. Probieren Sie den Puder also vor dem Kauf aus, indem Sie etwas davon bei Tageslicht auf die Haut stäuben, und so sichergehen können, die richtige Farbe zu erwerben.

Problem Nummer 4

Gelbstichige Nägel

Die Ursache von gelben Nägeln ist oft dunkler Nagellack, der ohne schützenden Unterlack aufgetragen wird. Sie können auch helleren Nagellack benutzen, da dieser weniger Pigmente erhält und weniger Spuren zurückläßt. Um den gelblichen Farbton zu entfernen, reiben Sie die Nägel mit Zitronensaft ab und massieren danach Hände und Nägel mit einer Handcreme, um den Feuchtigkeitsverlust wieder auszugleichen. Versuchen Sie, einen Tag pro Woche ohne Nagellack auszukommen. Wenn das Problem trotzdem wieder auftritt, sollten Sie einen Arzt konsultieren, um andere Gründe ausschließen zu können.

Problem Nummer 5

Krümelige Mascara

Krümelig wird Mascara für gewöhnlich, wenn sie zu alt ist, und die Öle, die ihr die cremige Konsistenz verleihen, bereits vertrocknet sind. Das kann noch verstärkt werden, wenn beim Verschließen Luft in das Fläschchen gepumpt wird – verschrauben Sie es daher langsam und sorgfältig. Verwenden Sie alle paar Monate neue Mascara.

Alte Mascara kann aber auch wieder verwendet werden, wenn man sie kurz vor dem Auftragen in ein Glas mit warmem Wasser stellt. Wenn die Mascara Krümel auf den Wimpern hinterläßt, müssen Sie sie gänzlich entfernen und neue auftragen.

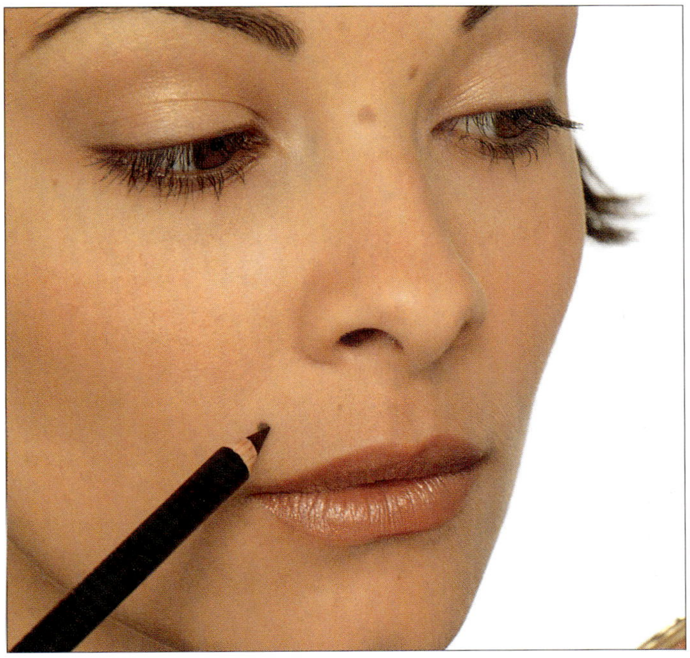

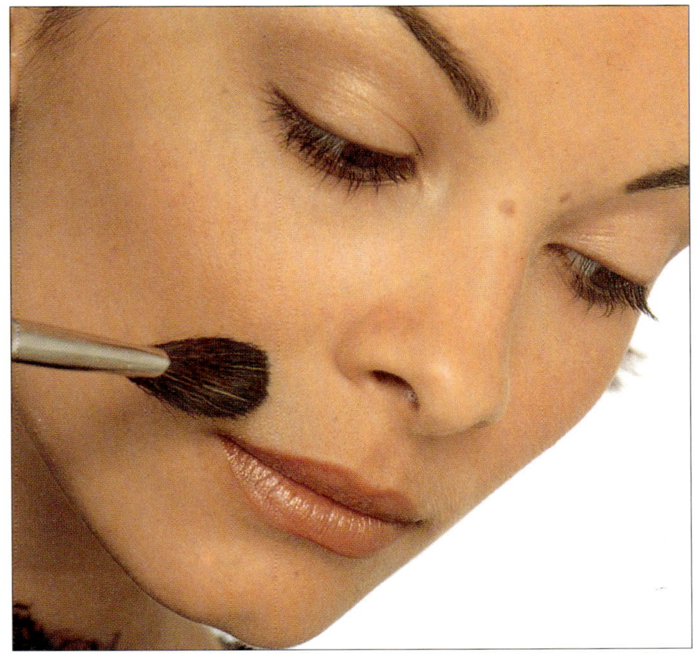

Problem Nummer 6

Eine Hautunreinheit tritt auf

Eine schnelle Lösung ist es, die Unreinheit in einen Schönheitsfleck zu verwandeln! Reinigen Sie diese zuerst mit einem Wattebausch, der mit einem sanftem Gesichtswasser getränkt ist. Dadurch wird überschüssiges Hautfett aufgesaugt, und der mit einem Augenbrauenstift anschließend aufgemalte Schönheitsfleck hält länger. Ein Augenbrauenstift eignet sich besser als ein Eyeliner, da er trockener ist und deshalb nicht so leicht auf der Haut zerrinnt oder verschmiert. Fixieren Sie den Schönheitsfleck anschließend mit einem Hauch Transparentpuder.

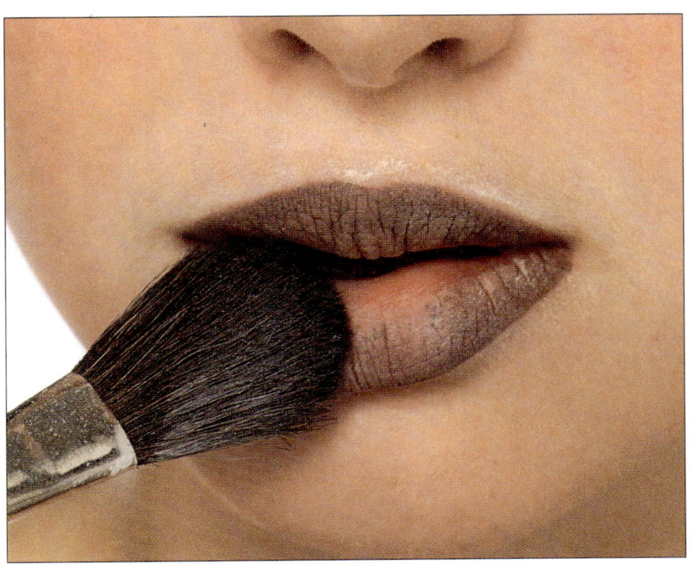

Problem Nummer 7

Der Lippenstift zerläuft

Wenn Sie unterwegs sind, und Ihr Lippenstift in der Wärme an Konsistenz verliert, stäuben Sie etwas losen Puder darüber. Dadurch trocknet er auf und hält länger. Ein Hauch von Puder schafft auch einen ansprechenden, matten Effekt.

Problem Nummer 8

Verschmierter Eyeliner

Reinigen Sie den Bereich unter den Augen, indem Sie etwas Augen-Make-up-Entferner auf ein Wattestäbchen geben und damit über die Farbspuren streichen. Tragen Sie nochmals Puder auf. Vergessen Sie künftig nicht, ein wenig losen Puder über den Eyeliner zu stäuben, damit er nicht verschmiert, wenn das im Stift enthaltene Wachs schmilzt.

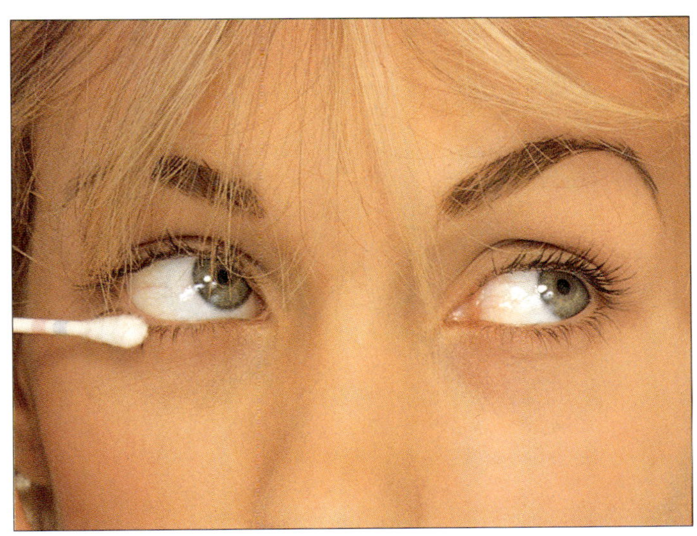

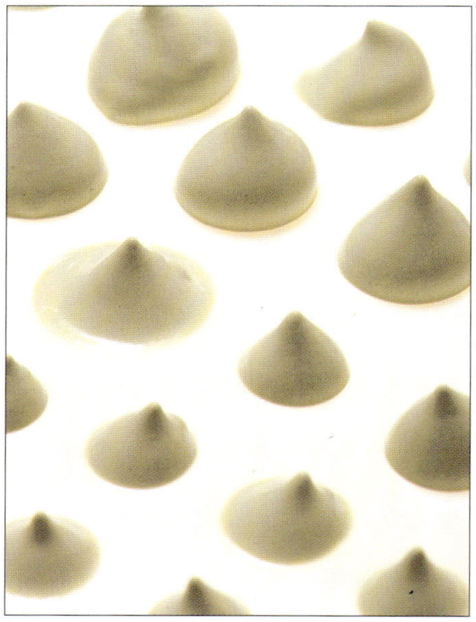

Problem Nummer 9

Ein leichter Rotton oder peinliches Erröten

Ein Rotton in der Haut kann mit einer grünen Spezialgrundierung abgeschwächt werden. Tragen Sie nur wenig davon auf, und auch nur dort, wo es erforderlich ist. Das grüne Pigment gleicht die rote Farbe aus.

Damit die Gesichtshaut nicht zu fahl wirkt, muß darüber nochmals normale Grundierung und Gesichtspuder aufgetragen werden. Damit lassen sich auch Pickel und Unreinheiten abdecken.

Problem Nummer 10

Die Grundierung wird orange

Dieser Tip klingt seltsam, funktioniert aber tatsächlich! Mixen Sie einen Löffel Natriumbikarbonat in den Puder und stäuben Sie diesen auf die Haut, bevor Sie Ihre Grundierung auftragen. Das Natriumbikarbonat gleicht den Säuregehalt aus und verhindert, daß sich die Haut orange verfärbt.

Problem Nummer 11

Zerrinnender Lippenstift

Verwenden Sie einen Konturenstift, um zu verhindern, daß die Lippenfarbe sich in den feinen Linien um die Lippen verteilt. Ziehen Sie die Konturen mit dem Stift nach und tragen Sie die Farbe mit einem Lippenpinsel auf. Ein matter Lippenstift ist einem feuchtigkeitsspendenden vorzuziehen. Stäuben Sie noch Puder auf und um die Lippen.

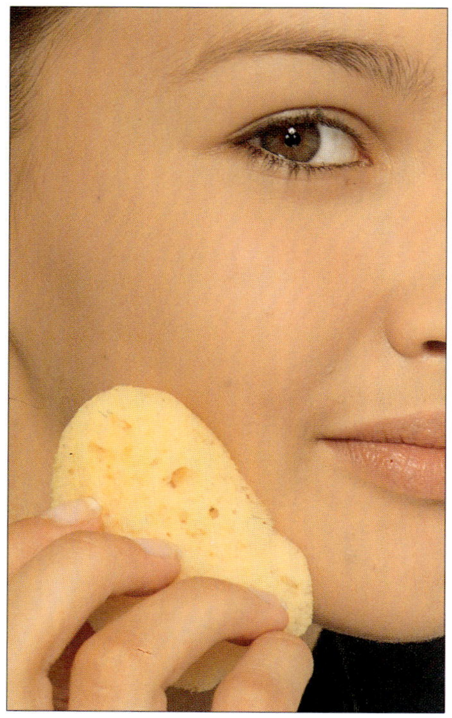

Problem Nummer 12

Die Grundierung verschwindet

Wenn Ihre Grundierung an heißen oder feuchten Tagen zu verschwinden scheint, müssen Sie Ihre Auftragetechnik überprüfen. Damit die Grundierung länger hält, sollte sie auf kühle Haut aufgetragen werden. Drücken Sie einige Sekunden lang einen kalten, feuchten Waschlappen aufs Gesicht, und tragen Sie danach die Grundierung auf.
Sie können die Grundierung auch im Kühlschrank aufbewahren, um sicherzugehen, daß sie beim Auftragen nicht zu warm ist. Tragen Sie die Grundierung mit einem feuchten Schwamm auf, da das Hautfett der Finger auf der Haut Streifen hinterläßt. Stäuben Sie anschließend ein wenig losen Puder auf.

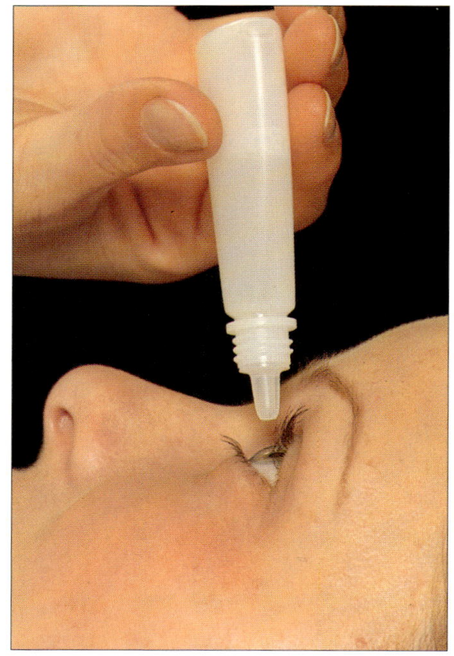

Problem Nummer 13

Blutunterlaufene Augen

Rote Augen sind auf das Anschwellen winziger Blutgefäße im Augapfel zurückzuführen, das durch Schlafmangel, zu langes Arbeiten vor dem Bildschirm, Aufenthalt in verrauchten Räumen oder eine Infektion verursacht werden kann. Bei wiederholtem Auftreten sollten Sie einen Arzt oder einen Optiker um einen Termin zur Augenuntersuchung bitten, um eine beunruhigende Ursache auszuschließen zu können.
Kurzfristig können Sie auch Augentropfen verwenden, um Abhilfe zu schaffen. Die Inhaltsstoffe der Tropfen lassen Schwellungen der Blutgefäße abklingen und somit auch die Rötung, die Trockenheit und den Juckreiz.

Problem Nummer 14

Make-up-Ränder

Wenn sich deutliche Ränder an Kinn, Hals- oder Haaransatz zeigen, sollten sie diese mit einem feuchten Kosmetikschwamm verwischen. Halten Sie sich dabei im Tageslicht auf, damit Sie die Ränder genau sehen. Nachher wird, wie immer, Puder aufgetragen.

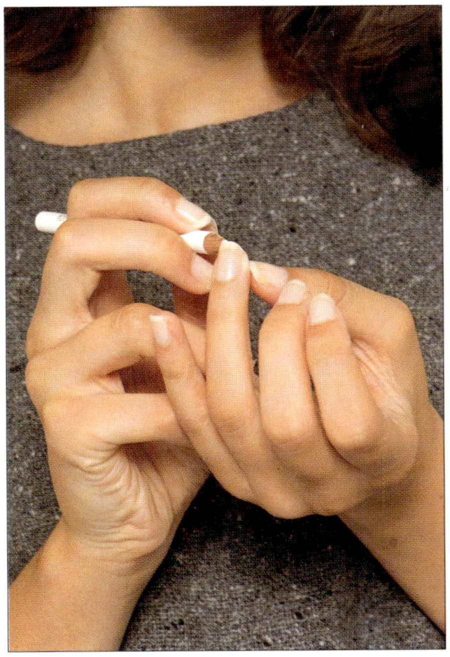

Problem Nummer 15

Die Nägel sehen kränklich aus

Manchmal sind die Nägel zwar gesund und kräftig, der optische Effekt wird aber durch gelbliche Nagelspitzen verdorben. Sie können jedoch sofort Abhilfe schaffen, indem Sie mit einem weißen Manikürstift unter die Nagelränder fahren, damit sie sauberer aussehen. Tragen Sie auch durchsichtigen Lack auf, dann sehen die Nägel frisch und natürlich aus.

Problem Nummer 16

Gelbe Zähne

Lassen Sie die Zähne regelmäßig vom Zahnarzt untersuchen und gründlich reinigen, damit die Zähne so weiß wie möglich aussehen. Trösten Sie sich mit dem Gedanken, daß gelbliche Zähne meist kräftiger als weiße sind. Damit sie weißer wirken, sollten Sie korallfarbenen oder bräunlichen Lippenstift vermeiden, da warme Farben den Gelbton noch unterstreichen. Mit Rosa- und Rottönen sehen die Zähne weißer aus.

Problem Nummer 17

Hängende Lider

Um hängende Lider zu kaschieren, können Sie einen hellen Lidschatten über das ganze Lid streichen. Danach tragen Sie mit einem Wattestäbchen etwas Lidschatten unter den Augen auf und verstreichen ihn ein wenig nach oben. Tuschen Sie die Wimpern genau oberhalb der Iris besonders stark, damit das Zentrum des Auges stärker betont wird als die Augenwinkel.

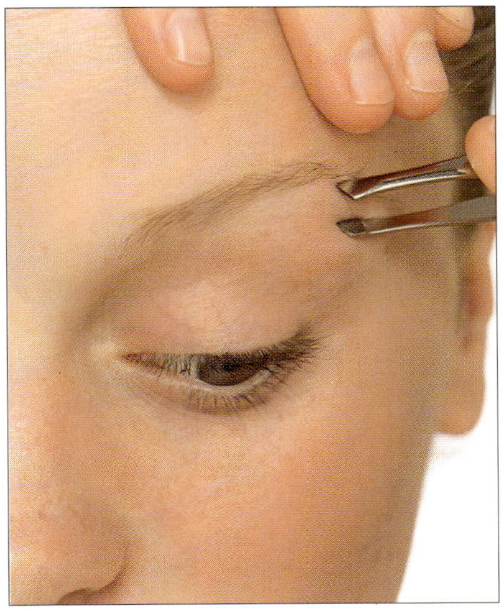

Problem Nummer 18

Ungleichmäßige Brauen

Versuchen Sie, die Brauen regelmäßig durch Zupfen in Form zu bringen, am besten nach einem Bad, wenn die Poren der Haut durch die Wärme geöffnet sind und sich die Härchen leichter entfernen lassen. Der Zeitpunkt vor dem Schlafengehen ist dafür ebenfalls günstig. Dann brauchen Sie nicht tagsüber mit geröteter Haut herumzulaufen. Bürsten Sie die Brauen, um ihre natürliche Form erkennen zu können. Danach zupfen Sie die Härchen einzeln in Wuchsrichtung aus. Entfernen Sie die Härchen zwischen den Brauen und über den Augen. Auch vereinzelte Härchen an den Rändern sollten ausgezupft werden. Sie sollten nicht den Bereich über den Brauen zupfen, da Sie dadurch deren Form verändern. Nur vereinzelte Härchen, die deutlich außerhalb der Brauenlinie wachsen, sollten entfernt werden.

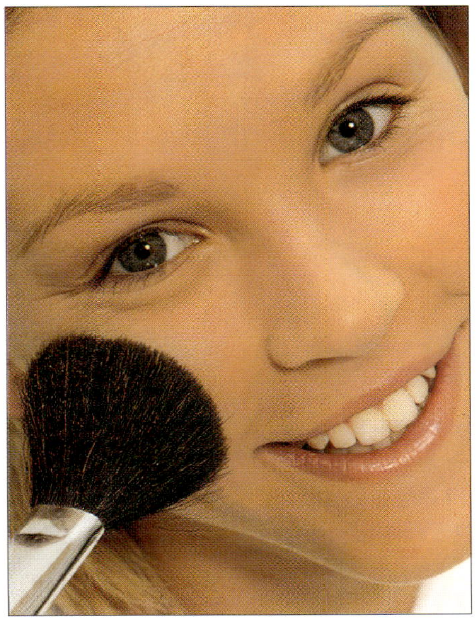

Problem Nummer 19

Das Rouge ist zu stark

Wenn Sie die goldene Regel vergessen haben, die besagt, daß man Rouge nach und nach auftragen soll, müssen Sie möglicherweise zu dick aufgetragene Farbe abschwächen. Die schnellste und einfachste Methode besteht darin, ein wenig Gesichtspuder über dem Rouge aufzutragen, bis der gewünschte Farbton erreicht ist.

Problem Nummer 20

Wunde Ohrläppchen durch billigen Schmuck

Sollten Sie es nicht übers Herz bringen, billigen Schmuck, der die Ohrläppchen reizt, wegzuwerfen, dann bestreichen Sie die Rückseite und den Stecker der Ohrringe mit etwas hyperallergenem, durchsichtigem Nagellack. Dadurch wird eine entzündliche Reaktion ihrer Haut vermieden. Warten Sie jedoch immer, bis die Haut an den Ohren komplett verheilt ist, bevor Sie den Schmuck wieder tragen.

SCHÖNE NÄGEL

Nichts weiter als ein bißchen Handarbeit ist erforderlich, damit Sie stolz auf Ihre Hände sein können und sie nicht verstecken müssen.

DIE GRUNDLAGE FÜR GESUNDE NÄGEL

Es ist nicht sinnvoll, Nägel in schlechtem Zustand zu lackieren. Wenn Sie die folgenden Ratschläge befolgen, werden Sie besonders harte Nägel bekommen.

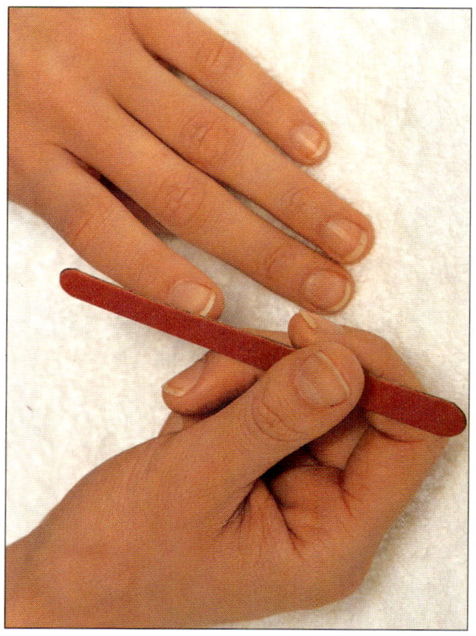

So feilen Sie richtig

Feilen Sie die Nägel eckig oder oval, jedoch nicht spitz, um zu verhindern, daß sie abbrechen. Wenn Sie am seitlichen Rand tief hinunterfeilen, kann das den Nagel schwächen. Streichen Sie beim Feilen mit einer langen, sanften Bewegung vom Nagelrand zur Mitte. Den meisten Händen paßt eine Nagellänge bis knapp über die Fingerspitzen.

Nagelpflege

Reiben Sie die Nägel jeden Abend mit einem nährenden Öl oder einer Nagelcreme ein. Dadurch wird Feuchtigkeit im Nagel gespeichert, und gespaltene oder rissige Nägel werden verhindert. Olivenöl ist eine wirkungsvolle und kostengünstige Alternative.

Die Nagelhaut

Gehen Sie mit harter oder überwachsener Nagelhaut sanft um. Wird die Haut mit der Schere geschnitten, kann sich das Nagelbett

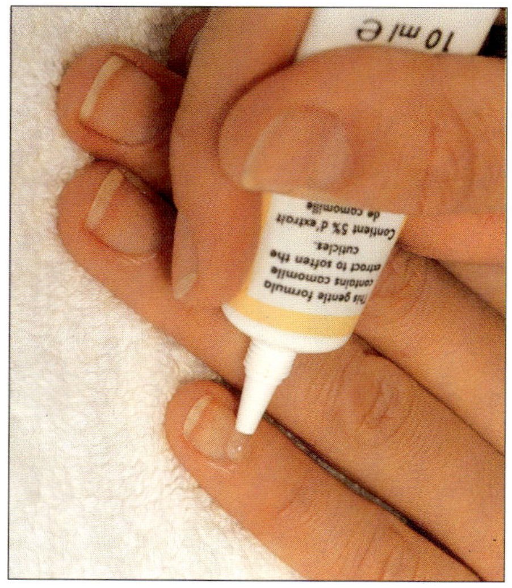

infizieren. Tauchen Sie die Nägel in warmes Seifenwasser ein. Tragen Sie etwas Nagelcreme oder -gel auf, bevor Sie die Haut mit einem Holzstäbchen oder einem Wattestäbchen vorsichtig zurückschieben. Danach entfernen Sie die abgestorbenen Hautteilchen.

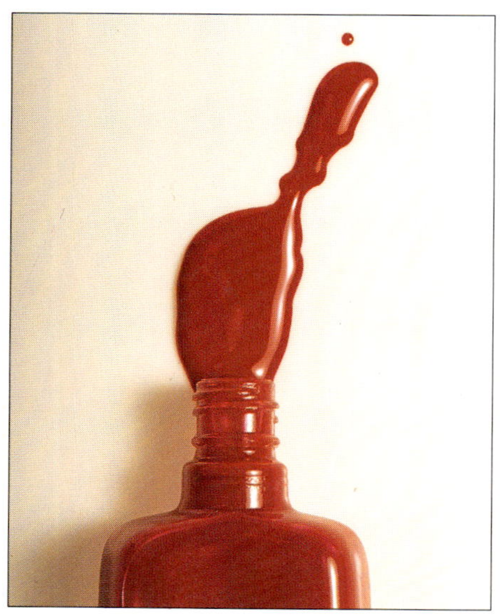

Oben: Ein bißchen Farbe macht die Nägel schöner.

DIE RICHTIGE MANIKÜRE

Ein Trend, der nie aus der Mode kommt ist die „French Manicure“. Mit ihr wirken die Nägel sauber, frisch und gesund – und passen gut zu jedem Make-up.

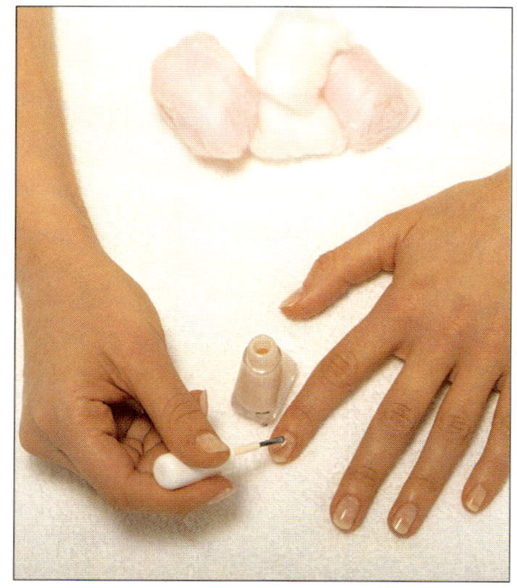

1 Die Basis für die „französische Maniküre“ sind zwei Schichten hellrosa Lack. Machen Sie es wie die Spezialisten und tragen Sie den Lack mit drei Pinselstrichen auf – einen in der Mitte und je einen an beiden Seiten. Das verhindert die Bildung von Klümpchen, da Sie nicht wiederholt über dieselben Stellen streichen. Jede Schicht muß trocknen. Wenn Sie naturfarbenen statt rosafarbenen Lack auftragen, wenden Sie „American Manicure“ an.

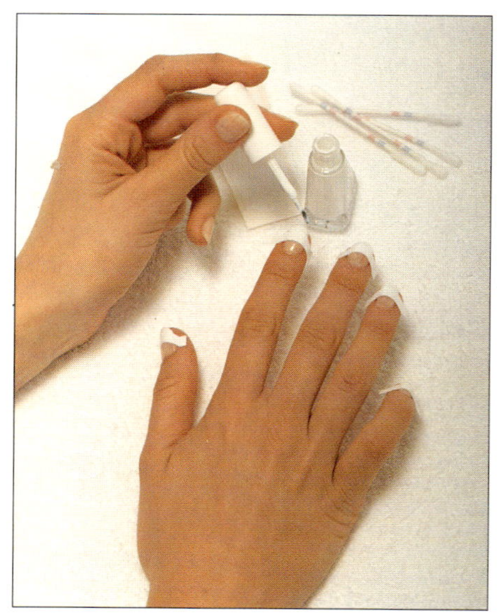

2 Nun wird weißer Lack auf die Nagelspitzen aufgetragen. Sie können bei unruhiger Hand die aufsteckbaren Hütchen verwenden, welche zu einem guten Maniküre-Set gehören. Pressen Sie die Hütchen aufs Nagelbett und lassen Sie die Nagelspit-

zen frei. Dann tragen Sie den weißen Lack auf. Nehmen Sie nicht zuviel Lack auf den Pinsel, damit er nicht seitlich herunterrinnt. Stützen Sie sich auf einer stabilen Fläche ab, damit Sie den Lack wie ein Profi auftragen können.

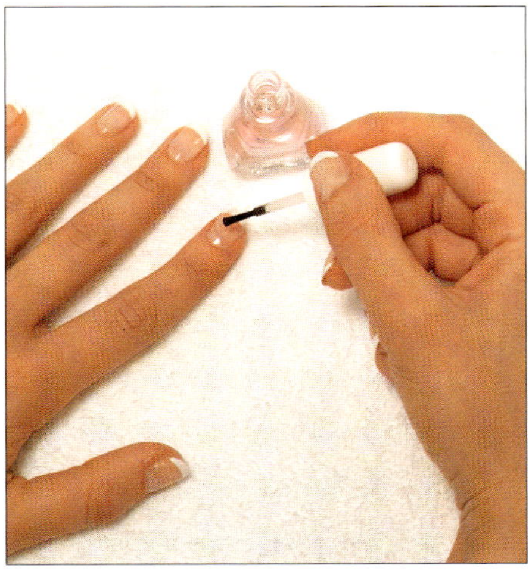

3 Sobald die weiße Farbe trocken ist, tragen Sie durchsichtigen Lack auf, der die Farbe fixiert und das Abblättern verhindert.

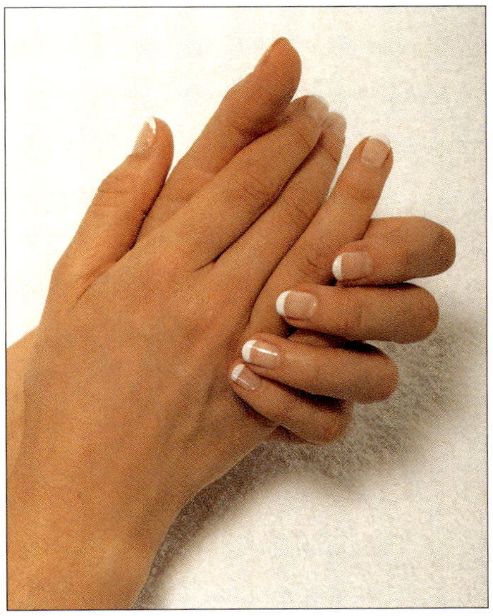

Oben: Mit „French Manicure" sehen die Nägel frisch und sauber aus.

FARBSCHLÜSSEL

- Wenn Sie lange Finger besitzen, können Sie jede Nagelfarbe verwenden, sogar intensives Dunkelrot, Burgunderrot oder Rostbraun.
- Kurze Nägel sehen mit hellem oder naturfarbenem Lack am besten aus.
- Helle Farben passen auch zu breiten Nägeln, die optisch verschmälert werden können, indem man seitlich einen schmalen Streifen frei läßt.
- Wenn Sie tagsüber naturfarbene, kaum sichtbare Lacke bevorzugen, abends aber gerne exotischere tragen, empfiehlt sich heller Perlmuttlack. Er schimmert im künstlichen Licht.
- Wenn Sie intensive Farben an den Händen

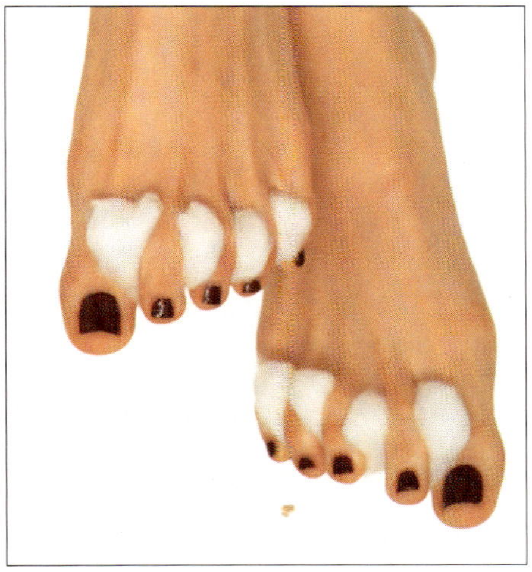

zu gewagt finden, lackieren Sie statt dessen Ihre Zehennägel. In offenen Schuhen oder barfüßig kommt die Farbe gut zur Geltung. Sie erhalten die hier gezeigte Spezialfarbe für Models, indem Sie ein wenig dunkelroten mit schwarzem Lack mischen.
- Bei gebräunter Haut sieht korallfarbener Lack oder Perlmuttlack toll aus.

10 TIPS ZUR NAGELPFLEGE

1 Vermeiden Sie Lackentferner, die Aceton enthalten, da dieser den Nägeln Feuchtigkeit entziehen kann. Verwenden Sie statt dessen einen pflegenden Entferner.

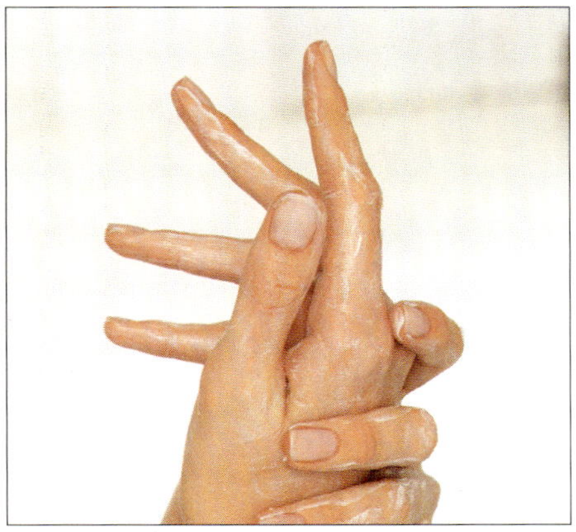

2 Cremen Sie die Hände nach dem Waschen jedesmal mit Handcreme ein. Die darin enthaltenen Fette speichern die Feuchtigkeit im Nagel.

3 Die häufigste Ursache für weiche Nägel ist oftmaliger Kontakt mit Wasser. Tragen Sie beim Abwasch immer Gummihandschuhe!

4 Bei schwachen Nägeln tragen Sie Grundierung und Nagellack unter den Nagelspitzen auf, um den Nägeln mehr Halt zu geben.

5 Nasse Nägel trocknen sofort, wenn Sie sie in eiskaltes Wasser tauchen.

6 Um einen gespaltenen Nagel zu reparieren, nehmen Sie ein wenig Papier von einem Teebeutel oder Kaffeefilter und kleben es mit Nagelkleber über den Spalt. Wenn der Kleber trocken ist, streichen Sie das Papier glatt und tragen darauf Nagellack auf.

7 Bei schmutzintensiver Arbeit, wie z. B. Gartenarbeit, ziehen Sie die Nägel über eine Seife. Durch die mit Seife gefüllten Unterseiten kann der Schmutz nicht eindringen.

8 Entfernen Sie Tinte und andere Farbflecken mit einer alten Zahnbürste und Zahnpaste von den Fingerspitzen.

9 Feilen Sie die Nägel nie unmittelbar nach einem Bad, da sie dann am schwächsten sind und am leichtesten brechen.

10 Verwenden Sie ein spitzes Wattestäbchen zum Reinigen der Nägel – das ist sanfter, als sie mit einer Nagelbürste zu reinigen.

50 SCHNELLE BEAUTY-TIPS

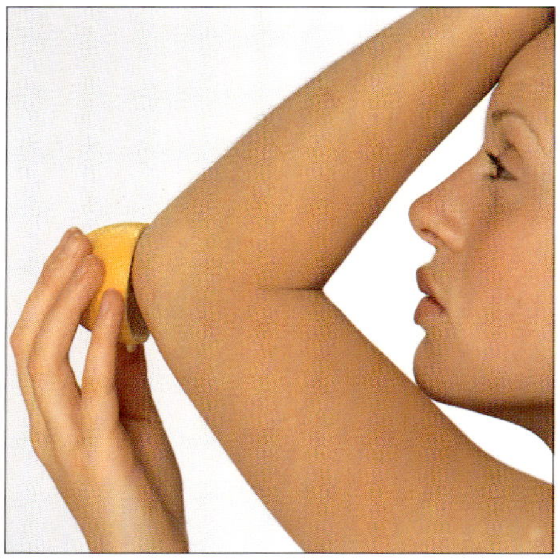

1 Verschönern Sie graue Ellbogen, indem Sie sie mit einer frischen Zitrone abreiben, welche auf natürliche Weise bleicht. Fetten Sie die Haut nachher ein, um die austrocknende Wirkung des Zitronensafts auszugleichen.
2 Verwandeln Sie Grundierung in eine getönte Feuchtigkeitscreme, indem Sie vor dem Auftragen ein wenig davon auf dem Handrücken mit einer Feuchtigkeitscreme mischen. Das ist vor allem im Sommer ideal.
3 Mit einem Mineralwasserspray in der Handtasche können Sie Ihre Grundierung jederzeit auffrischen, wenn Sie unterwegs sind.
4 Jüngste Forschungsergebnisse besagen, daß sich weniger Falten bilden, wenn man auf dem Rücken schläft. Versuchen Sie es!

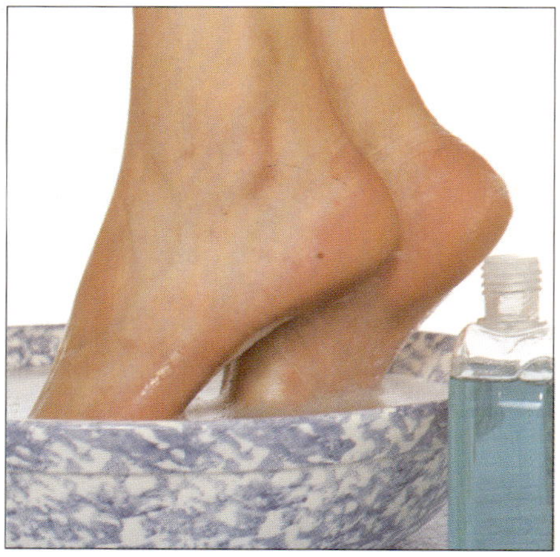

5 Bei geschwollenen Knöcheln tauchen Sie die Füße in eine Schüssel mit warmem Wasser und drei Teelöffeln Epsom-Salz.
6 Bei sehr weichen Nägeln lassen Sie den Lack beim Feilen dran, damit sie nicht abbrechen.

7 Schmerzt Sie das Zupfen der Brauen, drücken Sie zuvor einen Eiswürfel auf die betroffenen Stellen, um diese zu betäuben.
8 Um Wärme auszustrahlen, streichen Sie etwas Rouge auch auf Schläfen, Kinn und Nasenspitze.

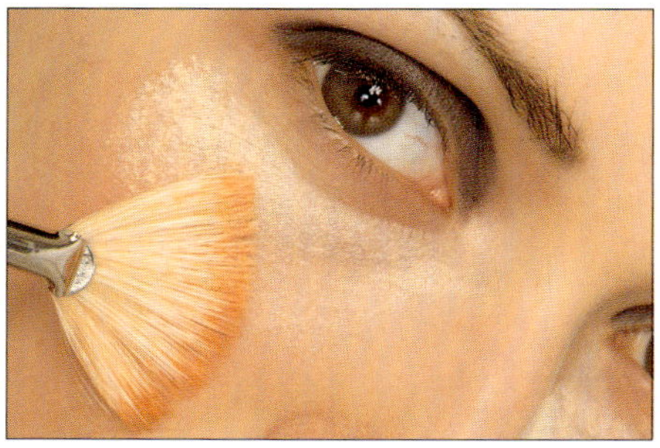

9 Stäuben Sie etwas losen Puder unter die Augen, wenn Sie dunklen Lidschatten auftragen, damit herunterfallende Farbteilchen aufgefangen werden, und keine Flecken auf der Haut zurückbleiben.
10 Vergrößern Sie Ihre Lippen optisch mit einer hellen, intensiven Lippenfarbe. Wenn Sie dunklere oder gedämpfte Farben auftragen, verkleinert dies die Lippen.
11 Weichen Sie die Nägel einmal wöchentlich in Olivenöl ein, um sie zu härten.

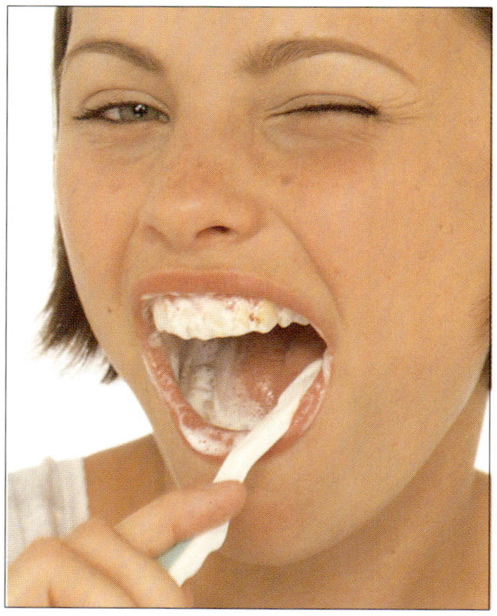

12 Bewahren Sie die Schönheit Ihrer Zähne, indem Sie die Zahnbürste wechseln, sobald sich die Borsten nach außen biegen. Sie sollten morgens und abends mindestens zwei Minuten bürsten.

13 Besitzen Sie kein spezielles Produkt für die Wangenkonturen, verwenden Sie zum Modellieren der Wangen einfach gewöhnlichen Gesichtspuder, der etwas dunkler ist.
14 Mischen Sie einen Tropfen Kampfer-Extrakt (in jeder guten Drogerie erhältlich) in Ihre Grundierung und Sie erhalten ein medizinisches Schönheitsprodukt, das fette oder unreine Haut bekämpft.
15 Tuschen Sie Ihre eigenen Wimpern, bevor sie falsche aufkleben, damit diese besser haften.
16 Wenn Sie müde aussehen, verstreichen Sie ein wenig Abdeckcreme an den äußeren Augenwinkeln. Sie wirken dadurch ausgeruhter.
17 Geben Sie nur wenig Puder auf die Augenfältchen, damit er sich darin nicht ansammelt und die Fältchen noch stärker betont.
18 Wenn Sie keine Zeit für ein komplettes Make-up haben, und trotzdem gut aussehen wollen, tragen Sie hellroten Lippenstift auf – eine fröhliche, auffällige Farbe bringt Ihr Gesicht sofort zum Strahlen.
19 Wenn Sie die Brauen zupfen, geben Sie Abdeckcreme auf die Härchen, die Sie entfernen wollen – so sehen Sie genau, wie die endgültige Brauenform aussehen wird.
20 Tragen Sie niemals Make-up auf, bevor Sie Ihr Haar fönen. Durch Wärme beginnen Sie zu schwitzen und das Make-up wird dadurch verschmiert.
21 Puderlidschatten wird intensiver, wenn Sie den Pinsel zuerst in Wasser tauchen.
22 Bewahren Sie die Geschmeidigkeit Ihrer Wimpern, indem Sie vor dem Schlafengehen Rizinusöl auftragen. Auch während des Tages kann man damit die Wimpern auf natürliche Weise betonen.
23 Tragen Sie Cremerouge auf, indem Sie es sanft von oben nach unten streichen, damit keine Farbteilchen in den feinen Gesichtshärchen hängen bleiben.
24 Wenn sich an den unteren Wimpern leicht Mascara-Klümpchen bilden, versuchen Sie mit einem kleinen Pinselchen die Wimpern einzeln zu tuschen.
25 Warten Sie immer, bis die Feuchtigkeitscreme eingezogen ist, bevor Sie mit dem Make-up beginnen – dann läßt es sich leichter auftragen.
26 Wenn Sie Ihre Augen zum Strahlen bringen möchten, ziehen Sie mit einem weißen

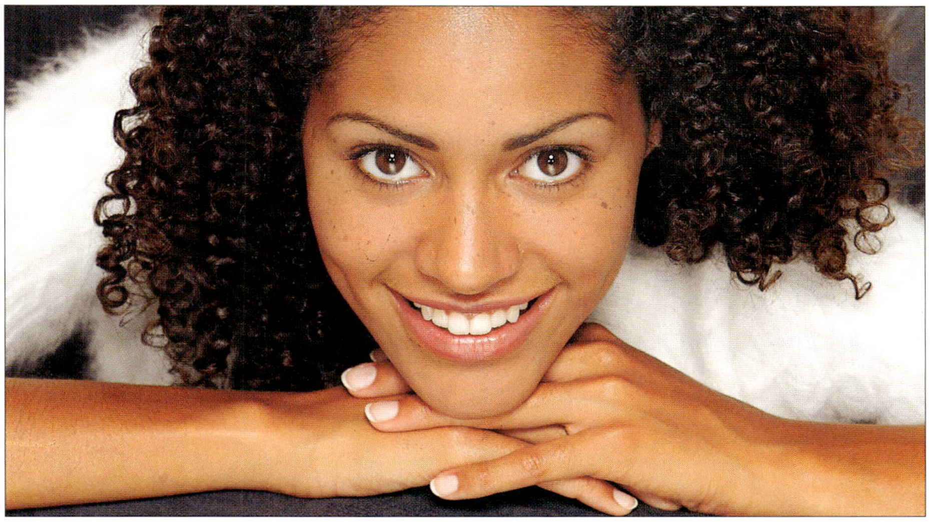

Schminkstift eine Linie an der Innenseite der Wimpern des Unterlids.

27 Es wirkt sehr raffiniert, wenn Sie nur einen Tupfen Lipgloss in der Mitte der Unterlippe auftragen.

28 Verbergen Sie gespaltene oder abgebrochene Nägel unter falschen.

29 Wenn der Eyeliner an der Haut zerrt, halten Sie ihn vor dem Auftragen einige Sekunden lang an eine Glühlampe.

30 Wenn Ihre Wimpern mit Mascara verklumpen, rollen Sie das Bürstchen zuerst auf einem Kosmetiktuch ab. Dadurch bleibt nur eine feine Mascaraschicht zurück, die problemlos aufgetragen werden kann.

31 Wenn Sie nicht sicher sind, wo Sie Rouge auftragen sollen, kneifen Sie vorsichtig Ihre Wangen. Tragen Sie an Stellen, die sich färben, Rouge auf, so wirkt es natürlich!

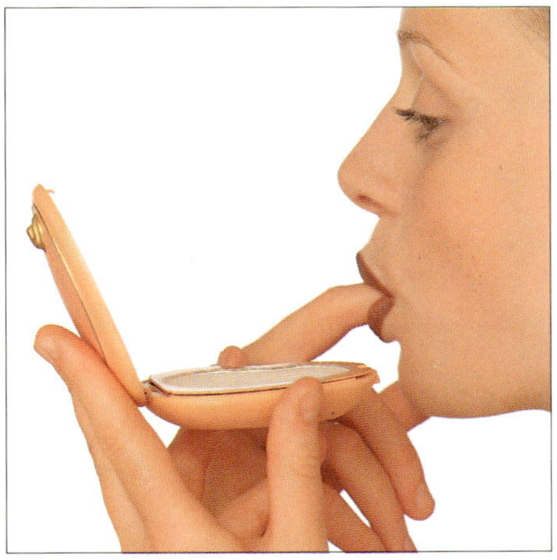

32 Damit kein Lippenstift auf die Zähne gelangt, versuchen Sie folgendes: Nach dem Auftragen stecken Sie den Finger in den Mund, machen einen Kußmund und ziehen den Finger wieder heraus.

33 Brillenträgerinnen benötigen spezielles Make-up. Wenn Sie kurzsichtig sind, wirken Ihre Augen durch die Brillen kleiner. Wählen Sie daher hellere, intensivere Farben und tragen Sie viel Mascara auf, um sie zu betonen. Wenn Sie weitsichtig sind, werden Ihre Augen durch die Gläser optisch vergrößert und das Make-up ist deutlicher zu sehen. Tragen Sie daher gedämpfte Farben.

34 Damit Farbe an sonnigen Tagen oder in heißen Nächten besser hält, können Sie Creme- und Puderrouge zusammen auftragen. Tragen Sie zuerst das Cremerouge auf, fixieren Sie es mit Transparentpuder, und stäuben Sie anschließend noch etwas Puderrouge darüber.

35 Lassen Sie die Nägel atmen, indem Sie einen schmalen Spalt an der Nagelwurzel nicht mit Lack bestreichen. An dieser Stelle werden neue Nagelzellen gebildet.

36 Reiben Sie ein wenig Grundierung auf die Brauen und bürsten Sie sie danach mit einer alten Zahnbürste. Damit schaffen Sie einen zusätzlichen Akzent.

37 Farbige Mascara kann ganz toll aussehen, wenn sie nicht zu stark aufgetragen wird. Tuschen Sie Ihre Wimpern zuerst mit zwei Schichten schwarzer Mascara. Wenn sie getrocknet sind, streichen Sie farbige Mascara – blaue, violette oder grüne – auf die Unterseite der unteren Wimpern.

38 Wenn Sie hyperallergenes Make-up für empfindliche Haut verwenden, denken Sie daran, auch hyperallergenen Nagellack zu kaufen – Sie berühren immer wieder Ihr Gesicht mit den Händen, was auch allergische Reaktionen auslösen kann.

39 Zu große Augen wirken kleiner, wenn Sie flüssigen Eyeliner stark auftragen. Je dicker die Linie, desto kleiner wirken die Augen.

40 Beruhigen Sie eine entzündete Hautunreinheit, indem Sie kurz einen Eiswürfel daraufpressen und danach, wie gewohnt, einen medizinischen Abdeckstift auftragen.

41 Fehlt Ihnen loser Puder, verwenden Sie statt dessen ein wenig unparfümierten Talkumpuder.

42 Verwenden Sie ein wenig grünen Lidschatten, um rote Augenlider abzudecken.

43 Wenn Ihnen flüssiger Eyeliner ausgegangen ist, tauchen Sie einen kleinen Pinsel in Ihren Mascara und tragen ihn auf dieselbe Weise auf. Das funktioniert perfekt.

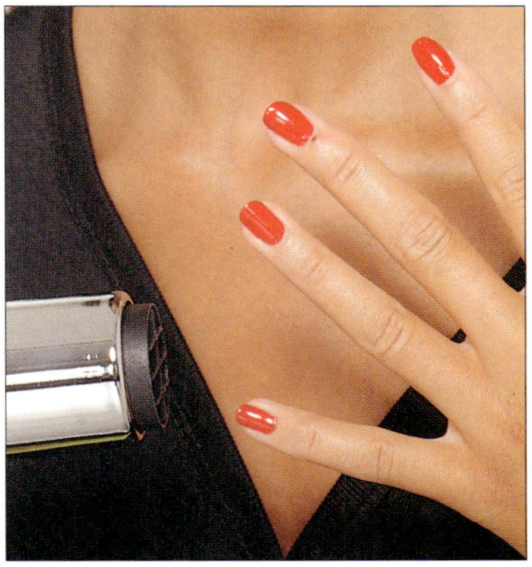

44 Nagellack trocknet rasch, wenn Sie ihn mit kalter Föhnluft anblasen.

45 Verwenden Sie regelmäßig Zahnstocher oder Zahnseide, um die Zahnzwischenräume zu reinigen.

46 Tragen Sie Pudergrundierung mit einem feuchten Schwamm auf, dann deckt sie stärker.

47 Ziehen Sie den gespitzten Eyeliner vor dem Auftragen über ein Kosmetiktuch. Dadurch werden harte Kanten abgerundet, und kleine Holzpartikel abgenommen.

48 Bei starken Augenschatten tragen Sie unter der Abdeckcreme eine dünne Schicht blauen Cremelidschatten auf. Das funktioniert wirklich!

49 Treffen Sie sich mit einer Freundin und schminken Sie einander gegenseitig – es ist erstaunlich, wie andere Ihr Aussehen empfinden-, lassen Sie sich zu einem neuen Make-up inspirieren.

50 Nehmen Sie überschüssige Mascara ab, indem Sie ein gefaltetes Kosmetiktuch zwischen die Wimpern halten und dann mehrmals blinzeln.

50 BEAUTY-TIPS FÜR IHRE BRIEFTASCHE

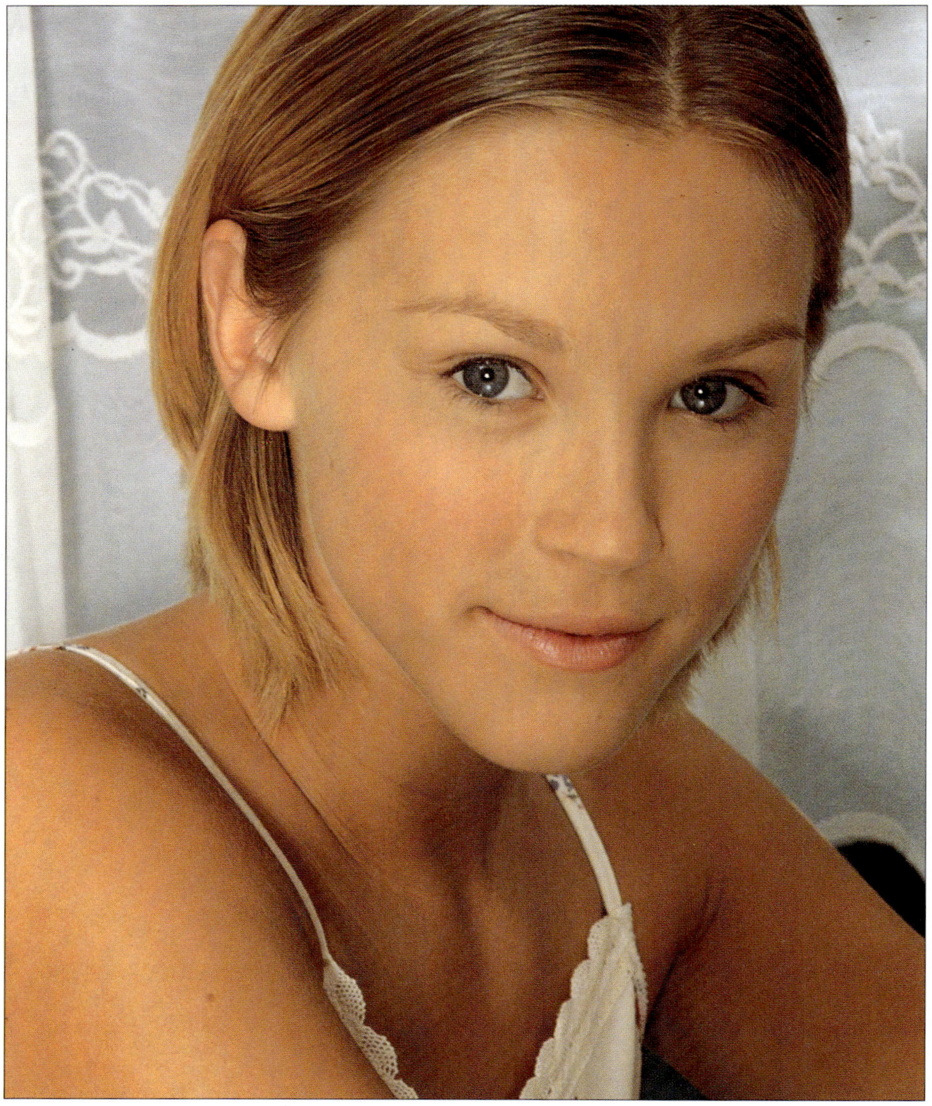

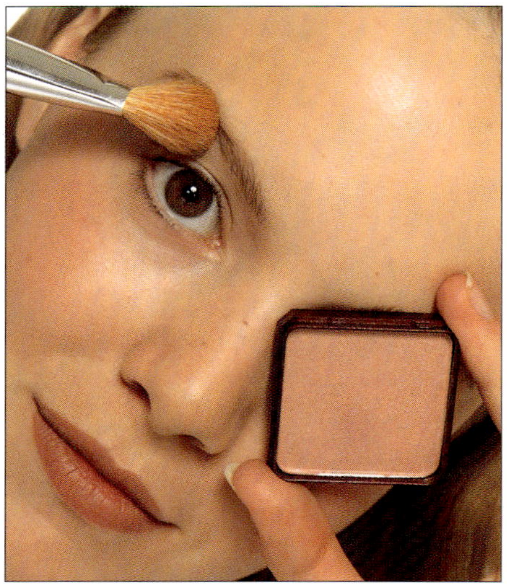

1 Wattebällchen saugen Flüssigkeiten, wie z. B. Gesichtswasser, auf, daher sollten Sie zuerst mit Wasser angefeuchtet und ausgedrückt werden.

2 Wenn Sie einen Tropfen Entferner in den Nagellack geben, können Sie eingetrockneten Lack nach ein paar Sekunden wieder verwenden. Schütteln Sie ihn vorher, damit er gut durchmischt ist.

3 Stellen Sie eingetrocknete Mascara in warmes Wasser, dann wird sie wieder weich.

4 Verhindern Sie, daß Seifen zu weich werden, indem Sie eine neue Seife in einen warmen Schrank geben, bis sie verwendet wird. Dadurch trocknet die Feuchtigkeit aus, die Seife wird härter und hält länger.

5 Um ein Fläschchen bis auf den letzten Tropfen leeren zu können, stellen Sie es über Nacht auf den Kopf. Am nächsten Morgen können Sie dann die letzten Reste entnehmen.

6 Lassen Sie die Zellophanfolie auf dem Transparentpuder – stechen Sie nur ein paar Löcher hinein, um Puder zu sparen.

7 Bewahren Sie Parfümstreifen aus Frauenzeitschriften in Ihrer Handtasche auf – so haben Sie immer eines bei der Hand, wenn Sie es brauchen.

8 Proben aus der Parfümerie sind ideal, wenn Sie übers Wochenende verreisen.

9 Wenn Ihnen das Rouge ausgegangen ist, tupfen Sie ein wenig rosa Lippenfarbe auf die Wangen und verstreichen Sie sie gut mit den Fingerspitzen.

10 Teilen Sie eine eventuell verbilligte Doppelpackung Ihrer Lieblingsprodukte mit einer Freundin.

11 Sie erhalten auch mit gewöhnlicher Mascara besonders lange Wimpern, wenn Sie vor dem Auftragen ein wenig Transparentpuder auf die Wimpern stäuben.

12 Streichen Sie Rouge über die Lider, wenn Sie rasch einen Effekt erzielen wollen. Das geht schnell und macht das Make-up ausgewogen.

13 Reiben Sie ein wenig Rizinusöl um den Hals des Nagellackfläschchens, und es läßt sich immer gut öffnen.

14 Um Glanz in dunkles Haar zu zaubern, spülen Sie es mit verdünntem Essig. Blondes Haar behandelt man mit Zitronensaft. Beide Flüssigkeiten versiegeln das Haar und reflektieren Licht besser.

15 Verwenden Sie einen Rasierer mit austauschbarer Klinge – er kommt wesentlich billiger als ein Wegwerfrasierer.

16 Statt teurer Peeling-Produkte können Sie auch eine Handvoll Hafermehl direkt auf die Haut massieren. Die Wirkung ist ähnlich.

17 Verwenden Sie nicht zu viel Zahnpasta. Allein durch gründliches Bürsten werden die Zähne wirklich gereinigt. Ein erbsengroßes Stück Zahncreme genügt.

18 Leisten Sie sich von den Produkten die größten Packungen – so kommen diese Sie viel billiger.

19 Kaufen Sie nicht nur teure Produkte in eleganten Parfümerien. Heutzutage führen bereits Supermärkte eine überraschend große Auswahl an Kosmetika.

20 Wenn Sie auf edle Marken verzichten können, lohnt es sich, in großen Parfümeriemärkten nach günstigen Hausmarken Ausschau zu halten.

21 Sehr oft sind die billigeren Produkte ebenso gut. Gönnen Sie sich ein teures Produkt nur, wenn es wirklich sein Geld wert ist! Greifen Sie zum Beispiel zu preisgünstigen Konturenstiften in fröhlichen Farben und werten Sie diese mit einem exklusiven Lippenstift auf. Teurere Lippenstifte sehen nicht nur besser aus, sondern enthalten meist auch mehr Pigmente – dadurch halten sie länger.

22 Kaufen Sie billige, doch wirksame Körperlotionen anstelle der teuren, parfümierten Produkte. Dann bleibt Ihnen mehr Geld, Ihr Lieblingsparfüm zu kaufen.

23 Früher boten nur die teureren Hersteller High-tech-Produkte an. Heutzutage gibt es zahlreiche Produkte, die auf dem neuesten Stand und trotzdem nicht teuer sind. Zum Beispiel gibt es Hautcremes, welche Alpha-Hydroxy-Säuren enthalten und nur ein Drittel oder ein Viertel so viel kosten wie ein teures Markenprodukt.

24 Viele Hersteller von Make-up, Hautpflegeprodukten und Düften bieten Probepackungen an. Es obliegt normalerweise der Verkäuferin, diese auszugeben. Es lohnt sich jedoch, nachzufragen, besonders, wenn Sie gerade etwas gekauft haben.

25 Produkte, bei denen „2 zum Preis von 1" angeboten werden, sind sehr beliebt. Es lohnt sich, sie zu probieren, denn Sie können damit Geld sparen – Sie zahlen ja nur für ein Stück. Vor allem feuchtigkeitsspendende Duschgels, die wie ein Peeling wirken, und Haarshampoos, die Balsam enthalten, werden auf diese Weise angeboten.

26 Wenn Sie beabsichtigen, sich ein neues Make-up zu gönnen, fragen Sie nach einer Schminkberatung in einer Parfümerie oder an einem Kosmetikstand. Sie werden in der Farb- und Produktwahl beraten, ohne etwas kaufen zu müssen. Sie können sich ja auch schminken lassen, bevor Sie ausgehen!

27 Bewahren Sie Make-up und Parfüm an einem kühlen, dunklen Platz auf, damit sie länger halten.

28 Stufenlos geschnittenes Haar ist die billigste und einfachste Frisur, da sie nicht so oft zum Friseur müssen, um wieder gut auszusehen.

29 Werfen Sie Make-up-Produkte nicht weg, nur weil die Farbe aus der Mode gekommen ist – vielleicht gefällt Ihnen die Farbe nach ein paar Monaten bereits wieder.

30 Machen Sie Nagellack haltbarer, indem Sie Klarlack darüber auftragen.

31 Reines Glyzerin ist ein sehr billiger und wirksamer Feuchtigkeitsspender, wenn Sie nicht viel ausgeben können.

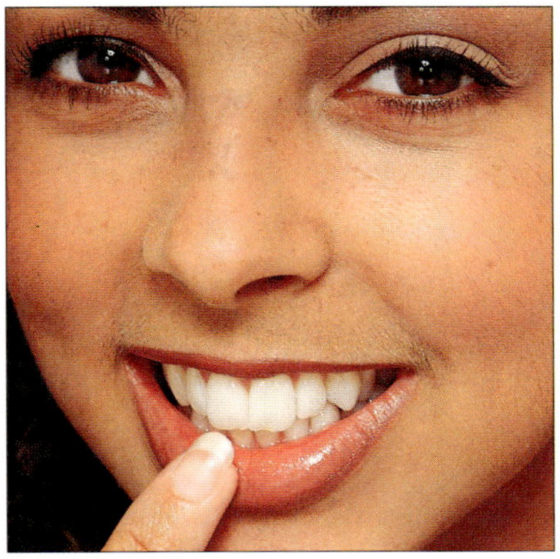

32 Verwandeln Sie Lippenfarbe in Lipgloss, indem Sie nach dem Auftragen ein wenig Lippenbalsam darüber streichen.

33 Verwenden Sie den Konturenstift nicht nur zum Nachziehen, sondern auch zum Ausfüllen der Lippen.

34 Nehmen Sie Lidschatten aus der Verpackung und stellen Sie alle Döschen in einen alten Farbenkasten oder einen Deckel zu einer Schminkpalette zusammen. Auf diese Weise verwenden Sie sicher alle Farben, weil Sie diese auf einen Blick sehen können.

35 Mischen Sie ein paar Tropfen Ihres bevorzugten Eau de Toilettes mit ein wenig Olivenöl und verwenden Sie es als preisgünstiges Badeöl.

36 Der Erwerb neutraler Make-up-Farben lohnt sich eher, als der intensiver Farben. Neutrale Farben passen zu jedem Anlaß.

37 Lidschatten kann man auch als Eyeliner verwenden, wenn man ihn mit einem Wattestäbchen aufträgt. Feuchten Sie die Spitze an, dann wird der Effekt verstärkt.

38 Wenn Sie einen neuen Duft wählen, kaufen Sie erst das schwächere und billigere Eau de Toilette, bevor Sie zum teureren und intensiveren Parfüm greifen.

39 Bieten Sie sich als Frisurenmodel an, wenn sich die Gelegenheit dazu ergibt. Bei diesem machen Lehrlinge Ihre Frisur zu einem Bruchteil des normalen Preises.

40 Mischen Sie auf dem Handrücken verschieden Lippenfarben mit einem Pinsel – so erhalten Sie kostenlos neue Farben!

41 Ein Tropfen Olivenöl, das Sie in die Nägel reiben, bewirkt, daß sie besser und härter wachsen, und es ist billiger als fertiges Maniküröl.

42 Wenn Sie keine Zahnpasta haben, reinigen Sie die Zähne mit reinem Backpulver – dadurch werden sie auch besonders weiß.

43 Legen Sie Lippen- und Eyeliner vor dem Spitzen in den Eisschrank, dadurch brechen sie nicht so leicht ab – und sie verschwenden nichts.

44 Sie können Puderlidschatten länger haltbar und fettfrei machen, indem Sie erst etwas Transparentpuder auf die Lider stäuben. Dadurch wird das Hautfett aufgesogen und das Make-up sieht länger frisch aus.

45 Schärfen Sie eine stumpfe Pinzette mit etwas Sandpapier, das Sie über die Kanten reiben.

46 Geben Sie ein paar Tropfen Wasser zu den letzten Resten einer Grundierung, damit Sie auch den Rest aufbrauchen können.

47 Heben Sie die Plastik- oder Papierfolien auf, die mit jedem Produkt mitgeliefert werden, und decken Sie es immer wieder ab. Durch die Luftdichte wird ein Bakterienwachstum verhindert.

48 Frischen Sie mit Wasser Produktreste im Haar auf und fönen Sie es erneut.

49 Eine halbe Tasse Backpulver im Badewasser vermindert die Wasserhärte.

50 Modellieren Sie ungleichmäßige Brauen mit einer alten, sauberen Zahnbürste.

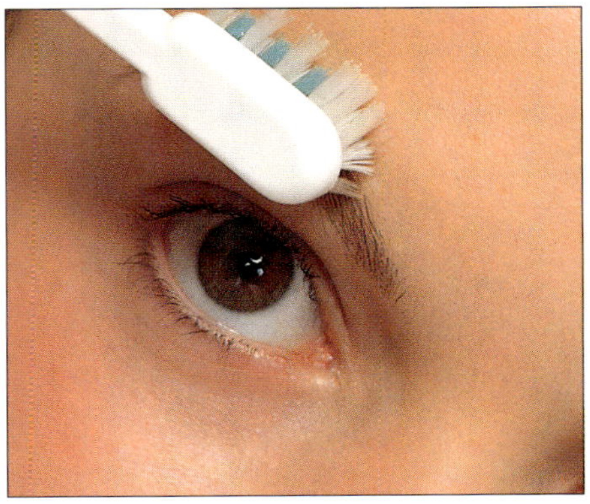

DIE 10 WICHTIGSTEN MAKE-UP-FRAGEN

1 Mit Rouge das Gesicht modellieren

F *„Kann ich meine Gesichtsform mit Rouge verändern?“*

A Am besten trägt man Rouge auf, indem man lächelt, den höchsten Punkt der Wangen sucht und von dort aus die Farbe nach oben verstreicht. Für spezielle Anlässe können Sie durch Rouge, mit einem Highlighter und mit einem dunkleren Rotton kombiniert, Ihre Gesichtsform verändern. Gehen Sie folgendermaßen vor:

- ein rundes Gesicht wird schmäler … wenn Sie das normale Rouge von den Wangen zum Haaransatz hin verstreichen. Applizieren Sie Highlighter auf die Backenknochen und tragen die dunklere Farbe auf der unteren Wangenhälfte auf.
- ein eckiges Gesicht wird runder… wenn Sie das Rouge dort auftragen, wo die Wangen am vollsten sind. Dann tragen Sie die dunklere Farbe in der unteren Wangenhälfte auf und wenn nötig, ein wenig davon auch auf dem Kinn. Tupfen Sie etwas Highlighter auf den Nasenrücken und auf die Kinnspitze.
- ein herzförmiges Gesicht wird ausgewogener … wenn Sie das Rouge etwas unterhalb der Backenknochen, in der unteren Wangenhälfte, auftragen. Streichen Sie etwas Highlighter auf die Kinnspitze und die dunklere Farbe auf die Schläfen, von wo Sie sie zum Haaransatz hin verteilen.

2 24-Stunden-Lippenstift

F *„Gibt es eine Möglichkeit, daß mein Lippenstift den ganzen Tag über hält?“*

A Leider gibt es keinen 24-Stunden-Lippenstift, selbst wenn einige Hersteller dies behaupten! Die trockensten Lippenstifte halten am längsten, sie können dadurch die Lippen etwas austrocknen, vor allem, wenn man sie jeden Tag verwendet. Es gibt jedoch durchsichtige, gelartige Lippenstift-Fixierer, die man auf die Lippen streicht, nachdem man die Lippenfarbe aufgetragen hat. Wenn sie trocken sind, übersteht der Lippenstift zumindest den ersten Kaffee.

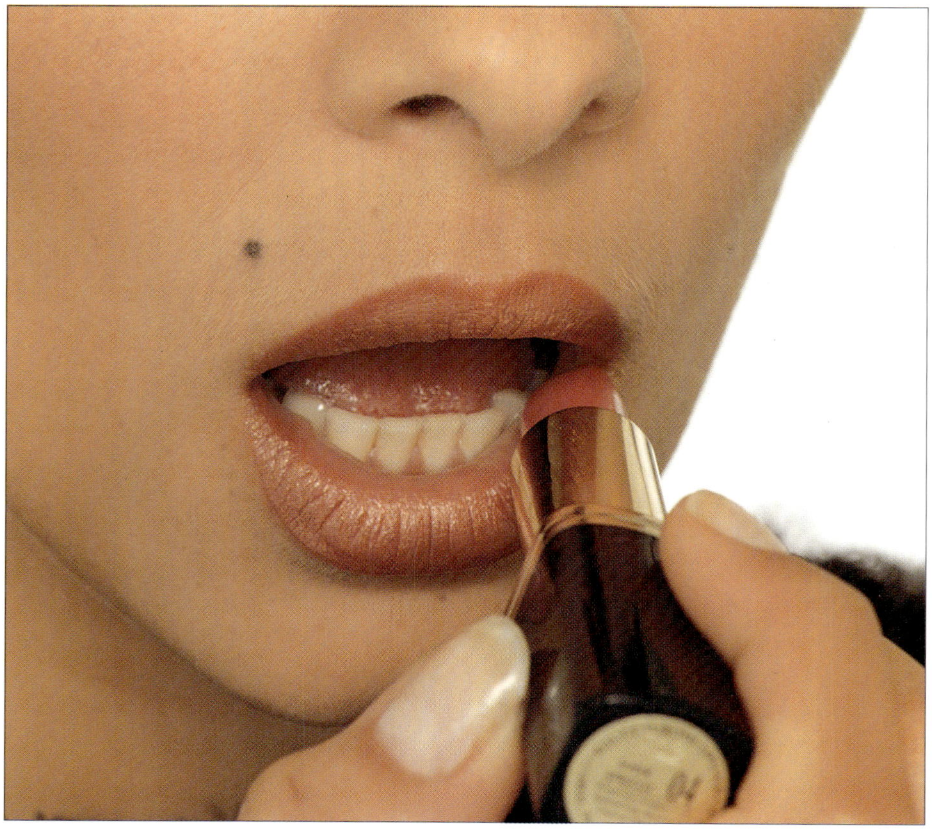

3 Zu stark gezupfte Brauen

F *„Letztes Jahr habe ich meine Brauen sehr dünn gezupft. Jetzt hätte ich sie gerne wieder etwas stärker. Wie kann ich das erreichen?“*

A Verwenden Sie natürlich aussehenden, braunen Lidschatten, den Sie mit einem harten Brauenpinsel zart und gleichmäßig auftragen. Fahren Sie mit kurzen Pinselstrichen über die Brauen, und drücken Sie dabei fest auf. Da die nachwachsenden Haare ungleichmäßig sind, kann man eine dünne Schicht durchsichtigen Mascara auftragen, damit sie in Form bleiben.

Am besten ignorieren Sie die Trends, die stark gezupfte Brauen vorschreiben. Sie währen nicht sehr lange – aber es dauert mitunter ewig, bis die Brauen wieder nachgewachsen sind. Bewahren Sie Ihre natürliche Brauenform und entfernen Sie nur einzelne Härchen zwischen den Brauen und unter dem Brauenbogen.

4 Muttermale abdecken

F *„Gibt es etwas, mit dem ich mein Muttermal auch dann abdecken kann, wenn ich schwimmen gehe?“*

A Sie brauchen eine Spezialgrundierung, die hundertprozentig deckt, undurchsichtig und wasserfest ist. Fragen Sie nach Abdeckcremes, die für Narben, Feuermale und Muttermale gedacht sind. Aufgrund ihrer Zusammensetzung sind sie anders aufzutragen als normale Grundierungen, und zwar werden Sie mit den Fingerspitzen aufgetupft. Man findet diese Produkte bei Hautärzten, in Apotheken und Kosmetiksalons.

5 Äderchen

F *„Was kann ich gegen Besenreißer im Gesicht tun?“*

A Besenreißer, deren medizinischer Name „Kuperose“ lautet, sind ein sehr häufiger Schönheitsfehler. Sie können von einem Elektrolysefachmann, der auf Diathermie spezialisiert ist, oder von einem Hautarzt entfernt werden. Dabei wird eine feine Nadel in die Vene eingeführt, deren Wärme das Blut in der Vene gerinnen läßt. Dadurch wird die Vene stillgelegt. Die Zahl der Behandlungen hängt von der Größe der betroffenen Stellen und der Anzahl der Besenreißer ab. Bis dahin können Sie die Äderchen mit etwas Abdeckcreme verbergen, welche sie mit einem Pinselchen auftragen und mit einem losen Puder fixieren.

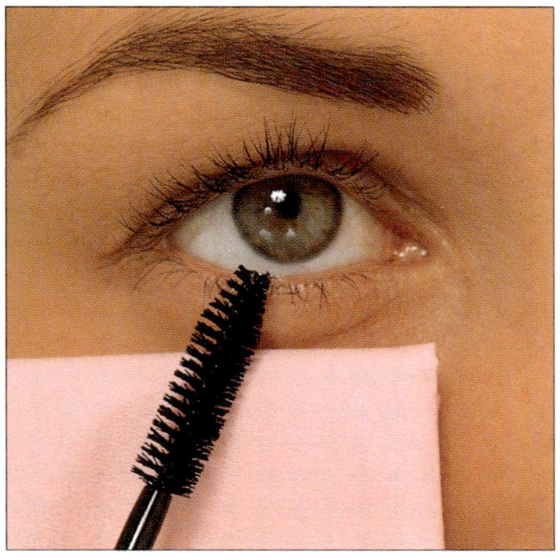

6 Probleme mit der Mascara

F *„Mascara läuft auf meine Haut und macht Trauerränder unter meinen Augen. Was kann ich dagegen tun?*

A Sie sollten wasserfeste Mascara verwenden, wenn Sie für dieses Problem anfällig sind, oder sie „versiegeln" die normale Mascara mit durchsichtiger Mascara. Halten Sie ein Kosmetiktuch direkt unter die Wimpern, während Sie Mascara auftragen, damit nicht schon in diesem Stadium die Farbe auf die Haut gelangt.
Sie können auch ein Wattestäbchen in Augen-Make-up-Entferner tauchen, um Farbflecken rasch zu entfernen, bevor diese auf der Haut trocknen können. Die Wimpern regelmäßig von einer guten Kosmetikerin färben zu lassen, ist die dauerhaftere Lösung.

7 Farbcodes

F *„Gibt es Farben, die für manche Menschen absolut unpassend sind?"*

A Allgemein gilt, daß jeder jede Farbe tragen kann. Wenn Sie eine Farbe tragen wollen, sollten Sie jedoch genau auf den Farbton achten. Zum Beispiel kann jede Frau roten

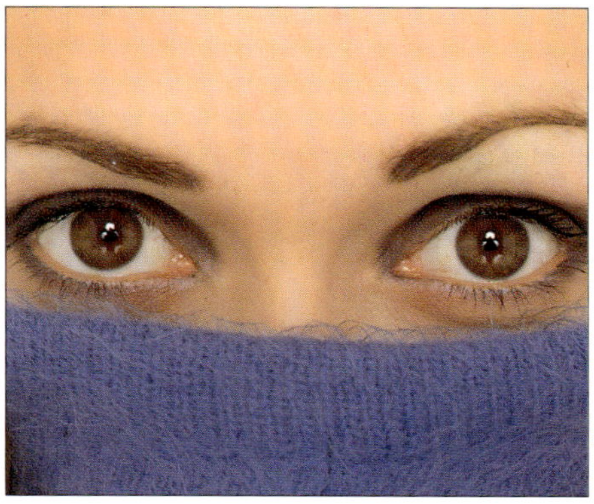

Lippenstift tragen, aber eben nicht jedes Rot. Einer hellhäutigen Blondine wird zartes Rosa gut zu Gesicht stehen, und einer Rothaarigen mit warmer Hautfarbe steht vermutlich feuriges Rot mit orangenem Grundton am besten.
So kann eine blauäugige Blondine mit kühler Hautfarbe pastellblauen Lidschatten tragen, während ihre dunkelhaarige Freundin mit einem dunkleren Lidschatten viel besser aussieht.

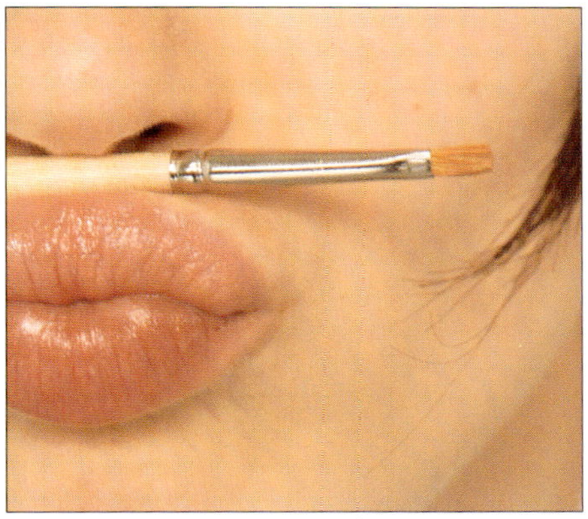

8 Glatte Lippen

F *„Auf meinem Mund sieht Lippenfarbe immer gräßlich aus, weil meine Lippen so rauh sind, und sich der Lippenstift nicht gleichmäßig auftragen läßt. Gibt es eine Lösung?"*

A Geben Sie ein wenig Rizinusöl auf die Lippen, und lassen Sie es 10 Minuten einwirken, damit sie weich werden. Ziehen Sie dann einen feuchten Waschlappen über den Zeigefinger und massieren Sie sanft die Lippen. Dadurch löst sich das Rizinusöl zusammen mit den Hautschüppchen von den Lippen.

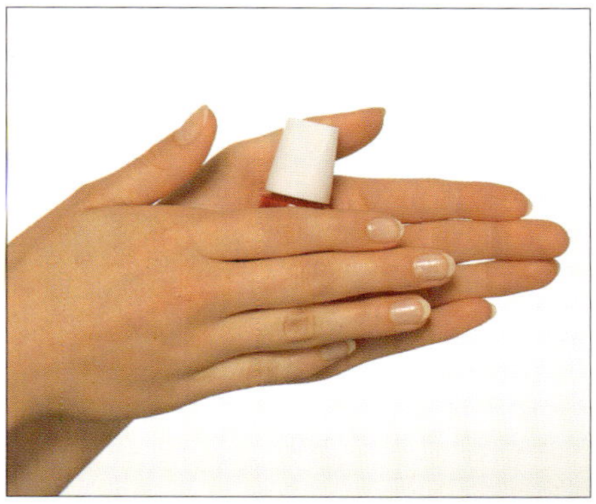

9 Nagellack

F *„Ich habe immer unzählige Nagellackfläschchen, die ich nicht mehr verwenden kann, weil der Lack entweder eingetrocknet oder voller Luftblasen ist und sich dadurch nicht gleichmäßig auftragen läßt. Was kann ich dagegen tun?"*

A Es gibt eine einfache Lösung für Ihr Problem. Eingetrockneter Lack wird wieder flüssig, wenn man ein paar Tropfen Entferner hinzufügt. Wenn Sie den Lack im Eisschrank aufbewahren, trocknet er nicht ein, denn Kälte verhindert, daß Flüssigkeit verdunstet und sich die Zusammensetzung ändert.
Luftblasen im Lack verderben den Effekt, da man den Lack nicht gleichmäßig auftragen kann. Sie können dies verhindern, indem Sie das Fläschchen zwischen den Händen hin- und herrollen, bevor Sie den Lack auftragen, anstatt es heftig zu schütteln – denn dadurch bilden sich erst recht Luftblasen.

10 Farbe der Grundierung

F *„Es ist schwierig, die Grundierung stets anzupassen, wenn meine Haut im Sommer allmählich bräuner wird. Es kommt so teuer, wenn ich immer wieder eine neue Farbe kaufen muß!"*

A Behalten Sie die Farbe, die Ihnen paßt, wenn Sie im Winter blaß sind. Kaufen Sie zusätzlich noch eine kleine Tube mit dunkler Grundierung für gebräunte Haut. Mischen Sie lediglich ein oder zwei Tropfen davon auf dem Handrücken mit Ihrer üblichen Grundierung an, bis dies Ihrer aktuellen Gesichtsfarbe entspricht. Dadurch können Sie jeden Tag eine andere Grundierung verwenden, ohne Geld für verschiedene Farben ausgeben zu müssen.

REGISTER

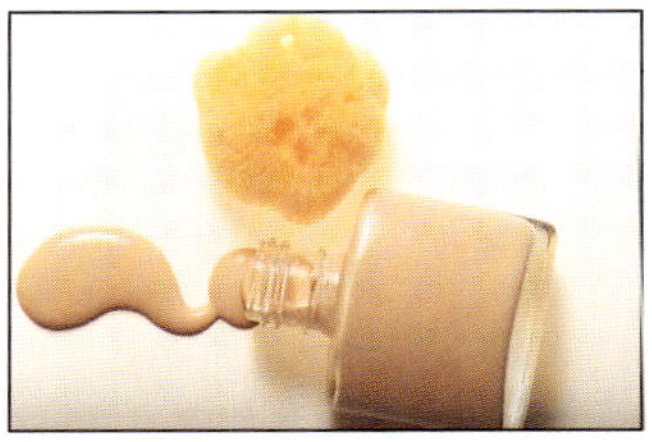

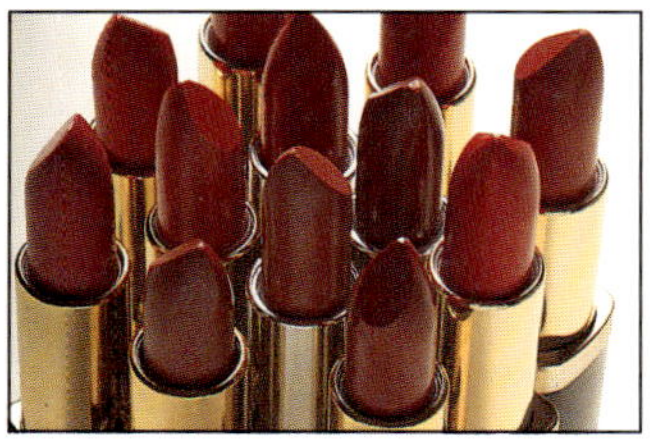

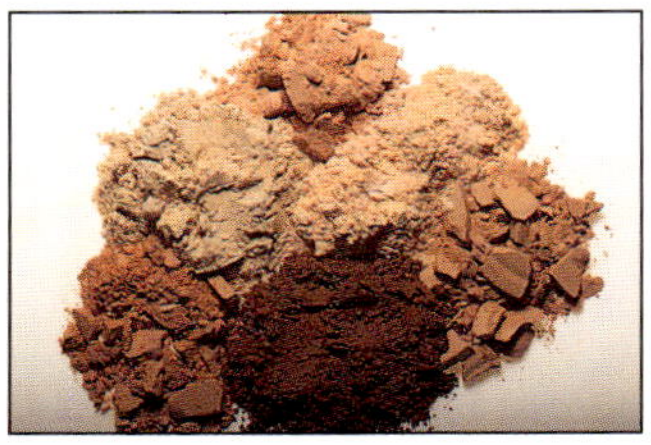

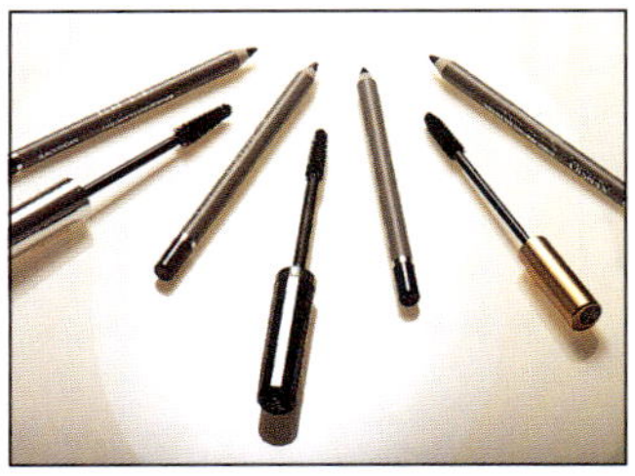